科学出版社"十四五"普通高等教育研究生规划教材

医学科研论文撰写与发表

主 编 赵景波 吴 磊

副主编 梁晓晖 陈天辉 潘海峰 陈 娟 于 涌

编委名单（按姓名汉语拼音排序）

陈 娟	重庆医科大学	陈天辉	浙江省肿瘤医院
范文燕	九江学院	葛安琪	哈尔滨医科大学
黄品贤	上海中医药大学	姜晓晨	哈尔滨医科大学
李福军	广西中医药大学	梁晓晖	武汉大学
刘 丽	广东药科大学	刘 冉	东南大学
刘兴荣	兰州大学	刘宇鹏	温州医科大学
潘海峰	安徽医科大学	彭和香	北京大学
宋 蕊	中国人民解放军空军军医大学	孙宏巍	哈尔滨医科大学
		孙蓉丽	东南大学
吴 磊	南昌大学	吴 涛	北京大学
吴雪松	哈尔滨医科大学	许 锬	苏州大学
杨 筠	中国人民解放军空军军医大学	于 杰	黑龙江省中医药科学院
		于 涌	哈尔滨医科大学
张 华	哈尔滨医科大学	赵 艾	清华大学
赵 琦	山东大学	赵景波	哈尔滨医科大学
赵灵燕	内蒙古医科大学	周 莉	重庆医科大学
周永江	海南医科大学		

秘 书 葛安琪 杨 筠

科 学 出 版 社

北 京

内 容 简 介

本教材为科学出版社"十四五"普通高等教育研究生规划教材。全书共分为四篇,第一篇主要介绍医学科研论文撰写与发表的意义、特点和基本要求、论文的类型及撰写步骤;对常见的中文论著、英文论著、医学文献文献综述、病例报告、特殊类型医学科研论文及论文图表进行了详细的介绍。第二篇主要介绍医学科研论文的投稿、审稿、修稿、发表与订购。第三篇主要介绍医学毕业论文的选题及答辩前的准备、医学毕业论文的撰写、评阅及毕业论文的答辩。第四篇主要介绍医学研究报告规范与注册、生物医学期刊及其评价系统、论文撰写与发表中的学术规范等。

医学科研论文撰写与发表是科学研究最后也是最重要的环节。通过发表论文,不仅可以向学术界和社会传播研究的创新、发现和成果,提高学术影响力,而且能推动学术研究的深入和拓展。本教材是编委们收集总结国内外大量的文献及科研经历或论文撰写而成。本教材结构清晰,内容丰富且易于掌握,附有大量的实例,强调实际应用,理论与实际相结合,可操作性强。通过学习和训练,可提高研究生的选题、创新性、论文撰写、投稿、审稿、修改及发表的能力;同时也可提高研究生毕业论文的撰写、审阅等整个答辩过程的能力。

本教材不仅适用于在读研究生的教学,也适用于本科生及专科生等毕业论文选修课的学习,还可作为基础医学、临床医学、预防医学及卫生事业管理教师实际教学工作中的参考书。

图书在版编目(CIP)数据

医学科研论文撰写与发表 / 赵景波,吴磊主编. -- 北京:科学出版社,2025. 2. -- (科学出版社"十四五"普通高等教育研究生规划教材). -- ISBN 978-7-03-079845-9

Ⅰ. R

中国国家版本馆 CIP 数据核字第 20241Z9X43 号

责任编辑:张天佐/责任校对:周思梦
责任印制:张　伟/封面设计:陈　敬

科学出版社 出版

北京东黄城根北街 16 号
邮政编码:100717
http://www.sciencep.com

三河市骏杰印刷有限公司印刷
科学出版社发行　各地新华书店经销

*

2025 年 2 月第　一　版　开本:787×1092　1/16
2025 年 2 月第一次印刷　印张:17 3/4
字数:510 000

定价:98.00 元
(如有印装质量问题,我社负责调换)

前　言

　　《医学科研论文撰写与发表》是科学出版社全面贯彻落实党的二十大精神和近年来全国教育大会、全国研究生教育会议以及《关于加快新时代研究生教育改革发展的意见》的精神，组织全国20余所院校专家、学者共同编写而成。为落实《教育现代化2035》，加强研究生课程建设，提高研究生培养质量，打造精品示范课程，编写优秀教材，推动优质资源共享，本次编写强调医学专业研究生教材建设要以基础医学、临床医学及预防医学等领域的实际问题为导向，以培养和启发研究生创新思维为中心，切实提升研究生教育支撑引领经济社会及医学发展的能力。

　　本教材查阅并参照了多部国内外公开出版的著作，并引入了大量实际案例，力求深入浅出、简洁易懂。根据论文的类型、写作过程、目的以及论文涉及的其他有关问题，本教材共设计四篇，每篇内又包含若干章节。第一篇为医学科研论文的撰写，其中第一章到第八章分别为绪论、医学科研论文的写作步骤、中文论著的撰写、英文论著的撰写、医学文献综述的撰写、病例报告的撰写、特殊类型医学科研论文的撰写及医学科研论文图表制作。第二篇为医学科研论文的投稿与发表，其中第九章到第十二章分别为医学科研论文的投稿、医学科研论文的审稿、医学科研论文的修稿及医学科研论文的发表与订购。第三篇为医学毕业论文的撰写与答辩，其中第十三章到第十七章分别为医学毕业论文概述、医学毕业论文的选题及撰写前准备、医学毕业论文的撰写、医学毕业论文的评阅及医学毕业论文的答辩。第四篇为论文撰写与发表的其他相关知识，其中第十八章到第二十章分别为医学研究报告规范与注册、生物医学期刊及其评价系统、论文撰写与发表中的学术规范。

　　本教材在科学出版社的指导下，先后召开了线上编写会和定稿会，之后又对稿件进行了互审、副主编审阅及主编审阅，目的在于细致和广泛地征求编委的意见。全体编委以高度的责任心，为提升本教材的质量付出了辛勤的劳动。同时，在教材编写过程中，葛安琪、杨筠两位秘书做了大量的沟通协调工作和资料整理工作，姜晓晨老师对所有章节的课件进行了细致审阅和修订。在此，向所有参编人员及科学出版社表示衷心的感谢！

　　本教材注重医学科研论文撰写与发表全过程中的具体问题，既可作为医学各类专业研究生及本科生的教科书，也可作为医学科研工作者的参考书和工具书。

　　由于编者的水平有限，本教材中一定还存在需要改进或完善的部分，真诚地希望使用本教材的师生们提出宝贵意见和建议！

编　者

2024 年 1 月 1 日

目　　录

第一篇　医学科研论文的撰写

第三篇 医学毕业论文的撰写与答辩

第四篇 论文撰写与发表的其他相关知识

第一篇　医学科研论文的撰写

第一章　绪　　论

PPT

　　医学科学研究是在医学专业理论的指导下，围绕人类身心健康等尚未研究或尚未深入研究的科学问题进行探讨，旨在揭示人类生命与疾病现象的本质及规律，获得人体疾病知识、防病治病和促进健康的技术、方法和手段，为人类造福的科学实践活动。

　　这个概念突出了医学科学研究的内涵：①医学科学研究离不开医学专业理论的指导，尤其是成熟的概念、原理及方法，是指导深入研究的理论基础；②研究的问题一定是人类身心健康的科学问题，且这些问题是亟待解决的尚未研究或尚未深入研究的科学问题；③研究的目的是探讨人类生命与疾病现象的本质和规律，获得促进健康、有关疾病知识及防病治病的方法，提高生命质量。

　　医学科研论文是以医药科学及与之相关的现代科学知识为理论指导，经过严格的科研设计，利用实验、临床观察或现场调查等方法，将所得到的材料经过归纳分析、统计学处理等一系列加工后写成的具有一定科学性和规范化的文章。医学科研论文是整个科研过程的总结，也是医学科学研究不可缺少的重要组成部分。医学科学研究成果的价值和水平，一方面取决于科学问题研究的深度及解决问题的能力；另一方面也取决于论文撰写的能力，因此撰写医学科研论文是医学工作者的基本功之一。

　　医学科研论文是科技论文的一种，不同时期发表的医学科研论文，恰好记录了不同时期人类同疾病作斗争和医学不断向前发展的过程。它不仅是医学科学研究中的重要环节，也是医学科技信息产生、储存、交流和普及的主要方式，越来越受到人们的重视。

　　医学科学研究，当经过对科学问题的设计、收集资料、整理资料、统计分析及论文撰写后，还涉及论文的发表，只有公开发表才能使研究结果得以公认和交流。

第一节　医学科研论文撰写与发表的意义

　　人类生命现象涉及的科学问题很多，无论是基础医学、临床医学、预防医学还是涉及卫生事业管理问题等，经过了一整套医学科学观察或实验过程后，均需要整理和撰写论文，并及时发表，医学科研论文的写作与发表具有重要的意义。

一、储存科研信息

　　在医学科学观察或实验完成之后，需对获得的研究结果及时加以总结，并以论文的形式将科研成果加以记载，阐述研究所得的发现。如果没有发表论文，随着时间的推移，已获得的科研结果的信息将逐渐被淡忘，造成不必要的人力和物力的浪费。发表的科研论文，便于查找，这些发表的科研论文就是储存这些信息，使之成为新发明、新发现的基础，以利于医学科学技术事业的延续和发展。因此，大量发表的科研论文是储存科研信息的重要载体，而论文的撰写则是总结医学科学成果的重要手段。

二、传播科研成果

　　早在 19 世纪，英国著名科学家法拉第就曾指出，对于科研工作者，必须"开始它，完成它，发表它"（to begin，to end，to publish）。按照公认惯例，科研成果的首创性是以刊登在学术期刊上的科研论文来界定的，而新闻媒体的传播得不到正式承认，没有发表的论文在民间传阅更是得不到承认。因此，研究科研问题，完成科研工作，发表研究论文，是一个连续的过程。任何一项科学技术的研究与发明，都是少数科研工作者辛勤劳动的结晶。从全世界人类命运共同体及促进社会向前发展的角度出发，非常有必要将少数科研工作者的科学研究成果变成全人类的共同财富，这就需要相互交流、相互借鉴，才能使科学技术不断地发展进步，而相互交流的重要形式之一就是发表科研论文。例如，1997 年 2 月 27 日英国 *Nature* 首次报道了利用克隆技术（无性繁殖）培育出一只绵羊，它无疑是基因工程研究领域的一大突破，在全世界引起了强烈反响。这种公开发表的交流方式不受地域、时间、历史变迁，社会条件和国界的限制，尤其是当今的信息化社会，医学情报高速发展，医学科研论文被收藏于情报中心检索系统，为全世界的读者所拥有，真可谓是"藏之名山，传之后人"。

三、交流实践经验

医学大体上分为基础医学、临床医学及预防医学三部分，医学科研工作者从基础医学、临床医学及预防医学出发开展了无数次的医学科研和实践活动，体现了医学应用性的特点，一方面是探索医学基础理论以解释人类生命现象；另一方面是研究如何预防疾病、及时治疗疾病及延缓疾病进展。人们通过长期不断的医学实践活动，积累了很多经验与教训。这些经验与教训十分宝贵，将他们进行科学分析和总结，并以论文的形式发表和交流，能够发挥巨大的指导与借鉴作用。近年来，循证医学受到全球关注，其中很重要的一点就是人们针对同一个问题开展的多次医学研究（发表的原始论文），进行科学整合（二次研究），寻找证据，用于指导医学深入研究、临床实践及疾病预防，造福人类。

四、启迪学术思想

医学科学研究，最重要的就是创新性想法或新思维，发表的每一篇文章，均讲述了该研究的最初想法。当然后期的研究实施，包括数据分析、论文撰写都很重要，但是相比之下，医学科研的最初想法最为重要，因为它决定了科研的研究深度、难度和解决问题后带来的理论效益和实际效益。那么一项科学研究的最初想法从哪里来？其中一个最重要的来源就是向已经发表的文章学习。通过对大量文章和文献的学习，启迪思想，形成新的学术思想。这种不断的交流和探索，并结合研究者的亲身实践，增加了研究问题的深度和新想法的思考，促进了科学事业的发展。

五、提高科研水平

科研水平体现在整个科研工作的全过程，因此科研水平与论文水平是有关联的。高水平的论文更强调论证的严谨、论据的充分、结论的可靠性，以及良好的论文写作技巧。经过同行评议的科研论文一经发表，能反映作者的科研能力。在没有一定的科研能力的情况下要做出高水平的科研成果是很困难的。由于论文的水平取决于论据的充分程度，而科研的水平更强调创新的程度，因此论文的水平不能完全等同于科研水平。

科研论文写作是一种创造性的脑力劳动。在写作过程中，随着思维的深化，可提高分析问题与解决问题的能力，促进科研水平的提高。这里只是说科研论文写作只能提高写作水平和需要掌握的技巧，却不能提高论文的创新性或首创性。

此外，通过阅读已经发表的科研论文，学习别人的科研严谨、质量控制、逻辑论证；学习别人的研究方法、实验技术及使用的统计分析方法；也可以学习别人是如何选题、巧妙构思及开拓创新等，从而提高自己的科研能力。

六、考核业务水平

发表科研论文的多少，研究问题的深度和广度，是否涉及本领域重大关键问题，对国家社会效益、经济效益的贡献大小，是评价科研工作者业务水平、科技成果的重要参考标志。

医学科研工作者撰写的学术论文，绝大部分是为了发表以利于学术交流及促进医学向前发展。实际上，撰写的学术论文还有其他效用，如本科生毕业时所撰写的毕业论文、硕士生或博士生撰写的学位论文，这些论文尽管没有发表，但仍然需要达到一定的学术水平，经过外审、答辩、学位委员会评议等程序后方可获得学位，这也是对学位论文撰写者业务能力的考核。达到一定水平的学位论文可以使学生获得学位，高质量、高水平的学位论文还可以使学生获得校级、省级甚至是国家级优秀学位论文奖。

新时代人才的成长和培养至关重要。育才造士，为国之本。选拔人才，用好人才，一方面重要的考核是是否有家国情怀，是否有为祖国的医药卫生事业拼搏的精神；另一方面，就是看论文的质量和数量以及产出的科研成果，对实际医学问题解决的能力，后者可作为发现人才、选拔人才及业务考核的重要参照依据。

第二节 医学科研论文的特点与基本要求

医学科研论文是研究人员在医学科学研究中采用文字记录的形式而进行的重要书面总结。医学科研论文通常是对某一医学领域内获得的先进科研成果进行报道，凝结医学科技工作者辛勤劳动的智慧和汗水。生命现象及疾病具有复杂性，里面蕴含着很多未知的问题。人类为了认识生命现象、战胜疾病及延长寿命，不断开展医学科学研究，使得人们在前人认识的基础之上不断发展和进步。医学科研论文是研究者对正在进行科研的重要认识，因此，撰写医学科研论文的基本要求是要客观、真实地反映事物本质和内部规律，必须坚持严肃的态度、严谨的学风和科学的方法。

一、科 学 性

撰写医学科研论文，首先要遵循科学性，没有科学性，撰写的医学科研论文就失去了价值。因为科学性是医学科研论文的属性和立足点。故在整个医学研究中，科学性体现在医学科学研究的全过程，即从论文的选题、设计方法、研究对象的选择、观察或实验过程、统计分析方法直至结论，每一步都必须坚持严肃的科学态度及严谨的学风和周密、先进、可行的研究方法。也就是说，选题要有足够的科学依据；科学研究假设要有根据；设计必须遵循科学研究的基本原则，严谨、周密、合理（是否有可比的对照组）；研究方法和统计分析方法要先进、可行、正确；数据获得要无偏、精确、可靠；结论推理符合逻辑；所得到的数据经得起后人重复和时间的验证。

二、创 新 性

创新性是论文的灵魂，有无创新性决定着论文的理论意义及实际意义，也是决定论文质量高低的重要指标之一。

医学科研论文的创新性是指文章要有新意。是否有新意取决于研究者的科研想法。所谓"创"，是指医学科研论文所报道的主要科研结果是前人没有做过或没有发表的"发明"、"创造"，而不是重复别人的工作。所谓"新"，是指医学科研论文所提供的信息鲜为人知，非公知公用和模仿抄袭。创新性来源于创新性思维，创新性思维是指打破固有的思维模式，从新的角度、新的方式去思考，得出不一样的并且具有创造性结论的思维模式。因此，跟踪医学科学研究最新热点，勤于观察、勤于实验、勤于思考，培养创新性思维非常重要。

三、实用性

实用性就是指医学科研论文的实用价值，是对论文价值考量的重要出发点。从根本上说，医学是一门应用性学科，纯理论研究用于解释生命现象固然重要，但是绝大多数医学科研论文主要是针对某种疾病的分子生物学的基础、患者的个体或群体临床现象、健康或亚健康等人群疾病预防工作中的实际问题进行的研究，力求解决医学的实际问题。

四、规范性

不同的医学期刊有自己的风格和特点，甚至其刊出的栏目也不同，但是医学科研论文撰写都需要遵循一定的规范格式，尤其是近些年来，医学科研论文撰写日趋统一化、规范化、标准化。它主要包括3个方面：①文题结构格式化，如引言、材料与方法、结果、讨论、致谢等。②语言表达规范化，即对医学专业名词、术语、公式、符号、图、表、缩略语等的使用有统一要求。③报告的规范性，当前全球生物医学期刊共有3万多种，不同期刊对同一报告的内容、撰写格式要求不尽相同，有些差别甚至非常大。每年发表的很多文献都因缺乏重要信息而难以使用，读者通过搜索同一主题获取不同期刊来源的文献后，需要在不同报告内容与撰写格式间跳转，花费了大量时间却只能获得有限的信息。因此，报告规范应运而生。规范化的格式有利于科技信息的国内外交流，也便于文献检索和使用。

五、可读性

科研论文应具有可读性，它不同于文学作品，也不同于科普读物。撰写的论文应该结构严谨、层次分明，数据真实、论据充分，图表规范，文字表达精练准确，标点符号使用恰当，切忌令人费解，要使读者在较短的时间内就能了解文章的内容，获得更多的信息和知识。

综上所述，对医学科研论文写作的基本要求是研究假设要有科学依据，论点明确且具有明显的创新性，获得的数据可靠，文字简练，符合逻辑，实事求是地把科学研究过程描述出来，真正做到准确、客观、完整地表达科学研究结果。同时，医学论文也要体现党和国家有关卫生方针、政策，贯彻理论与实践、普及与提高相结合的方针，反映我国最新研究成果。

第三节　医学科研论文的类型

医学科研论文的分类依据不同标准有多种分类方式。

一、按照论文资料来源分类

根据医学论文使用资料的来源，通常将论文分为原著和编著两大类。

（一）原著论文

原著论文又称原创性论文（original article），是作者根据自己的选题所进行的调查研究、实验研究或临床工作经验的总结，是作者亲自收集第一手资料完成的文章。其研究涉及的科学问题比较广泛，研究类型可以是实验研究、临床观察、调查报告、病例（或病理）报告、病例讨论等；研究的成果可以是医学理论上的创新见解；也可以是某种新理论、新技术应用与实际所取得的新进展的科学总结。原著论文展示了具体单位和个人的科研水平，论文本身又是科学研究工作者提出的某些假设和观点的主要载体及论证过程。绝大部分医学期刊中的文章主要由原著论文组成。原著论文应有作者自己的见解及新观点、新理论和新方法，以推动医学科研向前发展。

（二）编著论文

编著论文的主要内容来源于已经发表的资料，即以间接资料为主，属于第三次文献。在编著论文中，作者往往结合个人的部分研究资料和经验，收集来自不同渠道的、分散的、无系统的、重复的甚至矛盾的资料，按照个人的观点和体系有机地编排起来，使读者能够在较短的时间内了解某一学科或某一专题的发展水平及进展情况。在医学图书馆中编著所占比例较大，而在医学期刊中的综述、讲座、专题笔谈、专题讨论等多属于编著之列，其中以综述为代表。

编著论文的内容虽不完全是笔者亲身所做的研究，但它是由作者收集最新的研究资料，按照一定逻辑有机编排而成的，常是对目前研究深刻的分析以及对今后研究方向的展望。它能为该领域原始研究性论文提供大量最新信息，使医学某一领域或某一专题更加系统化、条理化、完整化和理论化，是医学论文的重要组成部分之一。

二、按照论文写作目的分类

（一）学术论文

学术论文是对医学领域中的科学问题进行研究、探索、技术开发或工作总结等取得的新成就的文字总结，是论述创新性研究成果或理论突破的论文，发表后用于信息交流。

（二）学位论文

学位论文是作者为获得某种学位而撰写的研究报告或科学论文。其一般分为学士论文、硕士论文、博士论文3个级别，其中尤以博士论文内容丰富、研究有深度、工作量大、质量最高，是具有一定独创性的科学研究著作，也是收集和利用的重点文章。学位论文代表不同的学识水平，是重要的文献情报源之一。

三、按照医学学科及课题性质分类

按照医学学科分为基础医学论文、临床医学论文及预防医学论文三大类，科研论文也可相应分成三类。

（一）基础医学论文

基础医学论文是指针对医学基础理论问题开展实验与研究，从而揭露生命现象或疾病本质规律的论文，属于基础理论研究范围。

（二）临床医学论文

临床医学论文主要针对患者的诊断、治疗、预后、护理及病例管理等问题开展的临床研究，包括理论研究及新技术报告，多为应用性研究。

（三）预防医学论文

预防医学论文主要是针对人群健康、预防保健、健康管理、传染病防治等开展的流行病学研究，多属于应用性研究。

实际上，在1990年10月，我国国务院学位委员会和国家教育委员会联合下发了《授予博士、硕士学位和培养研究生的学科、专业目录》，即1990年版（首版），后来经过多次修订，又于1997年6月下发《授予博士、硕士学位和培养研究生的学科、专业目录》，即1997年版。目前的版本就是在此基础上，经1998年10月和2005年12月两次补充修订而成。医学专业下面有8个一级学科，分别为基础医学、临床医学、口腔医学、公共卫生与预防医学、中医学、中西医结合、药学、中药学。基于以上医学不同一级学科，论文也可以分为八类。

四、按照论文的研究方法分类

（一）理论性论文

此类论文的研究方法主要是通过理论推理、证明和分析，尤其是使用数学方法，总结出新的理论、新的规律或新的见解等，如健康医疗大数据驱动下的疾病防控新模式等。

（二）实验性论文

此类论文采用随机化分组的方法，将人为干预因素施加于整体的人或动物或者离体的组织、细胞等进行实验，得出研究结果后撰写的研究论文。

（三）观察性论文

这类论文的资料收集是靠人的感官或仪器对事物或人进行观察和研究，得出研究结论。

（四）调查性论文

这类论文主要是采用调查方式收集资料，调查的时间可以是过去、现在及将来。

实际上，从科学研究方法的角度出发，这里的观察性论文及调查性论文均属于观察方法完成的论文，只是采用观察或调查方式，并没有人为给予干预。

（五）综合性研究论文

这类论文的研究方法综合两种及两种以上不同类型的研究方法。

五、按照论文的体裁分类

按照论文的体裁分类是目前多数学术期刊通常采用的分类方式，即把论文按体裁形式分类置于相应的栏目之下，体裁形式即栏目名称。例如，理论著作、实验报告、临床观察、调查报告、个案报道、文献综述、病例讨论、医案对话、经验总结等。

综合有关情况，根据论文的资料来源、论述内容、体裁，并参照国内外中英文医学期刊发表论文情况及编排栏目等方面，这里主要分为以下几类。

（一）论著（treatise）

论著，也包括短篇论著，是医学论文体裁中常见的、也是重要的一种表现形式，是医学期刊栏目文章中的最重要的部分。论著是作者根据第一手资料进行的研究，体现作者最初的想法和设计，经过科学、严谨地整理、加工、分析、论证，得出新理论或者新方法或新见解，丰富和发展了医学科学理论。因为它具有严密的逻辑论证、写作形式规范，结论明确、可信，学术价值较高等特征，成为医学论文中最具典型性和代表性的文体。

（二）文献综述（literature review）

文献综述简称综述，是指作者就某一时间内，围绕某一专题，对大量原始研究论文中的数据、资料、研究结果和主要观点进行搜集、归纳整理、分析提炼和相应的评价而写成的一种不同于研究论文的文体。由于综述专题性强，涉及课题范围专一，具有一定的深度和时间性，能反映出这一专题的历史背景、研究现状和发展趋势，具有较高的学术价值。阅读综述，可在较短时间内了解该专题的最新研究动态。国内外大多数医学期刊都设有综述栏目，要求引用的文献一定是原始研究文献，材料翔实，具有检索价值。

（三）病例报告（case report）或临床报告（clinical report）

病例报告或临床报告，又称个案报告，是报道临床罕见病例或新发现病例的医学论文。被报告的一两个生动的病例常常是临床上认识不清楚的、特殊的或最近发现的罕见病例。通过对病例进行记录和描述，试图在疾病的表现、机理以及诊断、治疗等方面提供第一手资料。因此，病例报告对于认识临床少见病，发现和掌握疾病诊治过程中的特殊性，为进一步研究这类疾病提供临床资料都有一定的意义。以往病例报告多是报告一些首次发现的新病例，如艾滋病等。但随着时间的推移，病例报告类论文已主要集中在已知疾病的特殊临床表现、影像学及检验学等诊断手段的新发现、疾病的特殊临床转归、临床诊断治疗过程中的特殊经验和教训等。

（四）述评（comment）或社论（editorial）

述评是在综述的基础上对某一专题或技术进行评论的研究报告。这类评论类文章是作者或期刊编辑针对某一科研项目或研究专题进行较为广泛而深入的阐述和精辟的评论，也可对某一方面进行深入的专论。它采用深入分析过去的科研成果，介绍当前的科研最新动态，依据分析研究的结果和作者所掌握的信息，对科研成果与技术成就进行评价，指出它所达到的水平和具有的实际意义以及存在的问题，提出自己的观点、意见和建议。述评需对课题的理论意义、可能的应用范围、优缺点等做出比较全面的评价。

评论类文章一般包括述评、评论（comment）、社论、编者按/短评（editor's note）、专论（monograph）等形式。要求观点鲜明、针对性强。评论时就某一点发表自己的看法，可分为编辑部约稿和自由投稿两类。

（五）简讯（concise communication）或简报（concise report）

简讯，也称为简报。一般认为它是以最简练、最简短的形式报告信息的文字题材，属于医学科研论文的特殊格式。报告的题材范围较广，在医学中，主要是以简、精、快、新等为特点叙述某一学术课题和相关研究的最新进展，常常是选择论著中重要性相对稍差，或者同类的内容已经被报道但仍有一定学术价值可供借鉴的文章，以简讯的方式刊登出来。

（六）读者来信（letter）

读者来信是公开发表读者写给杂志的信。在国内外杂志上多见。在国际学术期刊上发表的"letter"主要有3种形式：①对某篇文章或者研究的评论性内容；②一般科研成果或者内容的简单体现；③发表在重要期刊的重要科研成果，附件内容较多（包括纸质版附件或者电子版附件）。对于第一种形式的"letter"，属于评论性文章，往往是相关专业领域内的专家或重要的学者对于某种学术期刊上所发表的某些研究成果有一定的分歧时，进行评论并向主编反映。第三种形式的"letter"，多发表在科技领域的顶尖学术期刊（如 Nature）上，甚至是一期中发表多篇或十几篇。由于这些顶级期刊本身具有极强的影响力，以"letter"形式发表的文章也代表科研领域的最新前沿研究。重要的是这些发表的"letter"，尽管正文中文字组织上非常简练，但是，常有大量的实验结果在网络版的"Supplementary Information"当中呈现，提供研究中更为详尽的重要信息。

（七）会议纪要（meeting minutes）

会议纪要是医学期刊一种常见的报道形式，如编委会纪要、重要学术会议等。编委会纪要一般由期刊编辑人员撰写；学术会议纪要可由编辑或参会人员撰写。

（八）医学信息动态

在信息动态栏目中，常见有国内外学术动态（academic trends）、科研简讯（research newsletter）、医学新闻（news）、时讯（newsletter）、消息（information）、会议预告（conference calendar/alerts）

等。这类文稿特别强调时效性，具有报道及时、快速、表达完整等特点，并注意保密性。

（九）医学讲座（seminar/lecture）

讲座通常是由期刊编辑部组织有关专家对某一学科专业知识（如统计学方法）、疾病的诊治方法、某种疗法的效果、预防疾病的方法等进行论述和评价，以期向同行及相应读者介绍和推广相关专业知识的一种文体。其资料来源可以是作者的实践经验，也可以是参阅和借鉴教科书、专著及期刊文献。

讲座分为现场讲座、远程讲座和撰写文章3种。由于多媒体技术的应用及电子期刊的发展，讲座已成为期刊中常见的形式。讲座通常是以文字形式、手术方式及软件操作等形式表现出来，其目的是推广和普及现有重要知识，帮助相关研究者在该领域提高认识。

（十）其他

查阅国内外期刊，还有一些其他形式，包括观点与争鸣（sounding board article）、专题笔谈、展望（perspective）、经验介绍、临床病理讨论、学术交流等。

每一种期刊都有自己的题材，因此，作者必须根据自己的研究方向、研究目的及研究成果，查阅相关的期刊，选择相应类型的论文表达形式，公开发表文章。

思　考　题

1. 当你读到与医学有关的文章，如何判断这篇文章是否属于医学科研论文？
2. 从阅读别人发表的文章，如何获得启发性、创新性的科研思维？
3. 做医学科研，为什么要写论文？
4. 假如你是一本期刊编辑部的主编，编排期刊栏目，除本章提到的类型外，你还准备设置一个什么类型的文章栏目？
5. 一篇论文有无学术价值，主要看哪几个方面？
6. 读到一篇文章，如果觉得对临床实践有用，就能在临床上应用吗？

（赵景波）

第二章　医学科研论文的写作步骤

PPT

完成一篇医学科研论文撰写，涉及论文题目的拟定、摘要的提炼、研究目的的确定、研究方法、原始数据的获取和整理、研究结果的分析、参考文献的收集整理、论文提纲的撰写、初稿、对初稿的修改以及定稿等内容。本章就以上有关内容，从论文写作的步骤展开详细叙述。

第一节　论文题目的基本要求和拟定

撰写医学科研论文，论文题目是不可绕过且一定要认真对待的事情。医学科研论文的题目是论文的名称或标签，是作者对论文涉及研究领域、特定内容、研究深度等的高度概括。论文的题目往往是采用最恰当、最简明及最准确的语言进行表达。论文题目的作用主要有：①反映研究者对本研究论文内容、思想等的高度概括；②便于读者根据自己的喜好进行取舍阅览；③帮助文献追踪或检索。

一、医学科研论文题目的基本要求

（一）准确

论文题目一定要准确表达论文的内容。论文的题目作为论文的名称，既不能将研究范围随意扩大，如只在东北某市一个工厂调查工人高血压患病率，却把题目写成"东北亚高血压患病率研究"，又不能过于外推人群，如研究某所幼儿园4～6岁儿童贫血患病率，却把题目写成了"××市儿童贫血患病率研究"。更不能混淆题目中的重要概念，如研究某三甲医院病人心肌梗死的病死率，却把题目写成了"研究某三甲医院病人心肌梗死的死亡率"，因为后者"死亡率"是基于人群研究才能得到的数据。

（二）简洁

论文题目需要简洁明了，以最精简的文字概括论文最重要的内容。题目过长，需要读者花费更多时间浏览信息，增加了理解的难度，也不便于记忆。题目过短，则不能概括论文的全部内容，此时只看论文题目，却不知道论文还涉及更多或更深入的研究。

（三）符合规范

题目的字数虽然没有硬性规定，但一般以不超过20个汉字为宜，必要时可加副题名；题目要符合编制题录、索引和检索的有关原则；所用词语应除能准确反映文章特定内容外，还要有助于关键词的选定；要避免使用非公知公用的缩写词、代号、字符，尽量不出现数学式和化学式以及外语词语或相关符号等。另外题目的字句需保证次序合理，符合语法逻辑。

二、医学科研论文题目的拟定

论文题目的拟定有多种方式，以下从不同角度叙述医学科研论文题目拟定的方法。

（一）平铺直叙，直截了当

这是医学科研论文题目常用的写作方法，如题目"某省第三次人群高血压患病率研究"。这种方法写作的论文题目能准确、精练地表达论文涉及研究地点、研究人群及研究的具体指标，使专业同行或读者对论文的主题一目了然。

（二）亮点突出，特色鲜明

当研究者使用文献检索来选择最有价值的文章时，无论怎样检索，最终都会阅读到论文的题目。当读者与一篇文章初次相遇时，题目就成为读者首先关注的对象。如果论文题目普通，体现不出论文的任何亮点，就会起不到积极，甚至可能是相反的效果，即使论文内容写得十分精彩，也往往会受到题目的影响而被读者忽视，最后沉没于茫茫文海之中。而有的论文题目，如"新型冠状病毒 Omicron 变异株病原学及流行病学研究进展"就属于亮点突出型题目，几个关键词如"新型冠状病毒""Omicron 变异株""病原学""流行病学研究进展"，均展示出题目的亮点和特色，这类题目是适合新型冠状病毒流行当下研究者/关注者首选阅读的文章。

（三）"X"与"Y"关系的拟定

医学研究中常常涉及因果关系的研究。无论是统计学关联的证明还是因果关系的研究，很多研究都是采用"X"与"Y"的关系来拟定题目的的。例如，"中国 4 省份 55 岁及以上中老年人空腹血糖与轻度认知功能障碍的关联研究""2018 年中国 15 省份 18～65 岁居民肥胖与 2 型糖尿病患病的关联研究"。前一个题目中，就是求证空腹血糖与轻度认知功能障碍是否存在统计学关联或存在"因"与"果"的关系，而后一个题目，就是求证肥胖与 2 型糖尿病是否存在统计学关联或存在"因"与"果"的关系。以上这两个题目究竟是求证统计学关联还是因果关系，取决于文章本身是属于横断面设计还是队列研究设计类型。这类题目明确求证具体的"X"与"Y"关系的研究，对读者更具有吸引力。

（四）体现研究设计的拟定

医学科学研究离不开科研设计方法，一些论文题目就在题目中体现了研究设计，如"某省非活动性 HBsAg 携带者代谢性疾病危险因素对乙型肝炎再活动影响的队列研究"、"中国 40 岁及以上绝经后女性骨质疏松症患病率及其影响因素研究"。前者体现队列研究设计，后者体现现况研究设计，从题目中就可以看出获取证据的研究方法。

实际上，论文题目的拟定没有统一的标准，但有需要遵循的准则，在论文写作前可对论文题目进行拟定，也可以在初稿完成时，甚至是修稿，时还可以对论文题目再次修订。查阅大量已经发表的科研论文题目发现，好的科研论文题目需要集思广益，反复推敲，反复修改，尤其是多单位合作甚至是国际合作课题，每发表一篇文章，都需要多位研究人员和多个单位的协商拟定。

中文科研论文题目的详细要求和注意事项可参见本教材第一篇第三章。英文科研论文题目的详细要求和注意事项可参见本书第一篇第四章。

第二节　资料的收集、整理与分析

"巧妇难为无米之炊"。科研论文的写作需要原始材料，因为原始材料是构成论文的基本要素，是形成研究观点和主题的基础和支柱，故资料越客观、越真实、样本量适量大，形成的观点和提炼的主题越能反映客观事物的本质。

资料的收集和积累分为已有资料和专门调查（研究）两种，前者指平时日常工作的积累，后者则是根据研究者的目的而组织的专题调查或实验研究记录。

一、资料的收集

（一）已有资料的收集

已有资料多存在于医学日常工作和科研文献中，由于已有资料蕴含着重要信息和重要价值，对于医学研究非常有帮助。已有资料在医学工作中来源多样，对这种资料的收集应该根据其来源进行，下面主要介绍已有资料的几种来源，以供参考。

1. 医疗机构的日常工作记录 如三甲医院的门诊病历、住院病历等。

2. 统计报表 如传染病疫情报告、出生或死亡报告卡、职业病报表、计划生育报告卡等。

3. 体检档案资料 如社区卫生服务中心对 65 岁以上老年人每年健康体检中的各种指标数据、影像学档案资料等。

4. 科研论文发表的结果 每一篇科研论文均报道他们的研究结果，这个研究结果也是已有资料。研究者可以针对研究同一个问题独立发表的论文，收集研究结论尚存在争议的论文结果数据作为自己研究的原始数据，再进一步分析形成新的研究结论。Meta 分析就是利用已经发表的论文结果作为研究的原始数据进行分析的一种研究方法。

（二）专门研究资料的收集

专门研究就是针对具体医学研究目的而进行的研究。专门研究的资料收集方法包括实验或观察（调查）两种。

1. 实验资料 该研究是采用实验的方法获得资料。在开始一项实验研究前，就要准备实验记录本，以便于在实验过程中随时记录实验研究获得的实验数据，当实验进行到中期小结或不同阶段时分段地小结，随时纠正或补充实验，等实验结束后，得出结论。

2. 专题调查 就是针对具体课题，采用流行病学调查的方法，进行观察、比较和分析。根据调查的目的和内容，专题调查又分为个案调查、病例系列研究、病例报告、历史资料分析、随访研究、生态学研究、现况调查、病例对照研究、队列研究等。有时针对具体问题，可以几种方法同时使用，但无论使用何种方法，都要设计好调查表，详尽记录，避免人为差错。

二、资料的整理与分析

（一）资料的整理

获取研究原始数据后，需要对研究数据进行整理。资料的整理包括对获取的原始资料进行检查和核对、指标的分组、拟定整理表格、归纳汇总等工作。

1. 对获取的原始资料进行检查和核对 原始数据是统计分析的基础，检查和核对原始数据应与数据收集过程同时进行，以便随时发现错误和及时修正。值得注意的是，在完成数据收集后，仍然需要对数据进行检查核对，因为数据分析前需要对原始数据进行录入建立数据库，录入数据的过程也是检查原始数据的过程，在此过程中仍能发现问题。检查核对的内容主要包括数据的完整性、有无缺失数据、数据有无错行错栏、计量单位是否准确、数据有无出现逻辑错误、有无可疑数据等。

对由原始数据建立的数据库，也需要进行检查和核对，因为录入过程中可能由于多种因素出现数据录入错误。核对及检查数据库常常出现的问题及处理有：①存在缺失数据。对于缺失的数据，一定要核对原始表格数据，予以修正；确认缺失原始数据后，可采用适当的统计学方法进行弥补。②数据出现逻辑错误。应进一步联系被调查者或记录者，询问逻辑错误的原因，予以纠正。③出现可疑值。要查明原因，若系仪器或操作不当所致，则应舍弃；查不出原因的要重复检查或用统计学方法进行处理。

2. 指标的分组 科学的分组是数据分析的基础，只有在同质的基础上进行分组才能得出正确的结论。通常情况下，对一个指标的分组是根据该指标的性质或数量特征进行。在科学研究中，有些指标的分组是非常明确的，如生与死的分组；但也有指标的分组，需要采用科学的方法寻找分界切点，如清晨血压，这个清晨时点的确定就是个需要关注的问题。在具体指标分组中，分组过粗或过细都可能存在问题，要具体问题具体分析。

3. 拟定整理表格 整理表格是对原始数据进行整理分组的表格，提供资料分析的过渡性表格。

4. 归纳汇总　原始资料的汇总方法有画记法、卡片法、机械法、计算机汇总法。现今随着科技的不断发展，前两种方法已很少有人使用，目前主要使用计算机软件进行数据汇总。

（二）数据的分析

论文中所有的数据均必须经过统计学处理，即描述性统计学和推断性统计学，包括多因素统计分析。当今统计学方法及其统计学软件的发展非常完备，对数据的统计学处理一般均采用统计学软件进行，如 SAS、SPSS、STATA、BDMP、R 等软件。

1. 数据分析前的准备　当实验或调查结束后，如果数据分析者没有参与数据收集和整理，直接接手数据库预分析时，则数据分析者在情况允许的情况下，要对纸质原始数据表格进行亲自审查；还要对已建立的数据库再进行数据审查。这两步的审查一定要进行，确保数据准确、可靠。目前数据资源丰富，可以利用网上有关数据进行统计分析，那么在论文撰写时一定要标明数据的来源并说明数据的准确性。

2. 数据基本特征的描述　根据研究目的，对该研究涉及的基本特征指标如年龄、性别、婚姻状况、文化水平、经济收入等，采用适当的方法对数据基本特征进行统计学描述，计量资料采用均值±标准差表示；计数资料采用频数（%）表示。

3. 组间指标的比较　根据统计学原理，凡是样本组间指标的比较，一定要采用统计学显著性检验，计算统计量和 P 值，或计算 OR（95% CI）或 RR（95% CI）等，在计算抄录数据时，应该注意数字的有效位数。

4. 混杂因素的控制及亚组分析　医学研究，尤其是因果关系的研究，往往两个因素之间的关系会受到第 3 个或更多个其他因素的影响，一定要排除混杂因素的影响后揭示两者间的关系。当然对于控制混杂因素，可以在设计阶段采用如限制、配比、标准化等方法，还可以在分析阶段如采用分层分析、多因素分析的方法进行控制。当数据进入分析阶段时，分析者如果采用统计模型等方法控制混杂因素，如在病例对照研究中，计算调整前及调整后 OR（95% CI），这种方式表达结果在论文中常常见到。当对研究的全部数据进行分析后，一般可考虑按照有意义的指标（常常是混杂因素）进行亚组分析，如分析高尿酸血症对急性期脑卒中 3 个月不良预后的影响，可以进一步按照患者是否患有糖尿病进行亚组分组，分析急性期脑卒中糖尿病人群及急性期脑卒中非糖尿病人群高尿酸血症对急性期脑卒中 3 个月不良预后的影响，可能在急性期脑卒中糖尿病人群及急性期脑卒中非糖尿病人群得出的结论不一致。这种亚组分析很有必要，因为通过亚组分析观察到的差异可能揭示了差异背后的某种可能的机制，为进一步深入研究提供线索。科研论文就是要从多个角度、多个研究思路入手进行分析，因此可尝试多个指标、多个角度进行亚组分析。

5. 统计表及统计图展示结果　通过调查或实验获得的原始数据，经过统计学处理成为研究结果，而研究结果的展示形式主要是统计表、统计图及其他图等（如手术图像）。一项研究最终结果可能绘制 3～5 个统计表及 3～5 个统计图，每篇文章数量不等。统计表展示具体数字，要根据研究特点及性质合理选取适合的统计表。统计图是采用点的位置、直条的长短、面积的大小、线段的变化趋势等展示数据特点，统计图的选取也是要根据研究的特点和性质合理选取适合的统计图。在论文发表时，根据版面的特点和美观，也可以将几个图放到一个大图里展示。无论是表还是图，一定要有题目、必要的注解、图例说明等。

6. 观察统计表和统计图，归纳结论　对于原始数据，完成统计分析，绘制完统计表和统计图，应仔细观察和研究展示结果的统计表和统计图，找出各个图表中各项因素之间的关系，对所得结果仔细分析能作何解释。好的研究形成的文章，其研究结果亮点鲜明，各个图表层次清楚，几个论证均支持一个论点。如果发现对研究结果可能有几种解释，就不要只着重于一种解释，应该将各种可能的结论记录下来。仔细检查什么地方可能会产生错误，错误的影响如何，由此可估计结论的正确性。

7. 补充调查或实验　对于调查或实验，由于样本大小的问题，与以往或先前研究不一致时，或当对自己的调查或实验发现问题时，或在投稿过程中审稿专家建议需要补充调查或实验时，那么可重复或补充一些调查或实验，收集更多的例数以扩大样本量，看看这些补充的实验或调查结果是否与结论相符合。如果条件允许，尤其是实验研究，对于得出重要结论的实验，最好在论文撰写前做一次重复实验，使结论更为严谨和可信，在回复审稿专家意见时，也可证实做过重复实验。重复调查或实验，在更大样本的数据下获得结果，结论将更为准确。

8. 修正结论及例外处理　将增补数据记录及计算结果与文中先前的描述性语言反复核对，看看先前得出的结论是否恰当。检查一下什么情况下结论是适用的，而在另外什么情况下结论是不适用的。如有必要，需要措辞修改先前的结论，同时需要检查该结论是否与类似的已知事物一致。如在检查记录数据或计算结果与结论比较时，发现有例外、不符、反常或差异很大的现象，应该仔细核查这些数据或结果，必要时对这些例外、反常等数据进行亚组分析，可能得到启发，甚至会有新的发现。同时根据这些例外或异常的现象，对得出的结论做适当的修改。以上这个观点对于具体研究特别重要，应引起研究者的高度注意。

9. 检查核对、数据分析与笔记　对数据进行分析可以有很多方式与方法，这里一方面指的是使用具体的统计学方法；另一方面就是使用的分析方式，如分层分析、模型控制混杂、亚组分析等。在进行数据分析时，总能发现一些问题，需要分析者反复检查与核对数据，如有见解，即在笔记本上分条写出，每条见解占一张纸。这样做，有利于把各种见解分类，属于一类的见解归纳在一起，加以整理，便可以作为一段或一节的内容撰写。用这种方法记笔记，分类整理和编排，也便于在论文中增减内容或变更次序。

第三节　参考文献的收集、选取与著录

一、引用参考文献的必须性和意义

撰写科研论文，必须附有参考文献。参考文献是论文写作的必备内容，是高质量研究论文的重要组成部分，它的存在通常附在论文最后，而被引之处往往在论文中以 [序号] 或（作者+发表时间）的形式予以标注。一方面，通过阅读参考文献可以了解某领域的最新进展，有助于论文题目的确定；另一方面，论文撰写时选择有代表性的参考文献进行标注，便于读者核对查找。

著录参考文献的意义有：①揭示科学研究的连续性；②提供信息出处和理论依据；③尊重他人的成果，尊重知识产权；④避免复述内容，精简文字，缩短论文篇幅；⑤便于编辑和审稿人评价学术水平；⑥与读者达到信息资源共享；⑦通过引文分析有利于对期刊水平做出客观评价；⑧促进科技情报和文献计量学研究，推动科学发展。

二、参考文献的收集

（一）文献类型及获取途径

按照载体的不同，文献类型可分为以下几种。

1. 期刊类　如各类学术期刊、大学学报、研究/科学院院刊、文摘杂志等。

2. 参考书籍　如教科书、专著、工具书、字/词典、百科全书、年鉴、论文集等。

3. 资料类　包括内部资料、会议文献、学位论文、技术标准、专利说明、产品目录等。

4. 网络型　主要包括网络版期刊、网络原始期刊及期刊网络媒体群等。另外，有些权威机构的官方网站，以网络形式发布的公告、档案、标准等也可以作为网络文献的来源。

5. 其他　包括一些录音唱片、录像和以磁性材料为载体和以光电转换、电磁转换等为记录手段形成的文献。

目前科研使用较多的文献收集是网络型文献，一般通过基于互联网的检索工具，如万方数据知识服务平台、中国知网、PubMed 等获取。

（二）检索词的确定

主题途径以主题词为检索途径，若无相应主题词，则用关键词（keyword）。分类途径以分类号为检索词。了解作者可以采用作者检索，以了解及追踪其文献。检索词正确及组配得当与否决定检索文献的精确性和全面性。

（三）常见的中英文医学文献检索系统简介

1. 中国知网 中国知网的全称为中国知识基础设施工程（China National Knowledge Infrastructure，CNKI），其提供的核心资源有《中国学术期刊（网络版）》、中国博士学位论文全文数据库、中国优秀硕士论文全文数据库、中国重要会议论文全文数据库、国际会议论文全文数据库、中国重要报纸全文数据库、中国年鉴网络出版总库、中国专利全文数据库等。

2. 万方数据知识服务平台 提供的主要资源有中国学术期刊数据库、中国学位论文全文数据库、中国学术会议文献数据库、中外专利数据库等。

其他数据库的具体介绍见本教材第四篇第十九章。

三、参考文献的选取

（一）文献的精读与泛读

根据自己的研究目的，查找出来的相关文献一般会很多。并非所有查找出来的文献都要阅读，根据文章的题目和摘要，决定有无必要阅读全文。对于直接相关的文献，需要精读，尤其是需要参考、引用的段落内容，更应做到精读，逐字理解，准确掌握，吸取精髓。泛读求研究的范围和广度，精读求深度、吸取和引用。

（二）文献选取的原则

检索到的文献是否作为论文的参考文献，有下面几个原则可供参考。

1. 权威性 选取的知识点，最好是权威部门发布的信息，如各种临床诊断标准，均选自于权威书籍或全国学术会议制定的标准；如儿童生长发育有关生理指标标准，均来自于学科国际上公认的或国内核心期刊上发表的结果。

2. 公认性 在有些文章中，涉及对有关指标的定义，比如吸烟的定义、饮酒的定义、肥胖的定义等，这些定义的使用一般采用公认的定义。也就是说，对于这些指标的定义，采用国际或国内公认的，或多个研究发表文章使用的定义。

3. 准确性 引用文献，一定要遵循并忠实于原文，不能断章取义，曲解他人的观点。

4. 时效性 选取文献，应当为发表时间近几年的文献，一般要求选取近 3～5 年内的能够反映该领域最新研究成果和进展的文献为宜。

5. 必要性和适量性 对于文章中涉及的有关数字等，如发病率、病死率等，一般来说一定需要引用文献，以说明该数字的来源和出处，所以有些文献是必须引用的。但是对于一篇文章，不能无节制地引用，有些期刊对文献引用的数量提出合理化建议，作者需按照投稿须知要求选取适量的参考文献。

四、参考文献的著录

中文医学科研论文和英文医学科研论文对参考文献著录的要求不同，中文医学科研论文参考文献著录的格式见第一篇第三章；英文医学科研论文参考文献著录的格式见第一篇第四章。

第四节 拟定论文撰写提纲

拟定论文撰写提纲（简称撰写提纲）是作者进一步完善论文构思的过程。有了撰写提纲能防止研究思路过早地定型，所以在论文撰写之前应拟定尽可能详细的撰写提纲。按照拟定好的撰写提纲来展开文章结构是组织文章的一种有效方法。

一、撰写提纲的作用

拟定论文撰写提纲，其主要优点有：①帮助撰写者从全局着眼，建立整篇论文的基本框架，明确重点和层次，简明具体，一目了然；②通过撰写提纲，撰写者使用文字将初步酝酿形成的思路、想法、观点等固定下来，写起来就会全局在握、目标明确、各层次合乎逻辑、思路开阔，避免松散凌乱、脱节游离；③依据撰写提纲行文，随着思路的深化和文思的畅游，会有许多新的想法、新的发现，会使原来的设想得到修改、补充和完善，甚至扬弃。

拟定撰写提纲是一个必要的写作步骤。深入分析研究资料，分清主次和从属的关系，然后以严密的科学论证，有层次、有步骤和有说明力地解答问题。

二、撰写提纲的要求

论文的内容反映文章的主题和材料，文章结构使用的语言是形式。为了更好地表达主题思想，必须合理地安排内容结构。对于如何安排材料，应进行粗略的设想，根据主题需要，勾勒出组成论文的大块图样，并把材料分配到文章的各个部分。

撰写提纲的拟定要项目齐全，能初步构成文章的轮廓，所以撰写提纲应尽可能写得详细，撰写提纲项目包括：①标题；②文章的研究目的；③中心论点所隶属的各个分论点，各个分论点所隶属的小论点，各个小论点所隶属的论证材料（理论材料、事实材料），每个层次采用哪种论证方法、结果、结论。做到纲目清楚，主题分明，才能较好地阐述文章的观点。

拟定撰写提纲时，要考虑各章节含义是否相当，相互之间是怎样的联系，各部分在文中起什么作用。该用多大篇幅，并且还要注意拟定撰写提纲的详略。一般来讲，作者对思考比较成熟的部分在撰写提纲中写得比较详细，而对尚未成熟的思路则很简略，这样就发现了薄弱环节，可对撰写提纲进行补充和修改。所以，拟定撰写提纲一般来说是由略到详，经过反复思考，逐步修改完成的。

三、拟定撰写提纲的方法

拟定撰写提纲一般有标题式和提要式两种方法。标题式提纲是应用最普遍的一种写法，是以简单的词语构成各级标题的一种提纲形式。它把该部分的内容概括出来，引出每一部分或每一段中所要讨论的内容。这种写法简洁、扼要、便于短时间记忆。

提要式提纲是对标题或提纲中每一部分内容的要点展开，对论文全部内容做粗线条的描述。提纲中的每一句都是正文里每一段落的基础。这种提纲能够概括地写出各个层次的基本内容，其写法具体、明确，实际上是文章的雏形或缩写。

总的来说，撰写提纲的写法有定则也无定则，个人应根据自己的写作习惯来拟定。拟定撰写提纲的意义在于启发写作的主动性和创造性，写作时既要遵循撰写提纲，又不要过分受撰写提纲的约束，应边写边思考，不断开拓思路，才能写出高质量的论文。

第五节 初稿的撰写

撰写初稿是将写作提纲具体化的过程，是所有论文写作的必由之路。撰写初稿的内容构思涉及：研究的背景和目的、研究对象和研究方法、诊断标准及有关指标的定义、研究的主要结果、对研究结果的讨论和结论等。认真思考论文要谈几个问题，论证什么主题，论据是什么，如何用取得的结果来说明文章的论点，细心考虑论文的结构，怎样写才最切题且具有吸引力，论据的实质问题怎样安排和展开才具有说服力等。

一、撰写初稿的目的

在写一篇论文时，所有材料准备好、写作提纲也已经列出、计划已经周密，但写作只有动笔成文才行。这里就需要考虑如何把材料组织起来，文字如何表达，还有各个内容安排的顺序及逻辑，直到把所有的材料都安排进去，把所有的语言表达都写进去之后，才能看出这篇文章究竟是什么样子。因此，写初稿的目的是把各个内容的先后顺序尽可能安排好，把所有想表达的内容写出来。

二、撰写初稿的意义

撰写初稿有以下几个方面的意义：①经过起草过程，才能使未动笔之前的模糊、混乱、未成形的思想明朗化、具体化、条理化、定型化。②在写作过程中，运用语言文字，将原来的命题、创意、构思、布局不断加以调整、补充、修正，使之逐渐臻于完善。③起草不是机械地将撰写提纲具体化，它自始至终充满创造性思维，从头到尾是一个再创造的过程。起草是一个复杂艰苦的写作实践过程，它要求作者不断积极思维、深入研究、手脑并用，从内容到形式不断进行琢磨。起草过程是思想活跃、注意力最集中，作者的知识、阅历、才能、精力得到充分调动的时期。认真做好起草工作，既是一种良好的写作训练，也是思想方法和思维能力的有力锻炼。④初稿可用来评估所用的材料是否妥当，内容的层次是否清楚，从初稿可以更好地看出工作还有什么漏洞。

三、撰写初稿的写作要求

（一）内容完整，数据齐全

按照研究设计，需要写进论文的内容，要全部涵盖，尤其是与结论有关的结果数据更是不可或缺，必要的表和图均要放进论文里。

（二）用词达意，杜绝歧义

其一，论文中使用的科学术语要规范化，医学领域的名词术语以全国科学技术名词审定委员会审定、公布的《医学名词》为准；暂未公布者仍以人民卫生出版社出版的《英汉医学词汇》为准。中文药物名称应参考《中华人民共和国药典》2020 年版或国家药典委员会编著的《中国药品通用名词》中的名词；英文药物名称则采用国际非专利药名，不适用商品名。

其二，词义确切，不能模棱两可，出现歧义。

（三）语言精练，缩写规范

高质量的论文除内容上的先进性、创新性、科学性等之外，写作上尽可能做到以最小的篇幅容纳最大的信息量，因此，在文字使用上，能省的字就省，能不用的字就不用。精练的语言表达充分的信息为上策。

在论文撰写时，常常遇到缩略语问题，如临床医学使用的 CT（计算机体层成像）、MRI（磁共振成像）。这些缩略语，精练了文字，减少了篇幅，便于阅读和记忆。缩略语使用中需注意：①论文中只出现 3 次以下者尽可能写全称而不写缩略语。②缩略语首次出现时，应先写全称，然后在括号里注明缩写，再出现时只写缩写。③论文中禁忌使用不规范的汉字缩略语，如"室速"（室性心动过速）。④原词不长，可不必缩写，如将"总胆固醇"缩写成"TC"就没有必要。⑤如果文章中使用缩略语，应贯穿全文，不要时而缩略语，时而全称。⑥在全文中，不建议过多使用缩略语，最好不超过 10 个。

（四）新意突出，结论得当

论文贵在创新性，所以作者在论文中要全面展示新意或亮点，但也要实事求是地论述研究发现，不能言过其实。在论文中任何夸大其词都容易引起编辑审稿人的反感和不信任，导致退稿。结论得当的含义是指结论的适用范围，可估可控，适用于不外推的研究对象。

四、初稿撰写的方法

撰写论文时可以采用两种方法：顺序撰写和分段撰写。

（一）顺序撰写

若对医学科研论文的结构、内容及形式非常清楚，则可以按照论文的先后顺序及研究思路，从前到后顺序完成论文的撰写。

（二）分段撰写

分段式撰写，往往是先写容易部分，后写较难的部分。对于论文来说，往往作者根据原始数据进行分析先得到分析结果，对于结果的描述相对容易，而对于结果的解释，就相对较难，这部分往往在讨论部分说明。所以一些作者先写结果部分，讨论部分放在后面写。值得说明的是，论文的前言要说明该论文撰写的背景、研究目的及撰写的理由，相对较难，一般也可以放在后面来写。

第六节　初稿的修改和定稿

一、初稿修改的意义

一篇文章初稿写完以后，接下来重要的工序就是初稿修改，需要经过仔细、认真、精益求精地反复修改，甚至是暂时放置一段时间，反复思考文章全部内容，哪里还要修改。绝不要向杂志社或编辑部投去第一份初稿，即使是有经验的人也不要这样做，因为初稿一定存在瑕疵和考虑不周之处。将文章修改多次，目的在于减少错误、经得起推敲。既是对作者自身科研成果的负责，也是对期刊、编辑及读者的尊敬。

二、初稿修改的内容

对初稿的修改包括两个方面：一个是对初稿形式的修改；另一个是对初稿内容的修改。对初稿形式的修改主要是了解投稿杂志要求的论文格式，按照预投稿的杂志格式要求，修改初稿的形式。

对于初稿内容的修改，主要参考以下几个方面的内容：①题目是否精练准确地表达内容；②摘要是否完美准确地反映了全文研究的目的、方法、结果及结论；③数据来源是否准确，统计分析是否准确无误；④统计图及统计表是否有自明性，必要的注解是否缺失；⑤计量单位及用词是否规范；⑥结果是否支持结论，或结论是否来自结果；⑦整篇文章层次是否分明，条理是否清楚；⑧参考文献引用是否规范无误；⑨标点符号的使用是否正确；⑩伦理及知情同意是否阐明。

三、初稿修改后的定稿

稿件经过反复修改润色后，就可以定稿。以往定稿的稿件投递前需要打印文稿，现在绝大多数期刊使用稿件处理系统投稿或电子邮箱投稿。网络或电子邮箱投稿时的常见要求如下：①使用 Word 办化软件编辑；②格式规范，图表清晰，标点准确；③每张图及表在文中均有标示，说明性的资料应置于图或表下方的注释中，并在注释中标明图表中使用的全部缩写。

思 考 题

1. 如何拟定医学科研论文的题目？
2. 数据分析前应该做哪些检查或核对？
3. 撰写一篇科研论文，如何选用参考文献？
4. 撰写提纲有什么用途？科研论文的提纲应该包括哪些内容？
5. 如何撰写论文的初稿？

（于　杰　赵景波）

第三章 中文论著的撰写

医学论文是科研论文的重要组成部分，是医学发展的重要信息源，同时也是医学科技成果的总结和记录。医学论文的种类和体裁较多，其中最基本、最具代表性的是论著。论著是医学科研论文的核心。中文论著作为我国医务工作者和生命科学研究人员传播科研成果和交流实践经验最常使用的文字载体，熟悉和掌握其撰写的一般规范、原则、格式要求和写作技巧至关重要。

第一节 中文论著的结构

论著属于原始报告，医学论著的类型主要包括基础医学科学研究、临床医学科研总结和流行病学科研调查报告。论著的撰写必须具备 3 个要素：①具有真实、可靠、充分、确凿的资料作为依据；②具有正确、鲜明、有针对性的论点；③具有逻辑性、科学性的论证过程。为了清晰地表达科学事件，展示科学思维的严谨，无论是实验研究还是调查研究，所有医学期刊都对论著的撰写有着严格的格式要求。

为了在比较统一的编写格式下，使医学工作者能够有效地进行医学论文的阅读、搜集、存储、检索和交流，1978 年在加拿大温哥华会议上确定了《生物医学期刊投稿的统一要求》。该投稿要求于 1979 年由美国国立医学图书馆第一次公布，而后经多次修订，被称为温哥华格式。最近一次的更新是在 2023 年 4 月。温哥华格式目前已经成为国际性生物医学期刊普遍采用的格式。

我国在 2022 年公布了《科学技术报告、学位论文和学术论文的编写格式》的国家标准（GB/T 7713—2022）文件，对生物医学期刊的投稿进行了一定的格式规范和要求。国家技术监督局于 1992 年参照国际标准颁布了科学技术期刊编排格式的推荐标准 GB/T 3179—1992，现更新为GB/T 3179—2009《期刊编排格式》。

目前，国内外统一的规范化建议也已被我国多数生物医学期刊所采纳。根据国际通用及我国的国家标准的一般规定，中文医学论著的格式一般分为三个部分：前置部分、主体部分和后置部分。其中，前置部分包括题名、作者署名及单位、摘要、关键词；主体部分包括引言（introduction）、材料与方法（materials and methods）、结果（results）和讨论（discussion），即"IMRAD"格式；后置部分包括致谢、参考文献、附录等。

不同期刊可能在相似的架构基础上，又有各自不同的要求。在期刊的"稿约"或"投稿须知"上有详细说明，一般刊登在期刊网站或每年第一期或最后一期的期刊中。作者在写作前应仔细阅读拟投稿期刊的稿约，并根据相应格式进行写作。

第二节 题　　名

题名（title），又称文题、题目、标题、篇名等。题名是论著的总纲，是以最恰当、最简明的词语反映论著中最重要的特定内容的逻辑组合。题名是论著精髓的集中体现，也是论著的首要信息。它位于文章之首，是读者首先接触到的信息，与论著紧密相关，是对主题内容的高度概括。主题决定文题，文题体现主题。它也是标引、检索的主要依据：文献标引主要是根据论著的题名，不能准确反映论著内容的题名产生不正确标引，可导致漏检或错检，使读者无法有效阅读。一篇文章可能因编者或读者对文章的题名描述感兴趣而进行阅读，也可能因题名的不合理和不确切而被放弃，故题名的写作非常重要。

一、撰写要求

一般而言，论著的题名可作为论点，题名应明确研究对象；明确论文所要解决的问题；阐明本文的贡献所在，采用可正确评价研究难度、深度的词语。

（一）具体确切

具体就是不抽象、不笼统；确切就是不含糊、不夸张。题名应确切地表达论著的特定内容，恰如其分地反映研究的范围和达到的深度。

（二）简洁精练

要求文字简练，高度概括。在保证准确反映"最重要特定内容"的前提下，字数越少越好。一般不宜超过 20 个汉字，最多不超过 30 个汉字。

（三）醒目有特点（有新意）

突出论著的独创性、创新性内容，使题名更醒目，更具有吸引力。

二、注意事项

关于题名的注意事项具体包括以下几点：①题名中使用的各种概念应统一，不应将在本质属性上没有共同点的不同概念并列在一起。②题名所用词语应提供有助于选定关键词和编制题录、索引等二次文献的特定信息。③中文题名不宜写成主、谓、宾的完整文句，只要能正确表达论著的中心内容即可；尽量不用疑问句。④缩写词、符号使用应以公知公用为原则，避免使用不常用的缩写词、首字母缩写词、字符、代号和公式等。⑤数字宜用阿拉伯数字，一般勿置于文题之首。作为名词和形容词的数字仍使用汉字，如二氧化碳、十二指肠等。⑥题名中应尽量不用或少用标点符号。

第三节 作者署名和单位

一、作者署名

在医学论著中署名是作者（author）向社会负责的标志，是拥有著作权的凭据；是文献检索的需要；是作者应得的荣誉，同时也是考核、晋升职称、获奖的凭据。

（一）署名的条件

国际医学期刊编辑委员于 2023 年修订的《学术研究实施与报告和医学期刊编辑与发表的推荐规范》提出根据以下 4 条标准确定作者身份：①对研究的构思、设计实施或解释有实质性贡献；②参与了论文的撰写或对其进行重要的修改；③承担研究的准确性和完整性的责任；④对最终版本的作品予以认可，并同意作为作者进行署名。

所有被指定为作者的人都应该同时满足以上 4 条标准，而同时满足以上 4 条标准者也应该确定为作者。未满足以上 4 条标准而对论文有贡献者应该被致谢，如筹集研究基金、帮助筹集研究基金、对研究团队进行综合管理、帮助写作、技术编辑、语言编辑和校样修改等。通讯作者是在投稿、同行评议及出版过程中主要负责与期刊联系的人。

在大型多中心研究中，由中心决定对论文负责的作者，这些作者必须符合上述作者的定义，同时在投稿时，需提交由所有作者亲笔签名的同意投稿的意见书，确保文章的投稿和发表得到所有作者的知情和同意。医学研究多依赖团队工作，但署名时不可能面面俱到，对于不符合上述署名条件的参与者以及对研究有部分贡献者可列于文后的致谢中。

（二）署名的原则

署名的原则具体包括以下几点：①署名应按贡献大小及担负具体工作的多少依次排列，而不是按照职位高低及知名度（社会威望）高低而排列名次。②原则上署个人姓名，要写真名，不用笔名。如系集体共同设计、协作完成的重大科研项目可署单位名称。③作者署名人数一般不宜超过6人。④作者署名应在投稿前完全确定，如在修稿过程中作出排序调整、人数增减、作者变更等，需得到期刊编辑部的同意并由所有作者出具书面同意书。

（三）第一作者（first author）

课题主要观点的拥有者，同时也是科研课题的具体操作者和文章的主要执笔者（特殊情况除外）。一般是研究工作贡献最大的研究人员，排序第一是对其研究成果的肯定，既是荣誉，同时也是一种约束，其对论文的科学性和真实性应承担主要责任。

（四）通讯作者（corresponding author）

一般通讯作者是课题负责人，也经常为指导研究生的导师，承担该研究课题的设计和申请课题经费，同时监管整个研究过程，对论文的书写和最终定稿起主要作用；同时又是投稿后和编辑部保持联系、回答课题情况和论文修改的直接联系人。通讯作者全权负责文章的科学性和真实性。通讯作者在作者排序中可位于任何位置。通讯作者应在投稿时确定，如未在文章中特殊注明，则视第一作者为通讯作者。第一作者和通讯作者应按照期刊要求，提供职称、学历、电子邮箱等信息，这些信息一般应在题名页的页脚中列出。

（五）共同作者（co-author）

共同作者经常出现于合作研究中，在研究中起着相同或相似的作用，共同对论文的科学性承担责任。因合作研究而共同署名的现象已非常普遍，随着科技的发展，论文的署名排序问题也日益凸显。合作研究前应签署相关的协议书，其中应包括如何对研究成果进行共享的明确规定，以及研究成果成文后署名和排序的相关原则，以免引起不必要的版权纠纷。

二、作者单位

（一）要求

论著署名同时列出作者的工作单位（affiliation）和通信方式有助于作者和读者间的进一步交流，同时也能使读者对完成单位的研究条件和资料来源有所了解。在临床医学研究中，作者单位的标明尤为重要，可间接判断临床资料的来源和真实性，便于同行评议。对在大型医疗中心进修和学习的人员，利用学习时的资料撰写的论文，必须标明研究资料的来源，并注明是否依据进修单位的相关资料写成，同时需得到进修单位的书面同意书，确保对文章内容负责。

（二）书写方式

个人作者应标明工作单位全称、科室、所在城市名及邮政编码。如作者分属多个单位，应在作者署名上按排列先后顺序加上角标，工作单位则按上角标顺序依次注明。各工作单位之间连排时用分号隔开。或参照投稿期刊的"稿约"或"投稿须知"要求书写。

论著发表前，参加研究及工作的作者已调往其他单位，可在名字末尾右上角加注符号，或在文章题名页下脚注中注明。

示例：陈××[1]，张××[2]，王××[1]，李××[1*]

（1.××医科大学附属第×医院 神经内科；2.病理科，北京100000）

第一作者简介:(出生年-)、性别、职称、学历。

*通讯作者: E-mail:

第四节 摘　　要

摘要（abstract）是对论著内容精确和扼要的表达，是不加注释和评论的简短陈述。摘要是论著中被阅读频率最高的部分，具有独立性和概括性，即不阅读全文就能获得必要的信息。摘要也是论著中最重要的部分，可以使读者了解论文并代替阅读全文，便于制作二次文献及收入数据库。摘要是结构完整的短文，可以独立使用，也可以引用。

一、格式规范

结构式摘要是目前大多数国内外生物医学期刊论著所采用的摘要格式，1987 年由美国《内科学纪要》首先倡导，至温哥华格式第 4 版已被明确提出。我国生物医学期刊目前采用的结构式摘要是空军军医大学（原第四军医大学）潘伯荣教授建议的 AMRaC 四项式摘要，包括目的、方法、结果和结论四部分。

目的（objective）：简要说明研究的目的，说明提出问题的缘由，表明研究的范围及重要性。

方法（methods）：简要说明研究课题的基本设计、使用了什么材料和方法、如何分组对照、研究范围及精确程度，数据是如何取得的，经过何种统计学方法处理。

结果（results）：简要列出研究的主要结果和数据，有什么新发现。叙述要具体、准确，并需给出统计学显著性检验的确切值。

结论（conclusion）：简要说明、论证取得的正确观点及其理论价值或应用价值，是否可推荐或推广等。

以上各部分在写作时均以相应的标题为引导，一般以 1~2 句成文。结构式摘要的每个部分自成一体，结构之间互不联络。

示例：

【摘要】**目的** 探讨口腔鳞状细胞癌组织中 ARTN 与 GFRα3 的表达情况，分析其与疾病发生、发展的相关性及临床意义。**方法** 选取经某医院病理科确诊为口腔鳞状细胞癌的石蜡标本 50 例作为实验组，另选取正常的口腔黏膜组织 20 例作为对照组。应用 S-P 法检测两因子在两种组织中的表达情况，通过相关性分析法来分析 ARTN、GFRα3 与 OSCC 临床病理特征的相关性。**结果** ARTN、GFRα3 在 OSCC 中的表达率分别为 54%（27/50）、52%（26/50），明显高于在正常口腔黏膜组织的 20%（4/20）、25%（5/20）；在 OSCC 中，ARTN 和 GFRα3 的表达与 TNM 分期、肿瘤分化程度及淋巴结转移相关（$P<0.05$），而与患者的年龄、性别、吸烟史无关；ARTN 与 GFRα3 在 OSCC 中的表达呈正相关（$r=0.952$，$P<0.001$）。**结论** ARTN 与 GFRα3 的表达与 OSCC 的发生及发展紧密相关，两者可以联合作为 OSCC 预后评估的重要指标。

二、具体要求

关于摘要的具体要求包括以下几点：①忠实反映论著的实际情况和真实结论，即必须具备真实性和科学性。②摘要应在论著写完后再写，以实现对论著的浓缩、提炼。③对研究中采用的创新性方法、结果中必要的资料和数据，重要的研究结论应着重突出。④摘要不分段落，采用第三人称撰写。⑤摘要中不使用图、表、化学结构式、非公知公用的符号和术语。如采用非标准的术语、缩写词、简称和符号等，均应在第 1 次出现时注以全称。⑥摘要中不引用参考文献，也不加评论和解释。⑦中文摘要的篇幅一般控制在 300 字以内，长篇则不超过 400 字。⑧一般采用前置式，即置于题名和作者之后、正文之前。也可按照期刊的要求排列。

第五节　关　键　词

关键词（key words）是文献索引工作从论文中筛选出来，能够确切反映全文中心内容的信息款目，具有专指性及代表性的单词或术语（名词或词组）。关键词的作用是便于了解论著的主要内容；便于多元化检索；便于标引人员选择主题词。

关键词应准确反映论文的研究领域、研究对象、研究方法和处理结果等。关键词的核心作用在于反映论文的主题，它决定了文章被检索和引用的次数。在检索系统中，尽管检索方式多种多样，但以关键词检索准确率最高。

一、选取方法

（一）从论著的题名、摘要中提取关键词

关键词在题名中的出现率在 85% 以上，在摘要中的出现率在 90% 左右。因此，判断拟选关键词应以题名为基础，从摘要中提炼出若干最足以代表论文内容、对象、方法、结果的词；若从题名、摘要中仍不能选出足够的检索信息，可进一步从正文中选择。

（二）首选主题词

主题词是专门为文献的标引或检索而从自然语言主要词汇中挑选出来并加以规范化的单词或术语（词或词组），也可以说是规范化的关键词。因此，应首选主题词作为关键词。主题词应采用《汉语主题词表》、最近一年的《医学索引》（Index Medicus）第 1 期的《医学主题词表》（Medical Subject Headings，MeSH），中文译名参照中国医学科学院医学信息研究所编的《中文医学主题词表》中所列的词。

（三）主题词和自由词并用

如果最新出版的《汉语主题词表》、MeSH 词表中仍无相应新学科、新技术中的重要单词或术语，可使用本专业常用和约定的现行术语，即自由词作为补充。自由词是未经规范化处理的自然语言。

二、选取要求

关于关键词的选取要求具体包含以下几点：①选取主题词作为关键词使用时，不需要与副主题词组配。②副主题词一般不作为关键词使用。③不能选用的词：冠词、介词、连词、代词、情态动词及某些无收录和检索意义的副词、形容词和名词等不能选作关键词，如"探讨""研究"等。④缩略词的使用：已经普遍被公知公用的词可作为关键词；未被公认的不能作为关键词。⑤化学名词的使用：化学分子式不能作为关键词；复杂的有机化合物可取其基本结构名称作为关键词；⑥关键词的数量：一篇论著一般选取 3～8 个关键词；⑦关键词的编制体例：应以显著的字符另起一行，排在摘要的左下方。无摘要的文章一般排在文前或文末。两个关键词之间用分号隔开，最后不加标点。

例如，文章题名为"多模态超声量化评分鉴别甲状腺结节良恶性的诊断效能"，可将关键词确定为"多模态超声""甲状腺结节""量化评分""良恶性鉴别诊断"。由于这些关键词检索到文章的概率和准确性较高。

（于　涌）

第六节 引 言

一、作 用

引言又称导言，它是论文起始部分的一段短文，是论文主题部分的开端；也是对正文主要内容的简要说明，起到概括及引起读者兴趣的作用。引言应该主要回答"为什么做"这个问题，即说明研究的原因，说明研究将要解决什么问题以及解决此问题的重要意义。使读者在读过引言后，感受到研究的参考价值和创新性，进而有通读全文的必要性。引言一般是作者对文章特征的简介，可以被认为是学术论文的开场白。但不同的文章，因作者的写作意图、侧重点不同，其写法并没有严格的规定，也并非千篇一律。但其作用无非是让读者了解文章的梗概，或引起读者的阅读兴趣。

二、内 容

（一）概念性资料

引言中如采用比较专业化的术语或缩写用词时，应在引言中加以定义、说明，并给出术语的中英文全称及标准缩写。由于引言的篇幅不长，故在语言和写法上均要求高度精练，言简意赅，文字少而精。对于涉及研究内容的重要概念务必要进行详细叙述，对于教科书上已有的知识或某些普通常识可以进行适当引用。

上文在介绍"题名"的写法时，提到题名需要在规定的字数内表述，很可能无法同时具备"明确、特异、精练"的要求，此时，为了使读者在文章的开篇即可了解作者研究工作的梗概，必要时可在引言部分对题名作进一步的说明。

（二）研究背景

引言中应对本研究工作的历史背景和当前国内外关于本研究的进展现状加以介绍，并引用参考文献，说明相关领域前人的工作和知识空白，阐述该项研究的理论基础，即交代一下研究的历史和现状，包括已经取得的成绩和存在的问题，进而表明本研究的先进性。前人、旁人的研究方法、结果、见解对作者的启发，以及与作者的研究有何异同之处，也需在此交代清楚。

以研究背景为开篇，是引言中最常见的形式。研究者通过对与本研究相关领域其他同行所做研究的概况、目前研究的热点、存在的问题的简单介绍，从而引出本文研究或写作的原因。其作用主要是让读者了解本文有别于其他文章之处，说明撰写此文的研究基础。

（三）目的和意义

引言中要把研究的目的和意义交代清楚。要说明开展该项研究的原因，交代清楚本研究将要解决什么问题，以及如此做的重要性。使读者在读完引言之后，就能对该研究和全文有一个概括的了解，即指明进行此项研究的原因和理由，说明该项研究将要解决什么问题及其重要意义，从而让读者感受到他的先进性。

以文章的目的和意义作为引言的内容一般指作者可以开门见山地抛出自己的研究目的，即通过目的、手段及文章的意义，将文章的主题内容直接展现给读者。其主要目的是让读者了解文章全貌，起到引导读者阅读思考的作用。

三、写 作 要 求

（一）开门见山

因为引言本身字数有限（详见下文），如果叙述过繁过长势必造成赘述。开门见山的写作方式在中文论著中十分常见，因为这种写法比较直观、简洁。笔墨应重点落在介绍清楚该研究所涉及的重要概念。

医学论著的引言部分，需要用较少的文字完成对作者写作意图或文章主题内容的介绍，绝不可对研究领域的发展过程进行长篇大论，或讲述该学科的历史渊源；同时也无须对研究的立题过程、实验设计、具体实验方法做过多的介绍。

（二）简短精炼

引言要求文字少而精，一般为 200~300 字，约占全文的 1/10。前言仅通过较短的篇幅指出研究的背景知识、研究方法，简单直观，起到吸引读者的作用。引言部分为了节约篇幅，同时为了展示文章水平，要求结构严谨、表述简明达意，句子与句子间要有明显的层次和逻辑关系。

四、注意事项

（一）过于冗长

在引言中回顾历史时，要重点突出，切忌过长过繁、事无巨细地详述历史或写成系统性回顾的小综述形式。这样不但起不到引言的前导作用，反而会影响读者的阅读兴趣。有些引言，大段摘抄教科书上的已有知识，或者过多地叙述已知疾病的普通常识，浪费笔墨讲述一些人们所共知的道理，最后把引言写得冗长繁杂。此问题易发生在初学写作的作者身上。因引言部分在写作内容要求上相对宽松，作者在介绍工作缘起时，极易侃侃而谈，发展到讲述该学科的历史渊源，一旦把握不住分寸便偏离了引言的轨道。

（二）自明性差

在引言中罗列一些缩写、代号和非公知公用的术语，且不加任何注释和说明，这就使引言的自明性差，起不到引言应起的作用。正确的做法是在引言中首次出现一些缩写、代号时，加以注释说明。在医学论文中，缩略语的使用非常多见，如果缩略语使用不当，会导致读者对论文内容难以理解。

（三）过度引申

引言只起到引导作用，不涉及本研究的数据或结果，避免与摘要和正文重复，也不要成为摘要的注释。引言中所包含的内容是以总结的形式罗列出几个方面，而具体到每篇引言，不必面面俱到，要有重点有突出，尽可能发挥其引导作用，而不要涉及具体实验内容和实验数据。

第七节 材料与方法

一、作用及意义

如果说引言是解决"为什么做"的问题，那么材料与方法则主要是解决"用什么做和怎样做"的问题。材料和方法部分是科技论文的基础，是判断论文科学性、先进性的主要依据。写作时，应按照研究设计的先后顺序依次说明，应写得具体真实、详略得当，以便读者评价研究结果的可信程度，并以此重复实验、求证结果，对论文质量起到保证作用。

二、内　容

医学论文的种类繁多，形式也不尽相同，但均需包含材料与方法两部分。由于不同论文的篇幅有限，对该部分内容的介绍又不能过于繁杂，因而应有所侧重。下面仅以基础研究（实验研究）和临床研究两类医学论文为例，对"材料与方法"部分内容进行叙述。

（一）基础研究（实验研究）

1. 实验器材与仪器 器材与仪器的生产单位、名称、型号、使用及操作方法、主要参数、精密度等。

2. 实验药品与试剂 药品和试剂的名称、成分、纯度和浓度、剂量、生产单位、批号及实验配置方法等。

3. 实验动物 基础医学研究一般离不开实验动物，涉及此类论文常要介绍清楚动物种类、数量、品系、性别、体重、来源、年龄、营养及健康情况，选择标准、分组和实验方法、记录与观察指标等。

4. 实验内容和方法 包括对照分组方法和随机对照分组方法等。

（二）临床研究

1. 病例来源及选择标准 病例来源为具体单位住院患者或门诊患者；病例选择标准（引用者需注明出处，自订者要说明依据）、诊断及分型标准。

2. 一般资料 所含病例的例数、性别、年龄、病情、病型、病程、病因，主要症状和体征等客观指标，实验室及其他检查结果，临床或病例诊断依据，观察方法与指标等。

3. 治疗方法 如药物名称、剂量、使用方法及疗程、生产厂家及批号等。如为手术治疗则需写出手术名称、术式、麻醉方法等信息。

4. 疗效观察项目及标准 如症状体征、实验室检查、病理学检查、疗效判定标准等。

（三）统计学方法

统计学方法，不仅是实验和基础研究中经常遇到的问题，也是其他各类研究中不可或缺的内容。应介绍具体的统计方法，包括统计学的评价强度、实验对象是否随机抽样分组，是否有足够的例数（或实验次数），以及对照组和实验组是否具有可比性等。

三、要 求

（一）基本要求

1. 样本的代表性 样本具有代表性，是一项研究课题的前提条件，也是论文有科学性的基础。因此，在材料和方法中必须阐明样本是如何取得的，所选对象是否对结论具有代表性等。

2. 组间可比性 比较是科研方法中的重要手段之一。实验资料间是否具有可比性、分组是否遵循了随机化的原则，是判断结果有效性的重要依据。

（二）文字要求

1. 明细翔实 材料与方法部分是帮助他人能够重复其结果，从而保证科学性、提供重要验证的必要信息，除非包含有"专利"和保密性质的研究课题，均应要求明细翔实。

2. 详而不烦琐 材料与方法虽要求越具体越好，但绝不能长篇大论，更不能杂乱无章。不同类型论文的材料和方法应有所侧重，要突出本研究的特点，抓住重点内容进行介绍，至于介绍的繁简程度应以他人能重复验证为度。

四、常见问题

（一）动物模型形成过程介绍不清

如研究某模型鼠取材的病理过程，对取材后的实验方法和染色方法介绍详细，反而对动物模型的形成方式未加以说明，使读者难以了解动物模型的形成过程，无法衡量结果是否准确。

（二）实验步骤介绍不详细

对于常规实验方法，可以作简要介绍，但对于关键的步骤不可省略；对于特殊的实验方法，特别是涉及重要结果获得的实验方法，如果一笔带过，读者则无法了解、验证和重复同类实验。

（三）方法介绍不详

如某药物对于某种疾病治疗效果的研究，对于该疾病的动物模型形成可有多种选择方式，在方法介绍中只对其中一种作了详细介绍，而在结果呈现中出现了多种动物模型结果的比较，这同样涉及实验研究的可重复性问题。

（四）缺少研究对象的选择标准

如研究某种疾病治疗前后的变化，其研究对象的选择标准应给予明确详细的说明，对这些条件不作描述则很容易让读者对研究对象的准确性产生怀疑，从而质疑研究结果的真实性。

（五）未给出诊断标准

诊断标准的选用应参照官方权威标准，若标准过长过繁可选择以引用的形式呈现，但决不允许对诊断标准不作介绍。若读者对诊断标准的来源产生怀疑，则全篇文章就失去了分析的意义。

（六）治疗方法中药物剂量介绍不详

例如采用双盲法随机给予 A、B 药物，应对 A、B 药物的组成、配方、每日用药剂量、用药时长等均作详细叙述。这同样涉及实验研究的可重复性问题。

（七）缺少观察指标的描述

例如在临床试验研究中，受试对象的一般资料、给药方法、分组情况等都已给出，但却没有对试验效应指标进行描述，直接在结果中出现了几个表格，列出了治疗前后的相关指标，会使读者感到非常突兀。

（八）随机分组情况说明不具体

常用的随机化分组方法主要有完全随机设计、配偶设计和随机区组设计。在具体的实验设计中选择哪种随机化分组方法，应在文中进行简要介绍。

第八节　结　　果

一、意义与特点

结果是论文的核心部分，由此引出推论、结论，讨论也由此引发，判断推理也由此导出。任何一项科学研究，无论设计如何精巧、思路如何高明，最终做不出结果，也是无效的劳动。除此之外，一项科研工作得出了预想中的结果，却因为未能很好地进行整理分析，从而未能展示出其中的规律性，这也是论文写作上的失败。

"结果"部分的数据和资料必须准确无误、内容充实、鲜明有序。采取实事求是的科学态度，遵循全面性和真实性的原则。

二、撰写要求

（一）科学性

科学性主要体现在一篇论文的结论部分。研究结果一般要经过统计学处理，而不应呈现原始数据。所得数据经统计学处理，论点、论据、论证具有客观性和充分的说服力。此外，为了避免计算性错误的发生，数字应经过反复核对，确保全部数据准确无误，以保证结果内容的真实可靠。

（二）实事求是

实验结果不能被夸大或缩小。一定要根据所搜集、整理的资料，实事求是地写出结果。要做到客观准确、合乎逻辑，绝不能根据个人的意愿随意篡改实验结果，更不能伪造或抄袭他人的实验结果。结果部分客观介绍即可，不加任何分析和评论。

（三）两分法

撰写结果部分，要抓住事物的主要矛盾，不忽视次要矛盾。要抓住事物的必然性，但也不要忽视事物发展中的偶然性。对一些成功的结果，要详细叙述，对一些不成功的或者意料之外的结果，也要适当说明。

（四）处理好文字、图、表三者的关系

凡能用简要文字说清楚的内容，尽量用文字叙述；图和表应有自明性，避免用表格和图形重复反映同一组数据。凡能用简要的文字讲清楚的内容，尽量用文字叙述，而用文字不易说清的或说起来比较烦琐的，可结合图或表说明。

（五）正确使用法定计量单位和各种符号

几乎所有论文的结论部分，都涉及法定计量单位和各种符号。因此，应重视并正确运用法定计量单位和符号，选用规范的单位和书写符号。

第九节 讨 论

一、目的与意义

讨论是通过对结果的阐述，引出恰当的结论。其目的在于对研究结果进行分析、综合判断，为作出结论提供理论上的依据。讨论部分绝不是对研究结果的简单重复，而是有选择地对研究结果进行分析、比较、解释、推理，从而提出论点，给读者更多的启发与借鉴。

如果说文章的结论部分是"摆事实"，那么讨论部分就是"讲道理"。通过对结果的分析，找出事物的内在联系，透过现象探求本质。读者可通过讨论部分了解作者的科研思路，知道其意义所在，找到目前还存在的问题以及今后研究工作的方向。换句话说就是，文章的讨论部分，是作者利用资料证明"假说"的过程。所以，讨论的目的是作者说明自己的主张、见解或论点，并进行证明的逻辑过程。

二、内 容

（一）描述结论

描述结论即对结果作简要总结，通过现象寻找内在规律，引出结论。讨论是将研究的结果从感性认识提高到理性认识的升华阶段，它已不是事物的表象与外部联系，而是深入到事物的本质与内部的联系。我们需要通过对结果的分析，以事实为依据，从中找出内在联系，从而得出正确结论。必须紧紧围绕文章的主题，利用自己的知识、结果，结合文献资料进行逻辑推理。不可无中心，也不可多个中心。

（二）解释结论

解释结论即对由现象到本质的这一逻辑过程进行文字叙述，展示推导过程，解释因果关系，

说明偶然性和必然性的关系。在讨论部分，作者常常由于对结果的描述过于具体，没有进行总结，导致结论的出现过于突兀。那么这可能表明作者太强调数据，忽略了如何解释从数据分析引出的意义和推论。必须采用确凿、可靠的资料为讨论的依据，不能以推论代替事实，更不能无中生有，拼凑资料。

（三）研究价值

对结果引出的推论或结论的实践意义进行评价，如果暂时无法得出也不要勉强，出现不切实际的自我评价。作者应以自己试验所获得的结果为依据，进行分析、评价，最后上升到理论高度提出新的研究方向。必须以理服人，用合乎逻辑的科学论证阐述研究价值。不能做无道理的推断，更不能进行毫无根据的猜测。

（四）不足之处

不足之处指使用材料和方法的优缺点，尤其要指明本研究的局限性。要指出和解释本研究结果是如何与之前所发表的研究结果一致或者不一致的地方。必须站在客观的角度，秉承严谨的科学态度，对自己的研究成果以及他人的研究成果进行评价，不可对自己的研究结果中的缺陷选择性回避，也不可对他人的研究成果与自己成果相异之处不作解释。

（五）研究心得

研究心得指对于尚未定论之处和今后有待解决的问题，以及相反的学说或结果适当地加以介绍。可以对于本研究工作的理论含义以及实际应用价值的可能性进行合理预测，以期为读者提供新的研究方向。关键在于论证要合乎逻辑，符合科学的认识规律。论证的过程实际上就是分析、推理的过程，分析事物与观点的必然联系，探讨所研究课题的事物内在联系，提出观点。再根据观点进行推理、论证。

三、撰 写 要 求

讨论的写作方法在很大程度上取决于文章的结构。文章结构的优劣主要取决于作者的思路是否清晰，是否具有明确性和科学性。换而言之，只有作者的思路清晰才能表达清楚，文章结构才能严谨，作者思路的明确性和科学性主要体现在作者有充分揭示与掌握事实发展的必然逻辑和内在联系的能力。有了这种能力，才能将复杂的事物有逻辑地、顺理成章地表现出来。

总的说来，讨论部分的写作并无固定的格式要求，往往需要依据具体的文章主题进行构思。一般分为如下三个层次的划分方式。

（一）递进式

按照事物发生、发展的过程，安排先后说明的次序；或根据文章解释主题的需要，由浅入深、逐层分段讨论，使文章保持各层次间的递进关系。

（二）分总式

先提出问题进行分析，后总结归纳加以综合；或者先概括后具体，先提纲挈领说明主题再详细叙述具体内容。

（三）并列式

文章的主题是通过在内容上散开式状的几项内容共同表达的情况。这时，应注意文章的开合、转意、承接等方面。目的是防止文章行文松散，文意割裂。

四、常 见 问 题

(一)内容冗长

切忌面面俱到,不分主次,可讨论可不讨论的问题逐一详述,写成没有重点的系统性文献综述。之所以出现这种情况,主要是作者想面面俱到,不分主次,把可讨论可不讨论的问题统统拿出来讨论,罗列大量与本研究核心内容关系不大甚至是内容重复的文献,而恰恰忽略了应该讨论的重点。同时,过多地引经据典,过多地回顾历史和引用文献也是原因之一。

(二)重复叙述结果

对本身的结果进行了超越限度的引申,或不依据本研究结果进行讨论,空泛议论,用"假设"来证明"假设",用"未知"推导"未知"。有人认为,讨论是最难写的部分,也是反映论文作者水平与学识深浅的一面镜子。好的讨论,是对结果与结果之间的内在联系进行补充说明,使读者可以通过阅读该部分了解全部研究工作的理论推导过程,从而判断结论的科学性。

(三)不切实际的自我评价

夸大本研究的实验结果及其作用,"报喜不报忧"。有些作者在讨论中经常使用"国内外未见报道""首次报道""首创""前人未研究过"等提法。这种提法必须在查新查全文献之后再做定论,否则有夸大其词的嫌疑。

(姜晓晨)

第十节　致谢和声明

一、致　　谢

致谢(acknowledgement)通常用来陈述对研究作出贡献但又不符合作者定义的人员和单位。对于为文章作出贡献但又不能成为作者的人,可以在致谢中提出其姓名和工作或陈述其贡献。

(一)被致谢者的范围

(1)对研究方案给予重要建议者及对研究提供支持的个人及单位,需说明其支持的实质内容,如"科学指导""审议研究计划""收集数据""参与临床试验"等。

(2)对研究过程提供技术支持者,如提供临床病例、试剂、细胞株、特殊设备等的个人和单位。

(3)给予转载及引用权(如图片、资料等)的个人或单位。

(4)在文章撰写过程中为文字处理、图片制作、语言润色等工作提供帮助者。

(二)撰写致谢的注意事项

(1)致谢内容和致谢用词都必须征得被致谢个人及单位的同意。

(2)致谢的内容客观准确,实事求是,避免为了论文的影响力将知名专家列入致谢名单,也不可将致谢部分视为资助单位的宣传广告。

(3)致谢语言简短、恳切、真诚、礼貌,对被谢个人或单位的情况不需作任何介绍。

(4)避免出于某种目的忽略在研究中给予帮助的人员。

二、声　　明

声明(statement)一般排于正文之后,参考文献之前,主要用来通报该研究是否存在利益冲突和每位作者对研究的贡献情况。

（一）利益冲突声明

经济利益冲突是与论文作者有关最常见的利益冲突。故需要论文作者就临床研究、综述或临床指南是否得到第三方的资助提供声明，防止为了获得资助而采用不恰当的方法做出有利于第三方的结论。利益冲突造成的偏见，首先会影响课题选择、实验设计、方法选取、研究结论等各个环节，从而影响研究报道的真实、客观，降低论文的可信度。因此，文章结尾处的声明可降低消除读者的疑虑，维护报道内容的信誉度。

（二）作者贡献声明

作者贡献声明中一般需要写明每位作者对研究的计划、实施和报告做了哪些具体工作，如直接参与（酝酿和设计实验、实施研究、采集数据、分析/解释数据），论文撰写（撰写初稿、对文章的知识性内容作批评性审阅），工作支持（统计分析、获取研究经费、行政、技术或材料支持、指导、支持性贡献）等。通过定性描述作者在研究过程中做出的具体贡献或者采用定量方法衡量作者的贡献比例，将研究过程透明化。

另外，对于其他涉及专利、版权转让、医学伦理问题等，如关系到论文的法律问题，也需作者作出明确表态。

第十一节　参　考　文　献

参考文献是指对一个信息资源或其中一部分进行准确和详细著录的数据，位于文末或文中的信息源。按照不同的标准可划分为阅读型参考文献（reading reference）和引文参考文献（cited reference），前者指著者为撰写或编辑论著而阅读过的信息资源，或供读者进一步阅读的信息资源；后者指著者为撰写或编辑论著而引用的信息资源。现使用的参考文献国家标准 GB/T 7714—2015《信息与文献 参考文献著录规则》于 2015 年 5 月 15 日发布，12 月 1 日开始实施。参考文献标注的核心首先是尊重原作者，保护知识产权，规避学术不端，引用参考文献时，首选的应是读者容易查找到的信息资源，不涉及保密问题的内部信息资源等也可列为参考文献。

一、参考文献引用的目的和要求

引用参考文献的目的：①反映论文的科学性及学术水平。作者引用的参考文献可为本文研究成果的创新性、科学性或应用价值提供依据。②尊重其他作者和同行的研究工作。学术研究必须以充分的、权威的和可靠的文献资料来佐证，通过引用已有文献的论题、观点、概念、理论、方法、结果、结论、事实、数据等为自己的论文提供必要的论证依据，有助于相关领域的深入研究。③证明作者对前期工作的分析和思考。引用代表性的文献，一方面可增加论文的可信度；另一方面可使读者对作者在该领域的熟悉程度有所了解。

引用参考文献的要求：①引用的文献应限于作者亲自阅读过的、主要的原始文献，尽量避免引用摘要作为参考文献。②引用的文献首选读者容易查找到的信息资源，不涉及保密问题的内部信息资源等也可列为参考文献，但需要用括号插入正文或在页脚中注释说明，并征得原作者的书面许可。内部信息资源包括会议主办者编印的会议文集，已投杂志社的待发表论文，科研单位编印的科技报告、调研报告、论著手稿、学者通信等。③引用近期的重要文献，近 5 年的文献引用率不低于 50%。

总之，科学引证是联系科学继承与创新的重要纽带。参考文献引用的基本目的和核心功能是"学术论证"，即为科技论文在分析、综合、归纳、演绎、类比、对比或数理推导等论证过程中发挥论据、借鉴、参照和对比作用。

二、正文中参考文献的标注

（一）参考文献的著录方法

著录的基本格式参照 GB/T 7714—2015《信息与文献 参考文献著录规则》要求，一般将"顺序编码制"和"著者-出版年制"两种参考文献的著录方法作为我国文后参考文献著录的国家标准。①"顺序编码制"：是指一种文后参考文献的标注体系，即引文采用序号标注，参考文献表按引文的序号排序。凡是引用已发表的文献中的观点、数据和材料等，都要在文中予以标注，并在文末列出参考文献表。在正文中参考文献的序号用阿拉伯数字置于方括号内标出，根据具体情况把序号作为右上角标。引用多篇文献时，只需将各篇文献的序号在方括号内全部列出，各序号间用"，"分开，如遇连续序号，可在起止序号中间加"-"连接。在文后参考文献表中，各条文献按序号排列，序号编码可不再加方括号。目前多数医学期刊采用顺序编码制。②"著者-出版年制"：是指一种文后参考文献的标注体系，即引文采用著者-出版年标注，参考文献表按著者姓名和出版年排序。

各文献的标识符如下：A-档案，C-会议录，D-学位论文，DB-数据库（加 OL-同标注为 DB/OL），EB-电子公告（网上论坛 BBS 等，加 OL-同标注为 EB/OL），J-期刊，M-普通图书，N-报纸，OL-联机网络，P-专利，R-报告，S-标准，Z-其他未说明的文献类型。

（二）各类文献的著录格式

1. 专著 主要责任者. 题名:其他题名信息 [文献类型标识/文献载体标识]. 其他责任者. 版本项. 出版地: 出版者, 出版年: 引文页码 [引用日期]. 获取和访问路径. 数字对象唯一标识符.

> 示例：
>
> [1] 陈登原. 国史旧闻: 第 1 卷 [M]. 北京: 中华书局, 2000: 29.
>
> [2] PEEBLES P Z, Jr. Probability, random variable, and random signal principles[M].4th ed. New York: McGraw Hill, 2001.

2. 专著中的析出文献 是指从整本文献中析出的具有独立篇名的文献。著录格式：析出文献主要责任者. 析出文献题名 [文献类型标识/文献载体标识]. 析出文献其他责任者//专著主要责任者. 专著题名: 其他题名信息. 版本项. 出版地: 出版者, 出版年: 析出文献的页码 [引用日期]. 获取和访问路径. 数字对象唯一标识符.

> 示例：
>
> [1] 周易外传: 卷 5[M] //王夫之. 船山全书: 第 6 册. 长沙: 岳麓书社, 2011: 1109.
>
> [2] WEINSTEIN L, SWERTZ M N. Pathogenic properties of invading microorganism[M] // SODEMAN WA, Jr, SODEMAN WA. Pathologic physiology; mechanisms of disease. Philadelphia: Saunders, 1974: 745-772.

3. 连续出版物 是指一种载有卷期号或年月顺序号、计划无限期地连续出版发行的出版物。它包括以各种载体形式出版的期刊、报纸等。著录格式：主要责任者. 题名: 其他题名信息 [文献类型标识/文献载体标识]. 年, 卷 (期)-年, 卷 (期). 出版地: 出版者, 出版年 [引用日期]. 获取和访问路径. 数字对象唯一标识符.

> 示例：
>
> [1] 中华医学会湖北分会. 临床内科杂志 [J]. 1984, 1(1). 武汉: 中华医学会湖北分会, 1984.
>
> [2] American Association for the Advancement of Science. Science[J]. 1883, 1(1). Washington, D.C: American Association for the Advancement of Science, 1883.

4. 连续出版物中的析出文献 著录格式: 析出文献主要责任者. 析出文献题名 [文献类型标识/文献载体标识]. 连续出版物题名: 其他题名信息, 年, 卷 (期): 页码 [引用日期]. 获取和访问路径. 数字对象唯一标识符.

> **示例:**
>
> [1] 袁训来, 陈哲, 肖书海, 等. 蓝田生物群: 一个认识多细胞生物起源和早期演化的新窗口 [J]. 科学通报, 2012, 55(34): 3219.
>
> [2] KANAMORI H. Shaking without quaking[J]. Science, 1998, 279(5359): 2063.

5. 专利文献 著录格式: 专利申请者或所有者. 专利题名: 专利号 [文献类型标识/文献载体标识]. 公告日期或公开日期 [引用日期]. 获取和访问路径. 数字对象唯一标识符.

> **示例:**(略)

6. 电子文献 凡属电子专著、电子专著中的析出文献、电子连续出版物、电子连续出版物中的析出文献及电子专利, 包括电子书刊、数据库、电子公告等按此规则著录.

著录格式: 主要责任者. 题名: 其他题名信息 [文献类型标识/文献载体标识]. 出版地: 出版者, 出版年: 引文页码 (更新或修改日期)[引用日期]. 获取和访问路径. 数字对象唯一标识符.

> **示例:**(略)

三、参考文献著录中需要注意的几个事项

(一) 文献作者姓名的著录

作者不超过三名全部列出: 超过三名则列出前三名, 其后加 ", 等" 或 ", et al."。西文个人著者姓名: 其姓全部著录, 字母全部大写, 名可以缩写为首字母, 缩写名后省略缩写点。示例: 原名为 Albert Einstein, 著录为 EINSTEIN A; 中国著者汉语拼音人名: 用汉语拼音书写的人名, 姓氏字母大写, 其名可缩写, 取每个汉语拼音的首字母, 缩写字母后 "." 可省略。示例: 原名为 Wang Xiaoer, 可以著录为 WANG XE, 也可以著录为 WANG Xiaoer。

(二) 文献中可用的符号

符号 "." 用于题名项、析出文献题名项、其他责任者、析出文献其他责任者、连续出版物的 "年卷期或其他标识" 项、版本项、出版项、连续出版物中析出文献的出处项、获取和访问路径以及数字对象唯一标识符前。每一条参考文献的结尾可用 "." 号。":" 用于其他题名信息、出版者、引文页码、析出文献的页码、专利号前。"," 用于同一著作方式的责任者、"等""译" 字样、出版年、期刊年卷期标识中的年和卷号前。";" 用于同一责任者的合订题名及期刊后续的年卷期标识与页码前。"//" 用于专著中析出文献的出处项前。"( )" 用于期刊年卷期标识中的期号、报纸的版次、电子资源的更新或修改日期以及非公元纪年的出版年。"[ ]" 用于文献序号、文献类型标识、电子资源的引用日期以及自拟的信息。"/" 用于合期的期号间以及文献载体标识前。"−" 用于起讫序号和起讫页码间。

(三) 阅读型参考文献的著录

阅读型参考文献的基本特征是在论著正文中提示著者阅读过或供读者进一步阅读的相关参考文献, 但未引用具体的内容; 其作用只是 "对某一著作或论文的整体借鉴和参考", 或为读者阅读相关文献提供检索。阅读型参考文献的页码需著录文章的起讫页或起始页, 引文参考文献的页码著录引用信息所在页。此条规则同样适用于论文集、会议录中析出文献页码的著录。引自序言或扉页题词的页码, 可按实际情况著录。

示例:

叶继元. 学术规范通论 [M]. 2 版. 上海: 华东师范大学出版社, 2017: 第二版前言.

（上述参考文献的定义、符号使用及部分举例引自 GB/T 7714—2015《信息与文献 参考文献著录规则》）

（张　华）

思 考 题

1. 医学论著的基本结构是什么？

2. 什么是温哥华格式？采用这种格式对作者和读者有什么益处？

3. 中文论著的题名有何特点？

4. 共同作者的设立有何要求？

5. 论著摘要的撰写和关键词的选取有何要求？你是如何理解关键词的选取的？

6. 医学论著的材料与方法，结果及讨论的撰写有何要求？

7. 参考文献的定义是什么？主要分为几种类型？参考文献对于一篇论著来说作用是什么？

8. 常用参考文献的类型及标识分别是什么？

9. 阅读型文献的著录规则是什么？

第四章　英文论著的撰写

医学论著是医学科研人员将自己的研究成果以书面的形式进行交流的方式。因为英语是不同国家的研究人员用来交流的主要语言，因此英文论著的发表，一方面是为了促进医学学术的交流，推动医学发展，向其他国家的研究人员通报中国的研究成果；另一方面在奠定国际学术界地位的同时也提高了我国医学科研人员在本领域的影响力。好的英文论著常常是用清晰简洁的语言和格式化的结构清楚地传达作者的研究成果，而拙劣和复杂的论著则会阻碍人们理解复杂的科学概念和科研结果。因此，本章将结合英文医学论文的写作原则和实例，介绍英文论著撰写的注意事项和方法。

第一节　英文论著撰写前准备

一、论著撰写的时机

目前，大多数人都是在完成所有的科研任务后再开始论著的撰写，实际上，英文论著撰写的最好时机是在开展研究的过程中，一开始就需要制订好撰写的计划，并反复思考以下问题：①研究假设或研究问题是什么？②研究目的是什么？③实现目的的最佳方法是什么？④研究方法是否可行？⑤是否符合伦理的要求？⑥是否有阴性和阳性对照？⑦样本量是否足以得出有效的结论？⑧统计分析是否正确？等等。在研究的过程中就开始写作的好处在于，一方面，思考和结果都比较新，写作过程中相对不容易发生记忆或计算偏差；另一方面，在撰写过程中，通过自我的不断思考，以及和共同作者的反复讨论，可能还会对科研问题产生新的想法，及时弥补科研过程中的不足。这样不仅可以事半功倍，甚至可能获得更有价值的研究成果。

二、论著的基本格式

通常，作者先撰写英文论著，然后考虑在哪里发表。然而，最好在写作开始之初就尽早确定英文论著的投稿期刊，因为作者开始准备英文论著撰写之前需要熟悉论著拟投期刊的格式和要求。

实际上，医学科研论著多采用相似的基本格式，温哥华格式最常用。该格式推荐的生物医学论著的主体格式为 IMRAD 格式，即［引言（introduction）、材料与方法（materials and methods）、结果（results）和讨论（discussion）］。目前 IMRAD 格式已经成为国际性医学生物学期刊普遍采纳的基本格式。此外，美国医学会（American Medical Association，AMA）编写的 *AMA Manual of Style* 是专门针对科学论著的编辑和作者的指南，1962 年 10 月第一版发行，经过多次修改和改版，2020 年牛津出版社出版了第 11 版。该指南在全球得到越来越多的认可，成为英文论著撰写的必备手册。

虽然英文论著具有相似的基本格式，但不同的英文论著根据其出版物或者国际期刊的不同会有不同的格式要求。在确定投稿杂志后，到相关杂志下载作者指南，在作者指南中一般都会为作者提供清晰的格式甚至字数的要求。这样，作者就可以根据杂志的要求来准备自己的手稿，避免日后的反复修改。当然，如果你的第一选择期刊不接受你的论著，你可能需要按照另一家期刊的要求修改你的手稿，但至少你可以避免一轮的修改。因此，期刊的选择至关重要，期刊的选择不当，可能导致科研论文的延迟发表或者被埋没在不合适的期刊中。

三、AMA 指南中的论文分类

AMA Manual of Style 的指南中论文通常分为以下几类：研究论著、综述（系统综述、描述性综述）、实质性论文（临床回顾、教育报告）、观点文章（观点、社论、个人反思）、通信（信函、

研究信函）和其他文章等。

不同期刊的作者指南中一般都会为作者提供关于各类文章类型和要求的指导。本章中主要涉及英文论著撰写的介绍。

第二节　英文论著的题目

题目是论著研究主题和研究范围最精练的概括，讲究准确精简。题目是读者最先阅读的内容，也是文献检索的重要依据，其重要性不言而喻。

一、题目的基本要求

题目决定文章的目的和主要内容。题目虽然在论著的首页，但是有经验的作者通常先撰写好论著，最后才确定题目。题目的基本要求是清晰且信息丰富，本质上是对研究目标的陈述，清楚准确地描述了论文内容。一个题目的基本要求包括以下 3 个方面。

（一）简单清晰

读者看文章时的第一件事就是看标题，要用标题来吸引读者阅读你的论文。但过长的标题可能导致理解的困难，简单明了的题目更能吸引读者的注意力。好的标题总能在描述性和简洁性之间找到最好的折中点。

（二）信息丰富

好的标题应该信息丰富且研究目的明确。理想情况下，还包括研究的视角、方法、变量甚至研究的结论。好的标题不仅让读者知道你研究什么，还能知道你发现了什么。

（三）用词准确

标题用词的准确性相当重要，因为在文献检索的过程中，Search Engine/Indexing Databases 严重依赖标题的准确性，因为他们使用关键词来识别相关文章。标题不准确的论文可能会被永远埋没在数据库中。

二、题目撰写的基本原则

判断一个题目的好坏，作者可以先试试回答这些问题：①单独来看，是否能完整、简洁、具体地回答你的研究目的？②对你论文的主题可能感兴趣的读者，读到这个题目，是否会倾向于读摘要？③这个题目是否能被搜索引擎找到？④是否遵循英文题目的语法和要求？具体而言，题目撰写应该遵循以下几个原则。

（一）题目反映研究目的

科研论文的标题应该描述这项工作的目的，一般的方法无须告知，如"a survey of"、"an investigation of"、"a case study of"。但如果论文的创新之处就是方法本身，可以把这个新方法在题目中强调。

> **示例：**
> An investigation of the existence status of female workers in the city.
> *未告知特殊方法的标题，仅用"investigation"，不提倡在标题中使用。*
> Comparative efficacy and acceptability of 21 antidepressant drugs for the acute treatment of adults with major depressive disorder: a systematic review and network meta-analysis.
> *涉及特殊方法"a systematic review and network meta-analysis"，可以在标题中使用。*

（二）题目确保精确和简洁

在长标题还是短标题的选择中，选择短标题，不提倡副标题。题目保持简洁，通常不超过 85 个字符，或者不超过 10 个实词。为了简洁，题目中的冠词和其他"废词"尽可能简化。如冠词开头的 A、An 或废词"Studies on"和"Observations on"。这类词均可以简化，因为这些词对于索引来说毫无意义。

> 示例：（略）

（三）题目避免使用专业术语和不常用缩写

题目需要独立且完整，为了让读者，甚至是对该内容不是很熟悉的读者了解论著的内容，标题尽量不包含缩写、化学公式、专有（而非通用）名称、专业术语等难以理解的专业名称或简写，如果必须使用，需要写明全称。

> 示例：
> Retraction-Cardiac stem cells in patients with ischemic cardiomyopathy (SCIPIO): initial results of a randomized phase 1 trial.
> 标题中专业术语全称加缩写。
> A rapid and efficient DNA extraction protocol from fresh and frozen human blood samples.
> 如果是常用缩写或大家熟知的可以直接用缩写，如 DNA、RNA、CT 等。

（四）题目应符合语法

大多数论文的英文题目是一个标签，它通常不是一个句子，而是一个短语，尤其以名词短语常见。因为它不是一个句子，单词的顺序变得更重要，如果词语间修饰关系使用不当，则会导致表达不清，影响读者对题目真正含义的理解。

> 示例：
> Noncoding RNAs in breast cancer.
> 名词短语或动名词短语常常被用作标题，而不需要用完整的句子。

（五）短标题更为短小精悍

Running Title 或 Running Head，可以翻译为短标题。作为论文本身的标签，通常指的是在出版论著时，页眉处印上的一个"短标题"，一般出现在稿件的左上或者上方。其主要作用是帮助读者掌握研究的主旨大意，同时帮助审稿者确认稿件。Running Head 短标题必须简短、明晰、扼要，一般来说，包括空格在内不超过 50 个字符。如果文章题目本身就很短，可以直接使用文章题目。如果文章题目比较长，则需要对文章内容进行提炼，凝练出比文章题目更加短小精悍的句子。

> 示例：
> Title: Everolimus Plus Endocrine Therapy for Postmenopausal Women With Estrogen Receptor–Positive, Human Epidermal Growth Factor Receptor 2– Negative Advanced Breast Cancer.
> 可提炼为 Running Title: Everolimus Plus Endocrine Therapy in Advanced Breast Cancer.

三、题目的基本格式

英文论著的题目格式主要是题目中英文单词的大小写问题，不同杂志其题目的格式要求不同，字母的大小写有以下 3 种格式。

1. 全部字母大写。

示例：EMERGING TECHNIQUES IN SINGLE-CELL EPIGENOMICS AND THEIR APPLI-CATIONS TO CANCER RESEARCH.

2. 题目第一个词的首字母大写，其余字母均小写。同时，子标题第一个单词首字母大写；冒号、长破折号、句号后的第一个单词首字母大写。

示例：（略）

3. 每个词的首字母大写。但三个或四个字母以下的冠词、连词和介词全部小写，如 and、as、but、for、if、nor、or、so、yet 等连词；as、at、by、for、in、of、off、on、per 等介词。

示例：Effect of Early Treatment with Ivermectin among Patients with Covid-19.

此外，应注意专有名词在标题中的大写，如"一带一路"倡议。

示例：Global health and the Belt and Road Initiative.

四、AMA 指南中题目要求

AMA Manual of Style 的指南中指出：题目应强调简明、具体、准确、清楚地表明主要研究目的。一个好的标题应该是信息丰富、有论点、有趣和可检索。

指南中特别提到的标题注意事项和技巧：①标题中的关键术语一般按照背景、结果、人群和研究类型的顺序来描述，当然一个题目不需要包括所有的关键术语。②应用副标题时，作为一个主标题的补充内容，不应包含研究的主要内容。③对于无法证明因果关系的观察性研究，标题不要包括原因-效果，最好使用其他短语，如"association of"。在可以证明因果关系的随机临床试验中，使用诸如"effects of"之类的短语比较适当。④陈述句常用作新闻故事和观点文章的标题，但是，医学科研文章标题中的陈述句或短语倾向于强调结论，不应使用。带问号的标题通常只适用于社论、评论和观点性的文章，研究型论著不宜采用。⑤如果数字出现在标题或副标题的首个单词，需要拼写，如果出现在标题中间或者最后，可以直接用阿拉伯数字。此外，标题或副标题开头的数字后面的度量单位不应缩写。⑥如果药物名称出现在标题或副标题中，则应使用国家批准的通用药物名称。⑦在动物实验研究中，在标题中应包括所研究的动物类型。微生物的属和种在标题中需要用斜体，属不论是否在句首都需要首字母大写。⑧避免在标题中使用缩略词，如果必须使用，则应该使用常用且含义确切的缩略词，如 DNA、RNA、CT 等。⑨标题中每个实词的第一个字母大写。冠词（如 a、an、the）、介词不超过 3 个字母、并列连词（and、or、for、nor、but、per）或不定式中的 to 都不需要大写。2 个字母的动词需要大写，如 Is 或 Be。⑩城市、州、县、省或国家名称一般不出现在标题中，除非这些地区名称特别重要。

第三节　英文论著的作者署名与单位

英文论著的作者是整个科学研究中的主要执行人。有时候一篇论文的贡献来自很多方面，公正确认所有参与作者的贡献并不容易。论文署名还需同时列出工作单位、地址、邮政编码等。作者和单位的署名是对知识产权的保护，直接关系到研究成果的首发权，同时也为作者与同行之间开展学术交流提供重要信息。

一、作者署名

（一）作者署名条件

作者是指那些对整个研究的概念、设计和执行做出积极贡献的人和对研究结果承担责任的人。

署名既是对作者工作的认可，也是衡量科研工作者学术成绩的重要指标之一。按照国际医学期刊编辑委员会（ICMJE）的要求，作者署名必须具备四个条件，和中文署名要求一致（详见第三章）。这意味着单纯的实验室技术人员或仅提供患者信息或样本的临床医生一般不被纳入作者的范畴。

（二）作者排序

一般情况下，论著会有多位作者参与，所有署名作者都对论著的真实性与科学性负责，因此对每个署名都应慎重。作者署名的顺序应按对文章贡献的大小排列。

第一作者对课题研究和论著发表起重要作用，能够承担文章发表的相关责任。其他对研究有贡献的研究者可列为共同作者，共同作者按贡献的降序排列。通讯作者通常由团队领导或者导师承担，一般置于最后，但也可位于任何位置。期刊常在页脚中注明通讯作者姓名、单位和邮政编码及电子邮件地址等信息。

（三）作者单位

作者单位是作者完成工作时的单位名称和地址。列出地址的原则很简单，但经常出现错误。如果作者在出版前已迁往其他地址，则应在"原地址"脚注中注明新地址。

如果列出了两个或更多作者，且每个作者都在不同的机构中，则机构地址应与作者按相同的顺序排序。当一篇论文由来自多个机构的多位作者发表时，遵循投稿期刊的作者指南，在每个作者的姓名和地址上标上 1、2、3 或 a、b、c，使作者和地址相匹配。如果同名作者发表论文，只有当作者和地址被正确识别时，他们的论著才能在引文索引中被组合在一起。

（四）更换作者

作者在提交其手稿之前应仔细考虑作者名单和顺序，并在第一次提交时提供最终的作者名单。一般而言，投稿后不再进行作者的修改。如果有特殊情况，在期刊编辑批准的情况下，可以对作者名单中的作者进行添加、删除或重新排列。但必须提供编辑以下信息：①作者名单更改的原因；②所有作者同意添加、删除或重新排列的书面确认资料，如电子邮件、信函、签名等。③添加或删除的作者的确认。只有编辑确认信息可靠合理后，才会考虑在稿件被接收后添加、删除或重新排列作者。即使论著已经发布，编辑批准的任何更换也是可以得以更正的。

二、AMA 指南中署名要求

AMA Manual of Style 指南中关于署名的技巧较多，具体包括以下几个内容。

（一）作者署名位置

稿件提交时，所有作者的全名应包括在稿件中的标题页上。发表文章的署名通常出现在标题的正下方。对于有大量作者的文章（如超过 50 人），如果没有空间列出所有作者的姓名，也可能会列在文章的末尾。

（二）作者署名写法

作者在他所发表的论文中姓名的写法应保持一致，以便被文献计量数据库、搜索引擎和读者所识别。一些期刊和作者可能会将顺序"西化"，将姓氏放在最后。例如，如果作者的名字在传统上是张三，那么在西方期刊上可能会把他的名字写成 San Zhang。但对于那些选择按照作者的偏好来显示名字的期刊，可能会在署名中仍保留这些名字的传统写法，则仍为 Zhang San，这时姓氏可以用大写字母来区别于名字（如 ZHANG San），还有些期刊署名为姓氏和名字首字母，如果共同作者中有两个或更多的作者有相同的姓氏，除姓氏之外，他们的首字母是区分他们名字的重要信息。如果两个或多个作者具有相同的首字母和姓氏，则包括他们的全名和全姓。目前，一些期刊已开始要求由作者本人来选择自己署名的写法，使作者本身的选择成为其唯一的识别符，这样一来，能将姓名与其身份永久记录并联系起来。

（三）作者学历

不同期刊都有标识作者学位的政策。JAMA 网络期刊的政策要求每一位作者的名字后面都注明最高学位。如果作者拥有 2 个博士学位（例如，MD 和 PhD，MD 和 JD），则可以按照作者首选的顺序使用其中一个或两个学位。如果作者拥有博士学位，通常不注明同专业的硕士学位，但当硕士学位代表一个专业领域或与博士学位不同的领域（如 MD、MPH）时，则可例外。硕士以下的学位通常会被省略。

（四）多个作者和团体作者

1. 多个作者 当署名包含多个作者时，使用分号分隔作者的姓名。

> 示例：Melvin H. Freedman, MD; E. Fred Saunders, MD; Louise Jones, MD, PhD; Kurt Grant, RN
> John E. Ware Jr, PhD.

如果两个作者为共同第一作者，则需要注明。

> 示例：Author Contributions: Drs Li and Huang contributed equally to this work.

2. 一个团体的个人作者 当署名包含一个或多个人的名字时，特别是指定的个人有资格代表该团体时，则在团体名称前使用 for。

> 示例：William A. Tasman, MD; for the Laser ROP Study Group.

3. 个人作者和团体作者 当署名包含一个或多个人的名字和一个团体的名字时，如果个人和团体的所有成员都符合作者资格，则使用"和"。在这种情况下，小组的每个成员都必须符合作者资格。

> 示例：Debra L. Hanson, MS; Susan Y. Chu, PhD; Karen M. Farizo, MD; John W. Ward, MD; and
> the Adult and Adolescent Spectrum of HIV Disease Project Group.

4. 团体所有成员成为作者 如果该团体的每个成员都有资格成为作者，团体名称可以单独列在署名中。团体成员将在文章末尾单独列出，并确定为作者或合作者。

> 示例：Global Burden of Disease Pediatrics Collaboration.

（五）作者脚注

有的作者信息会以脚注的形式出现在论著的第一页，但并非所有期刊的脚注都会包括所有的这些内容，如单位信息、第一作者或某成员的信息、通讯作者联系信息。

（六）去世作者署名

在署名中，如果作者在一篇文章发表前已经去世，在作者的名字后面使用"死亡匕首"（†）的政策已经停止。如有需要，可将此信息列入文章结尾处的"附加信息"。

> 示例：Additional Information: Coauthor John Doe, MD, Died January 30, 2017.

（七）作者单位

所有作者都需要提供单位信息。

1. 单一作者且单一单位 如果只有一名作者和作者所属的单一机构，则使用单一作者和单位表示从属关系。

示例：James R. Keane, MD.

Author Affiliation: Department of Neurology, University of Southern California, Medical School, Los Angeles.

2. 单一作者但多种单位　如果一名作者隶属于多个机构或同一机构的不同部门，则使用上标编号。

示例：Pang-Kuo Lo[1,2], Xiaohui Liang[1], Liangfeng Han[1], Mary Jo Fackler[1], and Saraswati Sukumar[1].

1 Department of Oncology, Johns Hopkins University School of Medicine, Baltimore, MD, USA.

2 Department of Biological Sciences, University of South Carolina, Columbia, SC, USA.

3. 团队作者的从属关系　对于大型团体，团体名称的署名中，首选在文章末尾列出这些成员，并标记（或编码）为"作者"或"非作者合作者"。

示例：A complete list of the members of the Human Fetal Tissue Working Group appears at the end of this article.

第四节　英文论著的摘要

摘要（abstract）是对一篇文章主要内容的概括和总结。好的摘要能增加论著被检索和被引用的机会，对扩大研究成果影响力有重要作用。

一、摘要的类型

摘要分为结构化摘要和非结构化摘要两种类型。

（一）结构化摘要

结构化摘要要求明确标明 5 个基本的结构，即背景、目的、方法、结果和结论。有的杂志将背景和目的合二为一，仅保留目的。许多期刊限制摘要的字数，例如，JAMA 网络杂志摘要要求350 字左右。为简洁起见，摘要中可以使用短语而不是完整的句子。与非结构化摘要相比，结构化摘要的优点在于易于写作和方便阅读，表达更为准确、具体和完整，且容易被检索，便于同行评议，因此，更受读者和作者的青睐。

（二）非结构化摘要

有的杂志对结构化摘要进行了简化，非结构化的摘要无段落标题，但主要的内容不变，常用不超过 200 字来总结文章的目的、要点和结论。

二、摘要的内容

如前所述，摘要包含 5 个基本内容，即背景、目的、方法、结果和结论。具体而言：①背景（background），主要回答为什么要做。在摘要开头用一句或两句话解释研究问题的重要性。②目的（objective），主要回答研究目标是什么。重点描述研究目标或研究问题，如果提出了一个以上的目标，请重点说明主要目标，并列出关键的次要目标。③方法（methods），主要回答如何做，描述研究的基本设计，回答如何做的问题。JAMA 网络期刊的方法部分包括以下 3 个方面：方式、程序和参与者。方式包括样本的选择、分组、诊断标准和随访情况等；程序包括开展研究的单位、研究方法及持续的时间等；参与者包括研究对象患者的数目、选择过程和条件等。④结果

（results），主要回答发现了什么，即研究的主要发现（应给出确切的置信度和统计学显著性检验值）。除报告和量化研究的主要结果外，根据研究方法的不同，还需要提供基本人口特征、最终纳入和分析的样本等其他基本信息。⑤结论（conclusions），主要回答结论是什么。主要结论仅提供研究结果直接支持的结论，其他潜在的临床应用或推测的作用机制应适当简化。具有重要科学价值的阴性发现也同等重要。此外，对临床实践或卫生政策的影响，避免猜测或者过度概括。

三、摘要的写作技巧

（一）摘要写作主要范式

摘要应该是一个简洁的、独立的论著总结。一个典型的摘要为 150～350 个单词，最多 500 个单词。所以每个词都必须谨慎选择，同时确保摘要包含所有关键词，这将增加互联网搜索引擎的点击率。表 4-1 为一般英文摘要撰写的基本范式。

表 4-1　英文摘要撰写的基本范式

摘要内容	句子数目
背景	1
目的	1
方法	1～2
结果	2～3
结论	1～2

（二）摘要结果的写作

结果通常以具体数字呈现［如绝对数和（或）比率］。对于正态分布的数据使用均值和标准差描述，对于非正态分布的数据使用中位数、范围或四分位法描述。对于大多数研究，P 值增加绝对数或比率的表述，避免单独报告 P 值，因为 P 值无法传达重要的定量信息。报告相对风险（如相对风险、危险比）应该包括 CI。筛查和诊断试验的研究应报告敏感性、特异性和相似比。如果报告预测值或准确性，还应给出患病率或预测的可能性。所有随机临床试验应包括治疗分析和不良反应。所有调查都应包括应答率。仅根据研究结果给出结论和相关性。重视具有同等科学价值的阳性发现和阴性发现。在将结果用于临床之前，需要进行额外的研究。对于临床试验需要临床注册，并提供试验注册中心的名称、注册号和注册中心的网址。

（三）摘要英文的写作

摘要写作要考虑时态、语态和人称。英文论著撰写中，两种时态常见：即现在时和过去时，大部分甚至全部摘要都可以用过去时，但在介绍研究背景时，如果内容是不受时间影响的普遍事实，则应使用现在时。在方法描述时，可用被动语态，第一人称（"I"或"we"或"the author"）一般不建议使用。此外，在提及新颖的结果时，没有必要在摘要中使用诸如"new"、"novel"之类的短语。

四、AMA 指南中摘要要求

AMA Manual of Style 指南中指出：摘要应该是一篇论著的要点。最重要的是，摘要是独立的，独立于论文主体之外的重要部分。摘要是引导读者阅读的重要部分，在这个电子信息检索的时代，摘要是论文信息检索的主要依据，同时摘要也需要总结本文的主要观点，包括研究目的或重要性、研究设计和方法、初步结果和主要结论。

摘要写作过程中，其他具体要求包括：①查阅期刊的作者指南；在准备结构化摘要时，使用期刊的特定小标题。②摘要开头不要重复标题；不要在摘要正文中使用参考文献或使用网址；不要在摘要中引用图表。③摘要将在许多检索系统中搜索，摘要中要包括主要关键词。④要包括假设或研究的问题。⑤结果中应呈现具体的数据。⑥第一次提及药物时包括药物的活性部分。避免使用专有名称或制造商名称，除非它们对研究至关重要。⑦在第一次提到缩写时，要拼写出来，除非缩写出现多次，否则不要使用缩写。⑧如果提及同位素，在首次使用时拼写出元素名称，并在线条上提供同位素编号。⑨提供研究日期或研究日期范围以及文章中包含的其他数据。⑩对照文本、表格和图表中提供的数字验证摘要中提供的数字，以确保内容一致性。

第五节　英文论著的关键词

关键词是用来标识英文论著主题内容的单词或者术语，是未经规范处理的主题词，它对表达论著的主要内容具有实质性意义。关键词的作用是为了帮助读者理解论著的主要内容，便于读者查阅和检索系统检索文献。为了确保文章被正在寻找它的读者找到，最重要的事情就是在写好摘要和标题的基础上，确定适当的关键词。

一、关键词的选取原则

"关键词"是能反映论文的主要内容和具有检索意义的语词。关键词的选取需要利用已有的医学论文关键词表来选择适合自己论文的关键词。关键词的选取要符合逻辑性、精确性、规范性、专指性和全面性的原则。

二、关键词的确定方法

（一）关键词的抽取方法

从论文题目、摘要甚至可以在正文中抽取关键词，必要时选取隐藏在字里行间的重要概念为关键词。

（二）正确使用专业术语

在医学领域，大多数期刊和临床论文都推荐从美国国家医学图书馆的医学主题词集（MeSH）中提取的术语。MeSH 术语的使用有助于文献搜索并增加出版物的权重。在英文论文撰写过程中，对于关键词的确定可以根据 MeSH 词表规定，以及 MeSH 涉及的常见变体和同义词。注意：①有些通用的缩略语可直接用作关键词，如"DNA"可直接作为关键词。②生物学名词应抽取全称作关键词。③基因或基因型用英文斜体表示，蛋白质用英文正体表示。④重要实验技术可作为关键词，如免疫组织化学、RT-PCR 等。

（三）专注研究的主题

确保你选择的关键词不会太长，也不会太短。太短的关键词会使搜索变得不具体，而太长的关键词则很有可能在检索过程中被过滤掉，以致你的论文将会被排除在检索系统之外。当研究的主题较为常见时，建议使用长尾关键词，长尾关键词的特征是比较长，往往是 2～3 个词组成，甚至是短语。例如，如果是关于儿童糖尿病的研究，那么使用与你的研究相关的长尾关键词作为关键词可更专注于研究主题。在这种情况下，"血糖"或"胰岛素"过于宽泛，如果用这些常用词为关键词，你的论文或将丢失在与糖尿病相关的论文海洋中。

（四）遵循期刊指南

每个期刊在选择关键词时都有一定的规范。大多数期刊要求作者提供 5～8 个最合适的关键词，请务必遵循不同杂志的作者指南。有些杂志会提供关键词的在线搜索。此外，还有一些关键词规划器的软件，如 Google 的 keyword planner。尽管它不是针对科学或者医学的数据库的专门软件，但它们可以提供最容易被检测的和尚未考虑到的关键词的线索，从而为英文论著找到最佳关键词。

三、AMA 指南中关键词要求

AMA Manual of Style 的指南中关于关键词的要点有：①依据不同杂志的要求，关键词通常是3～10 个。②关键词代表论著中提出的关键主题。③关键词被用来进行分类、检索或帮助选择论文评审专家。④期刊为作者提供《出版术语》（*Glossary of Publishing Terms*）或关键词的在线搜索。《出版术语》为常见的术语，随着时间的推移和科学技术的进步，将出现新的术语或现有术语的新用法。

（梁晓晖）

第六节　英文论著的引言

医学科研论著正文书写一般采用 IMRAD 经典格式，即引言（introduction）、材料与方法（material and methods）、结果（results）、讨论（discussion）。引言是 IMRAD 的第一部分，其优劣直接影响着整篇论著的质量。

一、引言的意义

引言又称前言，是对论著的总体概述，也是连接作者与读者及编辑的第一道桥梁。简洁精练的引言可以很好地说明选题来源、研究的动机和原因、试图达到的目的；也是突出文章创新性、体现研究价值的重要内容；有利于引导读者了解文章的主要研究内容，为吸引读者产生兴趣、通读全文作出贡献。因此，写好引言至关重要。

二、引言的主要内容

根据中华人民共和国国家标准 GB/T 7713.2—2022 规定，"引言内容通常包含研究的背景、目的、理由，预期结果及其意义和价值"。引言的编写应做到：切合主题，言简意赅，突出重点、创新点，客观评价前人的研究，如实介绍作者自己的成果。美国医学会（AMA）编写的 *AMA Manual of Style—A Guide for Authors and Editors* 认为引言应该为文章提供背景、陈述研究目的、提出研究假设、阐述提出问题的依据，以及解决这个问题的必要性。具体可总结为以下 3 个方面：研究现状、研究目的和意义、简要研究方案。通过综述本研究领域的研究现状说明当前研究存在的矛盾或不足，提出本研究关注的问题，阐明研究目的和完成此项研究能带来的价值，也可简要地概括研究内容和结果，为读者提供简要研究方案，增加其阅读的兴趣。下面就研究目的和意义、研究现状、简要研究方案的书写要点展开说明。

（一）研究现状

研究现状是论著涉及领域的已有观点，是引言中非常重要的一部分，也是相对较难写的一部分。在撰写研究现状之前，需要确定研究主题，进而根据研究主题在 PubMed、Web of Science、Sci-hub 等网站上查找相关的文献。对于部分网站不能下载的全文，也可以通过 Email 向通讯作者索取资料。以此来收集研究领域的全部文献，更加有利于对既往研究进行全面综述，了解当前的研究现状。通过对文献的总结，可以了解到当前该领域已研究的内容，包括这些研究如何进行、研究的具体方向及深度如何、得出了什么结论、还有哪些问题尚未解决等。需要特别注意的是，这种对已有研究的综述应该密切联系所关注主题，应该极其简练、提纲挈领式地表达，而不是面面俱到，否则洋洋洒洒的背景资料可能把"引言"变成篇幅长、没有重点的"综述"。通过回顾现有的研究，总结出论著主题所涉领域已有的结果和结论，发现已有研究不同学派之间的矛盾、存在的欠缺和不足，从中提炼出有价值的研究方向从而提出假设，一方面可以说明假设的来源，通过引证文献有理有据地说明假设的可行性；另一方面通过综述前人的研究成果，不仅有利于筛选出已有研究的缺陷或不足，提出假设，还有利于规避重复研究，阐明假设的新颖性和创新性，突出研究的价值。

1. 研究背景　在撰写研究背景时，作者可以先从宏观的角度论述论著涉及的研究领域，再通过参考文献对宏观主题中该论著关注的有关研究进行回顾，进一步将话题引入到论著研究的微观领域，然后通过对关注主题已有研究的综述和思考，发现该研究领域的缺陷、不足等。

2. 研究进展和问题　在关注的领域里，当前的进展如何？存在哪些欠缺、不足或者矛盾点？作者可以从什么地方加以突破？在简述当前研究背景引入研究主题之后，明确地把问题提出来，并综述有关研究，发现当前争论或未解决以及新引入的问题是引言最重要，也是读者最关注的内容。

（二）研究目的和意义

1. 研究目的　要明确回答为什么进行这项研究，最后能达到的具体目的，解决什么问题，也可称作研究目标，通常放在引言末段的第一句。在书写研究目的时，应该运用简洁精练、准确明了的语言具体地写出来，不可笼统地表述，以免让读者抓不到主题。研究目的可以是解决该研究领域被忽略的问题，或者是弥补当前研究的不足，也可以是发现更好的治疗方式，还可以是革新技术，或是预测某疾病的发病率、死亡率、生存率等。

2. 研究意义　是指解决此项问题能带来的现实意义，一般放在引言末段的最后一句，包括社会意义、科学意义，均是为了让读者理解为什么进行此项研究。如社会意义方面，可以是"为社会减轻负担"、"降低疾病的患病率"等；科学意义方面可以具体到某个理论或某个技术的科学价值，如"某理论可能成为某疾病病因的重要补充"等。

3. 简要研究思路　在提出前述当前研究存在的问题和不足的基础上，提出问题、陈述研究目的，简要叙述解决这些问题的思路、设想和方法等也是许多研究性文章引言中会提到的内容。简述实验设计、方法等可以让读者简要了解整个研究的整体思路，并对具体的研究方案产生阅读的兴趣，这一部分的准确表述可使整个研究有理有据、富有逻辑性和可行性。

二、引言写作注意事项

（一）篇幅要合理

篇幅不能太长，太长会导致读者觉得乏味，缺少仔细阅读的兴趣，太短可能会导致背景交代不清楚、现状综述不够系统，不利于研究的提出。一般控制在400~600个词之间为宜，可分为2~4段。

（二）语言既要言简意赅，也要突出重点

引言写作应当注重简洁，在书写时避免和摘要、材料与方法、结果、讨论部分的内容重复。对于公众熟知的原理和知识避免一一赘述，而对于读者不熟悉或者不知道的知识应该加以解释，如细菌的名称、特殊小鼠、技术、算法等，避免读者因为对部分名词或者缩写不理解而降低阅读的兴趣。

（三）正确引证文献

回顾前人工作时，没必要把涉及的文献都引用，这样会让读者觉得烦琐，尽可能地引用具有

代表性和权威的文献。在引用文献时，应该仔细阅读，认真理解和总结，抓住前人研究的重点，而不是盲目地堆叠。也不可照搬别人的文字，避免"抄袭"。

（四）须尊重科学，实事求是

审慎评价已有研究，不可忽略已有的重要研究成果，而拔高自己的研究；不应不加甄别地直接引用二次文献的结果，应该从原始文献中核实具体研究结果与结论；对被引用的文献应尊重作者研究的整体结果与结论，避免断章取义，错误引用原作者的部分数据与结果，而带来对原文献结论的扭曲。

第七节　英文论著的材料与方法

"材料与方法"旨在详细描述实验方法，提供研究的关键细节，以便其他研究人员能准确再现实验结果。这一部分主要是通过描述这个研究中包括哪些研究对象、哪些操作及实验处理、使用什么样的实验设备和材料，对相关实验数据使用了哪些统计学处理等，用以告知阅读者研究是如何进行的。它主要阐述了研究对象及研究所用材料、研究方法、统计分析方法等相关细节。

相对于论文的其他部分内容，许多人往往误认为这部分较为简单，未能给予相应的重视，一般在文中表述较为简单，未展示出这个研究的关键实验条件。导致审稿人及读者对该研究的可靠性产生怀疑，影响其发表和其他研究者重复该研究。然而这部分内容看似简单，却是整个研究中需要被规范阐述的内容，以保证该研究论文的质量。

一、意义和重要性

在开始撰写论文前，研究者往往需要阅读大量的文献，以便于完成课题的设计、确定最优实验方案，为最后撰写论文收集相关材料。那么在查阅文献时，哪些情况下材料和方法部分会被读者重点关注呢？简要举例如下。

当有研究报道联合血清中的几种生物标志物可对某种疾病实现精准筛选和诊断，读者及审稿人在判断这些内容是否可信之前，往往会根据这个研究中表述的材料和方法，判断这个研究的相应条件，并产生以下判断：这个研究的实验设计合理吗？研究对象的纳入和排除标准有详细表述及可靠依据吗？应用的统计学方法是否合适？在这个条件下得出的结果和结论能够应用到临床诊断中吗？因此，文章的"材料与方法"中是否提供了足够的信息以便于其他研究者认可或重复这些研究结果对于论文的发表至关重要。

上述例子可以形象地说明该部分对于研究内容具有不可替代的作用。所以，要想写好材料与方法需要把握以下要点：①在文中相关研究的条件及资料充分，可证实该研究的创造性、客观性、严谨性、科学性和先进性，并能够保证该研究结果的可信性及结论的可靠性。②利于其他研究者重复该研究，以验证该研究的可重复性，能够利用该研究所提供的方法和材料进行更加深入的研究。

综上所述，在进行"材料与方法"部分写作时需要认真对待，不可因为未能充分展示而导致该文章的可信性被相关审稿人质疑，进而影响论文发表。

二、写作要求

科研论文的材料与方法部分是严谨的研究过程展示，目前多数期刊要求学术论文采用 STAR 规范来撰写这一部分，即行文有条理、研究方法及数据透明、可查询且易于理解、采用科学报告形式。由于学术论文中"材料与方法"内容信息量很大，为避免这部分的撰写在全文中的占比过大，并充分展示研究的科学性和客观性，需要注意以下原则。

（一）语言详略得当

在进行该部分写作时，要求语言简练，在避免不必要描述的同时，尽可能表述关键的信息，即向读者呈现的材料与方法必须进行明确且简洁的描述。因此，在材料与方法部分的写作时可以通过引用一篇经典的方法学文献或所用试剂盒的使用说明，来避免对常规技术细节的描述，同时突出说明实验优化条件的关键信息，以保证实验结果的可重复性。

（二）科学性

材料与方法是反映一项科学研究的研究设计和论证过程的重要体现，任何实验条件上的变化都有可能对相关实验结果及结论带来非常大的变化。因此在写作中要忠实于原有研究的实际操作，不可实验时做一套，写作时参考其他文献的方法另写一套，不可有意或无意地省略会影响实验结果的关键步骤与技术参数。坚持以科学的态度，经过科学严谨的描述，准确地提供该实验进行时的关键实验处理环节，以向读者呈现最为真实的实验条件，保证结果和结论的可靠性。如有知识产权或保密需求的技术，可在文中说明或提前申请有关专利。保留所有原始实验方法的记录备查。

（三）规范性

"材料与方法"部分规范性表现在文体结构的格式化和语言表述的规范化。不同期刊会对此部分在文中的位置进行规定，有些在前言与结果的中间，有些在讨论之后。通常需要按照研究设计的逻辑设置小节和标题。需要对研究中的技术方案进行归纳总结，不可直接罗列实验步骤。文字描述避免口语化或主观性。大多期刊会对专业术语以及图、表、公式、符号等有统一的规定，务必在写作之前先了解目标期刊的要求。

三、写　作　内　容

（一）人群研究

1. 研究对象与研究设计　人群研究的设计应遵守随机、对照、盲法、重复等原则，需要描述包括人群来源、抽样与分组、研究对象纳入与排除标准、研究对象的一般情况、医学伦理审查声明及受试者是否同意参加，以及何种类型的同意声明、流行病学调查资料收集等信息，尽量客观地表达该研究的实际特征。在人群研究中抽样与分组是体现随机原则的关键，因此对这一部分的表述直接影响了研究结果的科学性。抽样的描述应包括抽样的目标人群、抽样方法和偏倚的控制措施等。在分组中最常出现的问题是随机化原则的误用，必须尊重客观性和充分性原则，实事求是地充分描述分组的具体方法，而不是用"随机分组"的表述一笔带过。在研究对照的描述中，应注意对照人群的来源、对照的性质（比如标准对照、安慰剂对照等，交叉对照和自身对照需说明避免试验因素的滞后影响等方法）、是否满足伦理的要求、与实验组是否匹配及匹配条件、均衡性等。人群研究的盲法有单盲、双盲、三盲等，应根据实际研究过程进行盲法的说明，以评估研究的客观性。重复的原则主要体现在样本量，应描述样本量的计算依据、应答率、失访原因及代表性分析等。

2. 实验方法　人群研究常涉及应用研究对象的样本（如血清和尿液）进行有关指标的检测，为保证指标的可比性和重现性，需要具体描述研究使用的实验方法，包括样本采集与储存条件、样本前处理方法、指标分析的重要实验环节与关键参数，以及研究过程中应用的相关仪器型号、运行条件与环境因素等。

3. 统计分析

（1）统计描述：需根据数据类型选择恰当的统计量进行描述，通常需包括集中趋势和离散趋势两个方面。一般对称分布如正态分布，采用均数±标准差表示，而偏态分布通常使用中位数和四分位数间距。必要时需根据统计分析需求作数据转换。对于随访或生存资料，通常存在结尾数据，需对这些资料的处理进行说明。

（2）统计推断：显著性检验是很多研究统计推断的重要内容，但是显著性检验方法的选择应注意其数据类型和适用条件，避免误用。如计量资料采用方差分析，计数资料应采用卡方检验，如无法判断数据分布特征时需采用非参数检验方法；有匹配资料时应首选匹配设计的显著性检验方法，多组间的均数比较不宜用 T 检验的多次比较。显著性水准是作者容易忽略的问题。通常期刊会以 $\alpha=0.05$ 作为显著性水准，但根据研究实际内容，这一标准也可调整，这时就要交代清楚。此外，单侧检验还是双侧检验的情况也要予以明确。部分研究涉及参数估计，应注意点估计和区间估计的正确表述。

关联分析是人群研究中常用的统计推断类型。但是很多作者对关联分析的描述存在不足。应描述变量间相关性的方法选择和相关关系程度，对各指标的赋值规则也要给予说明。

此外，由于组学研究的广泛应用，高通量数据的统计分析在论文中经常成为问题的"重灾区"。由于不同组学数据特征差异较大，选择合适的统计分析策略是这一部分描述的重点。其统计描述和统计推断都与传统统计分析方法有着质的区别，尤其要考虑数据的冗余和多重比较的检验水准的校准问题。

（二）基础研究

1. 研究对象　医学实验研究通常可分为动物实验和细胞实验（*in vivo* and *in vitro*）。其中动物实验一般需要陈述以下方面：动物品系、来源、性别、体重、周龄、健康状况、营养水平、微生物学质量等级、实验环境与饲养条件（如照明方式、温度、湿度、噪声、饲养密度等）、有无实验动物质量合格证和实验动物许可证，且动物数量应符合 3R 原则。

细胞实验一般需要陈述细胞供体所属物种、组织来源、细胞系鉴定结果、细胞保存及培养条件、实验环境等，对于需要特殊条件的细胞，如添加生长因子、3D 培养等，需要明确常规处理之外的具体措施，并对所用仪器设备及实验试剂的来源进行说明，以保证研究的重现性。

2. 实验方法　主要是介绍该部分使用的实验技术，通常根据实验应用的不同技术与检测指标分为多个小节，每小节的标题应清楚说明该方法的目标；亦有多种研究方法合并总结在某一小节之下，这时的章节小标题应能够涵盖这组方法的主旨。通常各方法的撰写顺序是根据时间或逻辑顺序来呈现的，并与后续"结果"等部分的描述顺序一致。

对于动物实验，通常需要描述实验随机分组和编号标记方法，说明实验处理细节，包括给药方式、给药剂量、给药周期、动物观测指标与方法、动物处死方法、取材与样本处理及分析方法。所有对动物实验的处理方式要有单独清楚的交代，符合相关法规标准且得到动物伦理委员会认可。以肿瘤学动物实验为例，动物福利及伦理考虑的人道终点要求：肿瘤负荷不应超过动物正常体重的 5%，治疗性研究中不应超过 10%。后者对 25g 小鼠相当于直径 17mm 的肿瘤，对 250g 大鼠相当于直径 35mm 的肿瘤。现在研究性论文普遍接受的小鼠肿瘤负荷的人道终点直径为 15mm。

对于细胞实验，材料的具体信息往往对研究结果影响较大，因此通常需要明确试剂的名称、纯度、浓度、剂量、配制方法、给药方式，如有必要，还需标明 CAS 号、出厂批次等。对实验方法的描述可按照实验顺序，简洁说明实验操作的步骤、检测指标、所用设备及型号、数据的获得途径、注意事项等。通常期刊对细胞实验的重现性有较高要求，需要列出重复实验的次数。

3. 统计学分析　实验类研究的统计分析除遵循人群研究部分提出的统计分析写作原则外，由于实验对象的可控性，基于实验设计的不同而采用的统计分析方法有所不同。常用的实验分析方法包括 T 检验、方差分析、重复测量方差分析、协方差分析、多重比较检验、非参数和存活分析等，有效的统计分析可以帮助提高决策，减少实验动物等的使用量。不要把常规的统计分析方法一股脑地堆砌在文中，要注意适当性原则，只有实验中用到的统计分析方法才需要指出，要说明在何处用了哪种方法。还要给出统计分析软件的名称、版本号等信息。

在检验水准的描述中，一般采用 $P>0.05$、$P<0.05$ 和 $P<0.01$ 3 种表达方式即可满足需要，

对 P 值小于检验水准（一般为 0.05）的情况，可描述为"差异有统计学意义"。

四、写作注意事项

（一）研究相关资质

在科研实施过程中，无论实验对象是人还是动物方面的研究，均需要提供伦理学批准证明，且临床试验一般需要提供注册信息及研究对象的知情同意。在"材料与方法"部分可单独列出一段如 Ethical consideration，并给予详细的描述，也可在对实验对象及实验设计时进行表述。

（二）时态和语法

"材料与方法"部分是我们过去进行的实验设计和研究手段，因此该部分通常采用过去式和被动语态进行相关表述，这样的书写方式可以突出此部分的主体是实验对象，过去式表示发生在过去进行的实验，采用被动语态描述则会显得客观。

（三）合理安排篇幅

对于进行初次写作及投稿的研究者，通常会产生一个困惑：以何种篇幅进行"材料与方法"部分的表述。作者方面想详细精确地描述实验过程和材料，但许多杂志会对文章的字数做出要求。因此，在进行这部分写作时需要语言精练、不能赘述。如何确保篇幅成为众多写作者的疑问。关于这个问题作者需要重点考虑以下几个要点。

1. 该实验方法及材料是否为通用且较为经典的方法　如果是的话，则无须特别详细地写出具体的细节，尤其是操作上的细节。但如果并不是常见且经典的研究方法和操作，那么应该对该部分进行详细的表述以突出研究方法的创新性，同时也方便其他研究者按照此详细表述重复该研究。

如 ELISA 实验是一种较为经典且通用的免疫学实验，通常情况下按照官方说明书进行实验操作即可进行该实验，则无须详细叙述该实验的操作流程。

2. 这部分"材料与方法"是否关键、是否会对实验的结果或结论产生实质性的影响　例如，细胞系是最为常见的研究对象，一般只需要简要介绍细胞系的名称、培养条件及来源即可，但如果该研究中需要用到特殊来源或处理的细胞系时，作者还需要介绍选择或者构建这些细胞系的具体细节。

3. 根据所选择投稿期刊的要求对"材料与方法"部分进行表述　一方面，几乎所有期刊自身会对该部分的表述有自己的编纂要求；另一方面，每个期刊会针对不同的读者群体、关注的侧重点不同，进而对该部分的要求会有相应的差异。

4. 根据整篇文章要求字数及篇幅要求灵活进行调整。

（四）重视经典方法的引用

大多数情况下实验研究所使用的方法均为通用且被大家公认，因此这些方法往往在许多期刊的论文中已经验证过，那么引用这些公认方法的相关表述是最为高效的方法，进而对优化内容进行相应描述即可。

（刘　舟）

第八节　英文论著的结果

研究结果（result）是一篇医学论著的核心部分，主要是对研究工作中的发现，进行有序组织、总结、分析、统计处理数据及科学归纳后，以文字描述、图、表格等形式进行客观、准确展示，通过结果部分的撰写回答前言中提出的科学问题。

一、意 义

研究结果是论著中对科学假设及主要观点提供支撑作用的基础资料，也是一篇科学论著的核心部分。研究结果部分既是作者对研究设计目的或提出问题的直接回答，也是在下文中开展逻辑推理、深入讨论、得出结论的科学依据。研究结果撰写中，观点明确、思路清晰、论证充分、衔接恰当，不仅可使读者充分感受到研究设计和内容的严谨性、合理性，研究结论的可信性，而且能够充分体现研究成果的价值。反之，粗糙、毫无逻辑的写作会使研究成果的学术价值大打折扣。因此，研究结果部分的撰写显得尤为重要。

二、撰写的原则

研究结果是科研论著的核心部分，最能体现论著的学术水平和理论与实用价值，在英文科研论著结果写作中有 3 个原则。

（一）逻辑清晰

在结果部分，需要围绕论著拟解决的中心科学问题，有条理、有层次地依次阐述。研究的结果往往不是单个的，由多个小的实验或试验结果组成。因此，得到实验数据，经过统计分析后，作者需要展开如下思考：①针对引言提及的研究目的或科学问题，在结果部分拟分几个方面来展开回答？②每个方面小的科学问题的回答，需要哪些研究结果的支持？③如何对研究结果进行清楚、简洁的描述？④得到的研究结果与其他研究者报道的一致性及差异，能否合理解释？⑤目前已有的实验结果还有哪些方面不足？

（二）客观描述

对研究中的实验或观察到的结果要客观地评价，实事求是、准确、翔实地描述结果。研究结果必须是真实的，不能伪造和篡改；同时也需要提供实验中获得的全面的分析结果，不能隐瞒或遗漏某些重要结果；对于缺失的数据，应作解释。

在清楚地思考过上述问题后，厘清结果部分的逻辑，方可做到撰写中有的放矢，将结果部分客观、准确、全面地呈现给读者。

（三）合理运用标题

为了使读者阅读论著时更加清晰，在结果写作时可根据每部分具体的内容，言简意赅地列出标题（title）或分级标题（subtitle）。部分期刊的"作者须知"中明确要求依次列出结果标题，读者在阅读论著时，通过快速浏览结果标题，即可迅速了解研究的实验结果及文字内容。

下面以一篇题名为 "Esophageal Cancer-Derived Extracellular Vesicle miR-21-5p Contributes to EMT of ESCC Cells by Disorganizing Macrophage Polarization" [Cancers (Basel), 2021, 13(16): 4122.] 的医学学术论著为例来展示结果部分小标题如何撰写。作者将研究的结果分为六部分展示，每部分根据结果的主要内容设立小标题。结果 2.1 中，作者首先发现肿瘤来源的外泌体 miR-21-5p 的表达上调与食管鳞状细胞癌的进展相关；继而在结果 2.2～2.4 中利用体外共培养体系发现食管癌细胞分泌的外泌体 miR-21-5p 可被佛波酯处理的巨噬细胞摄取，外泌体 miR-21-5p 通过 PTEN/PI3K/AKT/STAT6 轴激活 M2 型巨噬细胞的极化；最后在结果 2.5～2.6 中发现外泌体 miR-21-5p 引起的上述改变可能通过 TGF-β 信号通路导致食管癌细胞上皮间质转化。结果小标题重点突出，逻辑清楚，读者通过浏览结果标题，即可对研究的设计思路及主要结果有个清晰的了解。

三、写作内容和形式

研究结果的内容，可根据设计的不同，分为基于人群研究的"临床疗效"、"手术结果"等，以及基于动物或细胞基础研究的"实验结果"。一般而言，结果在论著撰写时，有 3 种常见的表达形式：文字描述、插图和表格，下面就这 3 种表现形式写作时的适用情况及写作要点分别说明。

（一）文字描述

论著结果写作时，并不是所有的发现及数据都用图表展示，还需要以简洁、清楚的文字对数据加以描述和说明。

1. 文字描述的适用情况

（1）结果中数据较少而简单时，可以进行的同类观测比较不多，可以直接用文字表述，不必用图表。如 " Herein, based on the OPLS-DA analysis, 294 lipids with VIP $\geq$ 1 were selected and further confirmed by a student's t test ($P<0.05$)."，参见文献 [Toxicol Res (Camb). 2021, 15; 10(4): 706-718.]。

（2）结果的因素单一，与其他研究结果无法联系或没有太大关系时，以文字描述为主。如 "All three PFOS (0.001-0.1mmol/L) induced concentration-dependent effects on the worm's reproduction, with a reduction in brood size by 20.12 to 40.36%."，参见文献 [Environ Sci Pollut Res Int. 2021, 28(2): 1443-1453.]。

（3）以形态观察特征为主的发现，不适用于表格表达，一般以文字描述为主，辅以形态学图片。如 "In the present intratracheal instillation experiment, we found that, compared with normal rat lung tissue, the alveolar capillaries of rats treated with IO-NPs were dilated and congested, part of alveolar walls were slightly damaged and a large number of particles were accumulated in the alveolar walls (Figure 2)."，参见文献 [J Appl Toxicol. 2020, 40(12): 1636-1646.]。

2. 文字描述的写作要点　文字是论著结果展示的基本方式，不可缺少，需要用恰当、准确的文字，简明扼要地把结果表达清楚，在写作时注意文字的表达与图表的表达不要重复。

（1）厘清段落主题，要点式叙述：针对每个段落需要展示的多个结果，按照主要到次要，厘清写作顺序及主次，随后按照"总-分"或者"总-分-总"的写作逻辑进行要点式叙述。每一段落开题需要有一个主题句，说明本段的主要目的及结果。

（2）清晰地介绍研究对象：除了在实验方法中，在结果部分也有必要对研究中参与者或者研究对象的特征进行详细介绍。当研究中涉及多个组别，应当阐明研究个体是随机分组的，具有可比性。当进行各研究组之间的比较时，应当说明分组之间的差异，以及差异是否对结果的准确性和可信性产生影响。对于基础实验，应当在讨论中说明使用不同性别、品系的动物或细胞株是否具有代表性及可能带来的影响。描述研究对象时，为避免原始名称的冗长，可使用英文或数字编号等，应注意首次在论著中出现时予以说明。

（3）简洁、全面描述主要结果：对于研究中观察或检测到的主要结果，应进行简洁描述。而对于实验中出现的与预期不符的结果，也应当描述出来，这样的结果也会给读者提供真实的信息，并由此展开思考或避免不必要的重复。

（4）有效区别结果和数据：结果和数据并不是等同的。数据是在研究中通过观察或检测得到的实际发现，通常是数字，如直接观察到的患病例数、频数等某个事件出现的次数；或者经过计算总结得到的如百分比、均数和标准差等。结果则主要是阐述不同组别或处理得到数据的意义，如研究对象的分组及去向（结局或随访情况）、不同处理引起数据的变化（增加、减少、倍数比较）、因素与结局之间有无关联、结果的统计学意义、不良反应等。

（二）插图

文字和图形相结合是结果展示的常见形式。图形是研究结果形象化的表达方式，可将观察到的形态改变或观测到的原始数据的变化趋势以生动、直接和简明的方式展现出来。读者在阅读一篇论著时，大多在看完题目、摘要部分，会直接浏览结果小标题和对应图片，继而选择自己感兴趣的部分进行详尽阅读。合理地利用图形来展示自己的研究结果会给论著加分，增加读者的阅读兴趣，很多高水平期刊发表论著的结果图片也高人一筹，值得学习。图形展示的目的是更加简明、准确、直观地展示结果，同时也应具有"自明性"，与相应的文字内容高度相关，相互描述。

图形展示的注意事项如下。

1. 对于某些既可以用文字又可以用图形展示的数据，应尽量使用图，辅以文字描述，图片应当具有"自明性"，使读者不用参考正文文字也能理解图和表的内容。例如，图 4-1 是一篇论著 [Onco Targets Ther, 2018, 11: 639-649.] 中的生存曲线，简要明晰地展示了 96 例食管鳞状细胞癌病人组织 ROR 表达和生存之间的关系，并辅以相应的文字描述主要的结果。

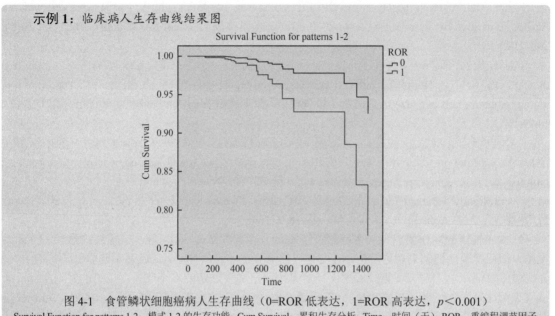

示例 1：临床病人生存曲线结果图

图 4-1　食管鳞状细胞癌病人生存曲线（0=ROR 低表达，1=ROR 高表达，$p < 0.001$）
Survival Function for patterns 1-2：模式 1-2 的生存功能；Cum Survival：累积生存分析；Time：时间（天）；ROR，重编程调节因子

2. 英文期刊中常见的图片格式有 EPS、PDF、JPG 和 TIFF 等，不同期刊对图片数量的要求不同，部分杂志会限制图的数量；期刊对于图片的质量也有具体要求，如彩图灰度图、位图线条图等图片分辨率分别不低于 300dpi 和 1000dpi。

3. 对于要进行图片展示的结果应进行初步筛选，理清主次，在同一图片中展示的多个结果，应当进行合理安排；对于结果不同部分的图必须相互联系，图片的顺序应当形成连贯的逻辑链条，以支撑文章的结论，如从大体形态到分子机制。例如，一篇英文论著 [Cancers (Basel), 2021, 13(16): 4122.] 图 4-2 中共包含六部分，首先图 4-2A 使用流程图对从 EC109 细胞中提取外泌体的步骤进行简单介绍，图 4-2B～F 展示的结果则支持了小标题：由 ESCC 细胞分泌的 EVs-miR-21-5p 被 PMA 处理的巨噬细胞吸收。同时，在结果的文字描述部分，分为 3 个小段落依次对图 4-2 的结果进行阐释。

4. 每个图片都需要有标题和简单的说明。图片标题应当言简意赅，相应配以简洁精练的文字说明，使图片易读易懂。如示例图 4-1 下方，提供了图片标题"食管鳞状细胞癌患者生存曲线"，同时对缩略词及参数进行了相应的说明。

5. 图片的展示　应当根据结果的类型选择合适的形式，如形态学图片或者数据经统计分析后制作的柱形图、散点图、折线图、饼图等。如示例图 4-2 中既有扫描电镜和共聚焦显微镜拍摄的形态学图片，也有 Western blot 的蛋白条带图和柱状图。

示例2：基础实验结果

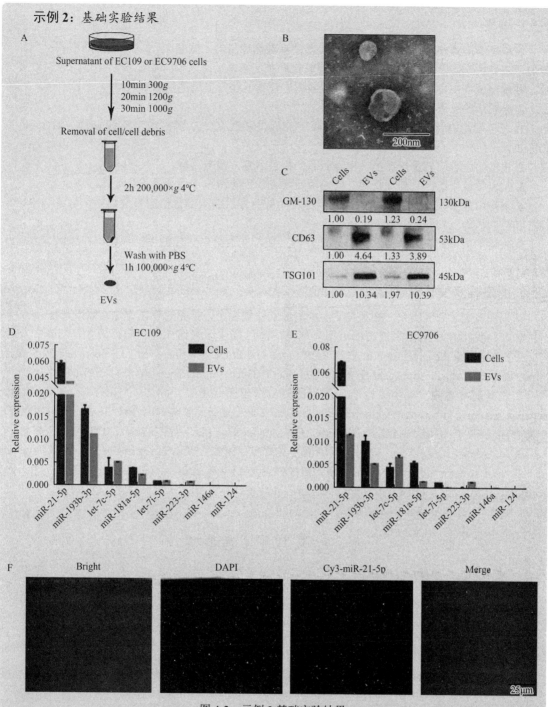

图4-2 示例2基础实验结果

A. 从 EC109 细胞上清分离外泌体示意图；B. 透射电子显微镜下外泌体的形态（标尺，200nm）；C. 蛋白印迹分析外泌体标志物（CD63 和 TSG-101）和一种外泌体中未发现的蛋白质 GM-130。通过 q-RT-PCR 在 EC109 细胞（D）和 EC9706 细胞（E）中检测巨噬细胞极化相关的 miRNA；F. 使用共聚焦显微镜观察经 PMA 处理的巨噬细胞对 Cy3 标记的外泌体 miR-21-5p 的摄取。比例尺：25μm.

EVs: 胞外囊泡, Supernatant: 上清；Removal: 移除；Cell debris: 细胞碎片；Cells: 细胞；Wash: 清洗；PBS: 磷酸盐缓冲溶液；Relative expression: 相对表达；Bright: 明场；DAPI: 4,6-二脒基-2-苯基吲哚；Merge: 合并

（三）表格

表格能够清晰地展示研究中获得的大量精确数据或资料。表格应当以可编辑的形式提交，一般展示在相关结果文字内容附近，或者以单独页在文章最后或者附件中出现。在使用表格时要谨慎，并确保表格中显示的数据不会与本文或图形等其他地方描述的结果重复。

表格展示的注意事项如下。

1. 表格应当有标题和表序。表格的顺序应当按照在文中出现的顺序连续编号，如 Table 1、Table 2。

2. 表格的内容应当重点突出、内容简练、栏目清楚、数据正确。

3. 制表须使用统计学制表原则，即使用三线表，删除斜线、多余竖线和边线。

4. 表格中的参数应标明量和单位的符号。如果所有栏或大部分栏的单位相同，可将该单位标注在相应的栏内。

5. 表格中的缩略词和符号必须与正文中的一致；在表格中出现的缩略词也可在表格下方以注释的形式加以说明。

（四）图表在正文中的提出

运用图表展示研究结果，必须在文字中对应的位置提出，常见的写作方法有以下几种。

1. 开门见山地在论著中直接提出图表名称，随后描述图表结果的内容。例如，"Table 3 and Figure 2 show that the expression level of ROR in the two ESCC cell lines was 10.8 times and 29.5 times higher than the normal esophageal epithelial cell line." [Onco Targets Ther, 2018, 11: 639-649?]。

2. 先概况描述图表的主要内容，再用圆括号引出图或者表。例如，"There was a significant negative relationship between Actinobacteria abundance and periphera blood WBC (Figure 6A, $P<0.05$), RBC (Figure 6B, $P<0.05$), and Hgb (Figure 6C, $P<0.05$) levels." [Sci Total Environ. 2020, 705: 135879.]。

3. 用短语引出图或者表，随后再对应描述其内容。例如，"As shown in Fig. 7B, an orthogonal partial least squares discrimination analysis (OPLS-DA) was constructed using the first principal component and the second orthogonal component (R2X = 0.378, R2Y = 0.947, Q2 (cum) = 0.771, R2 = 0.844)." [Sci Total Environ. 2020, 705: 135879.]。

四、结果写作注意事项

（一）英文研究结果的写作语态

一般在研究结果的描述时，使用过去式时态；在实验结果进行比较或者以图或者表格为主语时，则使用现在时态；对研究结果进行说明或由其得出一般性推论时，多用现在时。

（二）关于副作用和阴性结果的报道

对于研究中发现的某些药物或治疗的副作用，或者是实验中观察到的阴性结果，均应当进行客观说明，这也是研究中的重要部分。

（三）对于临床试验中脱落、退出和失访的报道

临床试验中由于受试者的依从性不同，会出现脱落（drop out）、退出（withdrawal）和失访（loss to follow up）情况，一般需要在结果中对脱落、退出和失访受试者的例数、比例、原因以及对本次研究结果产生的影响进行简要阐述。

（四）数字写作规范

1. 小于 10 的数字用单词表示，大于、等于 10 的数字用阿拉伯数字表示。如 "The top five

relative abundances in the EC group were Klebsiella (7.22%), Bacteroides (5.97%), Streptococcus (5.59%), Bifidobacterium (4.96%), and Sub-doligranulum (4.60%).", "In this study, we recruited 23 patients who were first diagnosed with EC and 23 healthy individuals for 16S rRNA gene sequencing analysis of gut microbiota."〔文献（Microb Pathog. 2021, 150: 104709.）〕。

2. 人数用阿拉伯数字表示更为简洁明了，但近似值用单词表示较为恰当。如"A total of 60 participants were recruited in this study, including 30 BLWs and 30 healthy controls."。

3. 百分比、带单位的特殊数字，通常用阿拉伯数字。如"The mobile phase was composed of 0.1% formic acid in water (A) and acetonitrile (B)."。

4. 句首不用阿拉伯数字，句末要尽量避免使用阿拉伯数字。如"Two milliliters of peripheral blood was collected in tubes containing ethylenediaminetetraacetic acid from each subject."。

5. 在数字及其单位之间有一个空格。如"Cell viability was evaluated by measuring the absorbance at 450 nm using a microplate reader."。

第九节　英文论著的讨论与结论

讨论（discussion）是一篇医学科研论著在完成前言、材料和方法、结果撰写后的核心环节，主要回答该研究的意义，一般占到论著主体篇幅的 1/3～1/2。讨论是作者基于已有研究发现和结果、结合最新理论基础及相关领域进展的文献报道，对某些特定的学术问题展开思考，并得出研究结论（conclusion）的过程。

一、意　　义

讨论是论文的精髓所在，合理的讨论有助于进一步提炼和升华研究意义和价值。讨论撰写前，作者应当理清思路，考虑如下几个问题：研究的主要发现及意义何在；结果与预期是否一致；是否能够解释所有结果；研究的创新点和局限性是什么。总之，讨论是审稿专家和读者重点关注的内容，通过阅读讨论，读者可以了解到该论著研究成果的理论意义、在相关领域的实际应用价值以及对其他领域是否有借鉴意义。因此，讨论的质量，对于一篇论著至关重要。

二、写　作　要　求

讨论主要是对研究结果的解释和推断，提出自己的观点，提供证据，并说明结果对观点是否支持。讨论撰写时，需要论点明确，论据充分，做到每个观点都有证据支持。

（一）创新性

讨论应当围绕主要的研究结果展开，观点明确，分清主次，层层递进，着重突出研究的创新性。

（二）前瞻性

讨论中，除将当前研究结果与前期研究进行比较外，还应当针对目前未解决的科学问题及未来发展方向进行展望。

（三）有限推论

讨论中依据结果及文献报道的证据，可进行有限范围内的论证推理、论证观点。例如，对研究的科学意义和实际应用，做到实事求是，并适当有据地。

三、写　作　内　容

讨论部分的写作内容根据研究发现的不同，主要围绕以下几点展开。

（一）回答前言提出的问题，总结主要发现

讨论部分的核心内容是基于研究结果，提炼主要发现，分析和论证研究中提出的问题。在撰写时以结果为切入点，主次分明，有条理地总结论著的主要研究结果，特别是要对新的发现、尚未有文献报道的内容展开讨论，包括可能的机制、推广或应用的潜在价值。示例参见文献［Cancers (Basel). 2019, 11(4): 518.］。

（二）本研究与其他研究结果的比较

医学科学研究大多都是基于前期的研究基础，对新的科学问题展开探索，在讨论部分需要与其他已有的相关研究工作进行比较，厘清本研究与其他研究结果的异同，展开讨论。当研究结果与预期相符，有较多一致报道时，可适当引用相关文献进行讨论，为研究结论提供支持。当研究假设与结果存在差异，或者研究发现与已有研究报道不一致或相悖时，也应当公正客观、实事求是，分析可能的原因。示例参见文献［Cancers (Basel), 2021, 13(16): 4122.］。

（三）分析研究的意义和价值

对研究主要结果讨论后，应当对本研究的意义及价值进行说明，如基础研究解决了什么科学问题、有无转化应用前景，临床研究对于临床疾病诊治、预后等的效果及影响。这部分即研究结果的重要性，也是研究创新性和意义的直接说明。示例参见文献［Cancers (Basel). 2019, 11(4): 518.］。

（四）分析研究存在的局限性，提出未来研究的方向

医学科学问题由于其复杂性，一个科学问题可能有多种解释，往往一篇医学科研论著主要聚焦解决一个主要问题，这同时留下或者带来更多未解决的科学问题。此外，由于当前科技水平等客观条件的限制，也会导致目前的研究存在一些局限性。在讨论部分，需要客观地讨论当前研究的不足之处，以及后续研究的方向。示例参见文献［Ecotoxicol Environ Saf. 2021, 207: 111490.］。

（五）合理得出研究结论，总结点题

结论（conclusion）作为一篇论著的结束部分，是整个研究的归结所在。结论中一般阐述研究结果说明的问题及揭示的原理（理论价值）、创新点及潜在实际应用价值、与前人结果研究的比较（如异同、改进之处）、存在的问题及对未来研究方向的展望等。作者可根据研究结果的具体情况设定结论的内容。

结论写作时，需要注意以下两点。

1. 紧扣中心，准确客观地总结论著中的创新内容。

2. 撰写时措辞严谨，具体明确，切忌模棱两可。如 "Our results indicate a positive feedback mechanism between M2 macrophage polarization and EMT of esophageal cancer cells in the TME via shuttling of tumor-derived EVs miR-21-5p." 示例参见文献［Cancers (Basel), 2021, 13(16): 4122.］。

四、注意事项

在讨论部分应注意以下几点。

（一）避免重复

讨论中需要注意避免对引言和结果的简单重复，这也是讨论部分撰写中常常存在的问题。虽然讨论需要援引前言提出的问题和研究结果，但并不是简单地重复或呈现。应对结果做概括性和总结性的描述，并进一步从深度和广度上展开讨论。

（二）避免层次不清

讨论撰写中需避免泛化地讨论，形散神散，抓不住重点。应做到紧扣主题，以研究中最主要的发现和关键结果为中心，有主有次，层次分明，多角度展开深入讨论。通过归纳、类比等方法，将重点内容阐述清楚，突显研究结论的创新性。

（三）避免夸大研究结果的重要性

讨论中每一个结论都需要有研究数据的支持，同时，任何研究都有其局限性，因此在讨论中，要避免夸大研究结果的重要性，也要避免无根据的推测。

（四）避免引用文献不足或不相关

由于作者对引用相关文献的必要性认识不足或者没有查到全部相关文献，就会出现讨论中的文献不足或无法支撑其研究结果等问题。而对参考文献需要仔细阅读，选择与讨论内容直接相关的部分进行引用，避免出现无关或无效引用。

第十节　英文论著的致谢

论著的致谢（acknowledgment）部分不仅是道义上的感激，也是尊重他人贡献的表示。科研工作的顺利开展和完成离不开个人或机构在技术上的帮助，也离不开科学基金项目、机构或个人等的基金资助。对于没有在署名中体现，但对研究确有贡献者，可以"致谢"的形式列出。

一、致谢部分的意义和重要性

致谢具有表达感谢和区分知识产权两个功能，因此属于尊重知识产权的学术道德行为。致谢中可以对作者以外的个人或机构等提供的帮助和支持给予说明，能够界定知识产权，分清作者与非作者对研究成果的贡献。致谢部分并不是所有医学期刊强制必须提供的部分，可根据作者的意愿选择。然而，在大多数医学期刊论著的正文部分之后，参考文献之前或者之后，均提供了"致谢"（acknowledgment）栏目。通过致谢表达作者对他人劳动成果的肯定，以及对资助和赞助机构或个人的感谢。

此外，对于受到国家、省部级等科学基金项目资助的科研项目，要求在相关成果发表时标注资助单位及资助项目号，这不仅是对资助单位的真诚致谢，也是给资助单位的一个工作进展的汇报。

二、写作内容

（一）致谢的对象

致谢的对象通常是曾经对本项目研究工作有实质性帮助的个人或者团体，应明确指出。个人包括对研究设计及实施过程等环节给予建议或技术支持、或提供经济赞助的国内外个人，如×××教授、×××研究员、×××博士等。团体对象则包括国家和集体单位。国家单位如中国国家自科学基金委，各省、市的科学基金委等，集体单位包括×××大学、×××研究院等。

（二）致谢的内容和范围

在致谢中，应具体列出相关团体或个人对本研究项目给予的帮助与贡献，主要包括以下几个方面：①仕研究设计、实施、方案调整及工作总结中提供指导和建议的人。②为本研究的完成提供仪器、设备、测试或相关实验材料等的人或单位。③协助完成试验、实验研究工作或部分研究内容的个人或单位。④为研究数据的分析、论著的撰写、审阅等工作提供帮助或建议的人。⑤提供科研资金资助的国家部门、集体单位或个人，明确列出受资助的项目名称及项目编号（grant number)。⑥论著如果通过审稿，最终接受发表，还可加上对期刊编辑（editor）和匿名审稿人（reviewer）的感谢。

三、致谢撰写的注意事项

1. 论著完成前，应当征得被致谢者的同意，得到其对致谢内容、措辞等的认可　因为致谢某人可能暗指他们赞同论著的观点或结论，论著发表前征询致谢对象的同意可避免论著公开发表后出现误会。

2. 致谢应当实事求是，言辞恳切　列出被致谢者的贡献，其中包括提供仪器、设备或相关实验材料，协助实验工作开展，提供有益研究设计和实验实施的建议、指导、论著审阅等帮助，如"提供某个病毒质粒或转基因小鼠"、"技术指导"、"数据统计分析"、"现场调查"等。

3. 感谢本研究工作开展的资助、协议或奖学金等基金帮助，大多数医学期刊需要附注资助项目号、基金编号。

感谢基金资助可表示为"This work was supported by grants from the ..."。

4. 对于完成分内工作的技术人员、绘图员、打字员等，不必在致谢中一一列出。

5. 医学科研论著致谢部分应当避免出现作者家人、朋友、子女等。

6. 在语言表述方面　一般常用"We thank ..."" We would like to thank ..."或者"The authors thank ..."等，避免使用"wish"。如"The authors are grateful to the Huai'an First People's Hospital and the Affiliated Zhongda Hospital, Medical School of Southeast University for providing the research population."。参见文献〔Cancers (Basel), 2021, 13(16): 4122.〕。

四、常见基金的标注方式

致谢中在感谢项目经济资助来源时，需要规范地列出基金来源机构，常用的中国资助机构（单位）的英文名称举例如下：

> National Natural Science Foundation of China，中国国家自然科学基金
> Major State Basic Research Development Program of China（"973 Program"），国家重点基础研究发展规划项目——"973 项目"
> National High Technology Research and Development Program of China (863 Program)，国家高技术研究发展计划资助项目——"863 计划"
> National Key Research and Development Program of China，国家重点研发计划
> Chinese Academy of Science，中国科学院

目前很多期刊投稿系统中，需要确认是否在论著中对基金资助单位或机构进行致谢，同时需要提供受资助项目名称和编号。

论著投稿系统中需确认对受资助项目的致谢，如：

> **Funding acknowledgement**
> Please confirm that you have acknowledged all organizations that funded your research, and provided grant numbers where appropriate. Please also provide the grant title where appropriate.

项目基金资助致谢举例，如"This work was supported by National Natural Science Foundation of China grants (81573108, 81573191, and 81172747), New Century Excellent Talents in University from Ministry of Education (NCET-13-0124)"。示例参见文献〔Onco Targets Ther, 2018, 11: 639-649.〕。

除了在论著中对支持科研项目的经济资助来源进行致谢，在期刊投稿系统中，也需要对基金项目等资助信息（funding information）进行填写，包括项目来源名称（funder's name，通过

下拉菜单选择系统中已有机构或者直接输入）、项目号（award number）以及受资助者的姓名（recipient，通常列在论著作者中，可通过下拉选择）。

最后，对于研究工作没有接受经济资助的，部分期刊也要求在论著最后进行说明。

> 例如：If no funding has been provided for the research, please include the following sentence:
> This research did not receive any specific grant from funding agencies in the public, commercial, or not-for-profit sectors.

第十一节　英文论著的参考文献

参考文献（reference）是指论著中列出的在研究工作中和论著撰写中参考过的图书期刊等的目录，为科学研究提供数据背景支持和依据，是学术论著的重要组成部分。学术论文的撰写过程中，常常需要引用其他学者的理论、观点或研究发现。原则上，不属于自己原创的内容都要列出出处，一方面是尊重他人的研究成果，避免抄袭和剽窃的嫌疑；另一方面，也为自己的研究提供充分的论据，突出原创内容。

一、意　义

论著的参考文献能够向读者提供论著中某些观点、方法等的来源和相关信息的出处，在一定程度上反映了作者的科学态度和求实精神，同时也表明作者对他人研究成果的尊重、肯定。同时，通过参考文献及相关内容的展示，便于读者了解论著研究的起点和基础。此外，列出参考文献，可以精练文字，节约篇幅，增加论著的信息量，便于读者和审阅专家阅读过程中查阅原始资料，以实现资源信息共享和科学技术进步。

二、文献引用的原则

（一）必要性

引用参考文献的条目数量应当根据论著类型和期刊投稿须知而定。论著写作时参考文献的选择主要从 3 个方面入手：①与论著主题直接密切相关的；②与论著材料、前言、方法、结果和讨论等部分直接相关的；③对论著的观点、论据、图表和数据等起引证、支撑、驳论作用的。需要选择合适的参考文献，当同一观点有多篇参考文献时可精选有代表性的文献，不必列出所有文献。

（二）正确性

引用的参考文献，必须是作者亲自阅读过对论著的研究工作有密切关系的文献，如对论著方法、结果和讨论等有较大帮助。切忌从他人文章中直接转用参考文献而不亲自阅读，避免错误引用；切忌学术论著确实引用了他人的文献而不明确著录，发生"漏引"。引用参考文献应当以已经正式公开发表的原著为主，未公开发表的论著及资料、译文、文摘、内部刊物等均不宜作为参考文献引用。

（三）合理性

尽量引用来源于科学性期刊、专著书籍、论文集等正式发表的专业性文章。引用文献必须合乎逻辑，"引之有理"，尤其要注意对作者已发表文章的自引和对目标期刊文献的引用，避免"为引用而引用"。

（四）时效性

引用的参考文献最好是近几年发表的较新的研究成果，能反映相关领域的前沿研究进展，医学研究论著一般最好是以近 5 年发表的文献为主。参考文献的时效性，可以反映作者对该学科或专业领域发展动态了解的广度和深度。一般来说，近期文献引用比例高，也侧面反映了作者研究论据和内容的新颖性。但是，对于一些本领域的经典文献，不论年代，均应列入"参考文献"。

三、写作格式

论著稿件中，参考文献一般位于最后，参考文献的格式具体要求应当根据期刊的不同要求有所不同，作者应当在投稿前认真阅读期刊投稿指南，检查参考文献格式是否符合期刊要求。目前生物医学及医学领域的论文参考文献的引用格式主要包括两种：温哥华模式（Vancouver style）和哈佛模式（Harvard style），不同的期刊，具体的引用格式要求可能略有不同。

（一）温哥华模式

温哥华模式也称为顺序号列录系统（alphabet-number system），是 1978 年国际医学期刊编辑委员会（International Committee of Medical Journal Editors，ICMJE）制订的向生物医学类刊物投稿的稿件格式要求《生物医学期刊投稿的统一要求》（Uniform Requirements for Manuscripts Submitted to Biomedical Journals）。2013 年修订时更名为《学术研究实施与报告和医学期刊编辑与发表的推荐规范》（Recommendations for the Conduct, Reporting, Editing and Publication of Scholarly Work in Medical Journals）。目前我国及世界上大多数国家的科技期刊都采用温哥华格式著录参考文献。温哥华格式也是我国国家标准文献《信息与文献 参考文献著录规则》（GB/T 7714—2015）中推荐的两种著录格式之一，即顺序编码制。温哥华模式中，作者可以按照引文首次出现的顺序对其编号，已经标注过的文献在后文中重复出现时编号保持不变，编号通常以数字上标或者在括号内以阿拉伯数字的形式在正文出现。参考文献列表中，参考文献根据出现的顺序，以括号加阿拉伯数字的形式排列。

（二）哈佛模式

哈佛模式也称为姓名年代列录系统（name and year system），源于 1981 年，在英国和澳大利亚等国家运用得较多。哈佛模式中，对于文内引用，需要在文中引用位置后的括号内列出文献作者的名字和出版年份。如果文本中已经给出了原作者的姓名，则括号中只需要列出出版年份即可。如果作者是两位或三位时，则需要列出所有作者的姓氏（如 Hooper and Gordon，2001）；当有多位作者时，通常会给出第一作者的姓氏，然后加上"et al."（如 Feng et al.，2018）。参考文献列表中，参考文献按照作者的字母顺序列出。如果同一个作者有多个文献，则按照日期先后顺序排列；如果作品是在同一年，则按照标题的字母顺序排列，并且在文内引用括号内用字母标注（a, b, c）。

此处主要对较为常用的期刊类参考文献的温哥华模式和哈佛模式引用的格式要求进行了介绍，对于撰写中可能参考的著作、学位论文和网络期刊等文献，也有相应的格式要求，作者可根据需要学习相应内容。

四、常用文献管理软件介绍

随着信息技术的飞速发展，各种数字化参考文献信息量急剧增长，文献的管理可以帮助学者高效地阅读和管理文献。参考文献管理工具是科技工作者用于管理文献，即记录、组织、调阅引用文献的计算机程序。一般具有建立目录、搜索、排序、查重、标记、标签等功能，在医学科研论著的撰写中，也能实现写作过程中参考文献的自动调用和插入。使用文献管理工具能够显著减少作者工作量和出错的概率，而且在论著修改过程中随时插入或删除引用时，文献管理软件可自动对参考文献进行重新编号。此外，稿件被拒需要改投其他期刊时，文献管理软件也可便捷地实现对参考文献格式的更改。

常用的文献管理工具有 NoteExpress、EndNote、Mendeley、RefWorks, Reference Manager 及 Biblioscape 等。其中，目前使用最广泛的国外文献管理软件是 EndNote，国产软件是 NoteExpress。

（一）EndNote 文献管理软件

EndNote 由 Thomson Corporation 下属的 Thomson Research Soft 开发的旗舰型文献管理系统，是 SCI（Thomson Scientific 公司）的官方软件，同时适用于 Windows 和 Mac 系统环境，在科研人员中应用最为广泛。EndNote 内置的搜索引擎提供了互联网上 1700 多种数据库的接口，包括 Web of Science、PubMed 和 Ovid 等国内外医学常用数据库，只要点击在线搜索选项（Online search），选择相应的数据库，就可以进行在线搜索。新版的 EndNote 20 进行了全新的优化，界面简单，搜索方便，增加了多页面浏览功能，支持用户在同一图书馆中同时开启多任务进程，而且无论是在整理编辑文献信息，或是在不同文献组中浏览分析，都可轻松切换。新版的 EndNote 支持国际期刊的参考文献格式有 7348 种，也可以自定义期刊引用格式。在论著撰写插入引文时，一般可在 Word 工具栏 EndNote 插件 Style 选项中选择备选期刊名称或者其缩写，随后插入相应文献，即可实现符合目的期刊要求的文献插入。如果在 EndNote 插件 Style 选项中找不到目标期刊的引文格式，可以登录 EndNote 参考文献格式下载，通过在关键词（keyword）选项中输入期刊的名称，检索（search）后获得期刊的最新参考文献格式，点击下载（download）检索期刊的 .ens 文件，复制到电脑中 EndNote 安装文件的 Styles 文件夹中，即可在 Word 中插入目标期刊的文献格式。

（二）NoteExpress 文献管理软件

NoteExpress 是国内软件公司开发的一款专业级别的文献检索与管理系统，具备与其余文献管理软件的数据交换能力，目前的版本对中文、英文的文献都有很好的兼容性，而且 NoteExpress 是国产软件，软件界面为中文，简洁明了，更加符合国人的使用习惯。NoteExpress 可从数以千计的国内外电子图书馆和文献数据库（如万方、维普、期刊网、Elsevier ScienceDirect、ACS、OCLC、WOS、EI、美国国会图书馆等）中检索，下载文献书目信息，主要功能有题录采集、题录管理、题录使用及添加笔记等。NoteExpress 支持 Word 和 Latex，在论著写作时可以随时引用保存的文献题录，可按照国际通行惯例、国家制定的各种规范以及期刊要求的规范（可由用户自己编辑规则），在正文中的指定位置添加相应的参考文献注释或说明，进而根据文中所添加的注释，按照一定的输出格式（可由用户自己选择），自动生成所使用的参考文献、资料或书目的索引，添加到作者所指定的位置（通常是章节末尾或者文末），同时自动生成符合要求的参考文献索引。软件内置超过 5000 种国内外期刊和学位论文的格式定义，具有多国语言模板功能，可以自动根据所引用参考文献语言的不同差异化输出。

（孙蓉丽）

思　考　题

1. 英文论著题目的基本要求是什么？撰写英文论著的标题有哪些注意事项？
2. 英文论著摘要包括哪些基本内容？撰写时有什么技巧？
3. 英文论著作者和作者单位如何正确署名？
4. 英文论著引言的基本结构是什么？
5. 英文论著的材料与方法的写作要求是什么？
6. 英文论著的材料与方法应表述的研究内容包括哪些方面？
7. 请参照本章中英文论著结果和讨论的撰写要点，结合自己的实际，如正在参加的科研训练计划项目或课题研究等，思考如何在英文论著中展示自己的研究发现，列出结果标题及讨论的撰写提纲。

8. 请参考本章中致谢的撰写要点，思考自己待撰写的英文研究论文中，致谢部分需表示感谢的对象、范围和内容。

9. 请选择 20 篇自己感兴趣的文献，使用 EndNote 或 NoteExpress 等文献管理软件，分别以温哥华模式和哈佛模式，在论文中插入参考文献。

第五章　医学文献综述的撰写

PPT

第一节　医学文献综述的概念及作用

一、医学文献综述的概念

医学文献综述（medical literature review，简称综述）是针对医学领域的某一专题研究或学术问题，在广泛搜集和阅读国内外大量原始文献的基础上，对该研究领域的历史背景、研究现状、前景展望、争论焦点、存在的问题及可能的原因等内容进行系统整理、综合分析、归纳评述并提出自己见解和研究思路的一种学术论文。它反映了当前某个研究领域或重要专题的新动态、新趋势、新突破及新观点等，方便研究人员在短时间内了解该领域的重要研究动态、研究方向及创新等信息，对进一步开展教学、科研和实践具有很好的指导作用。

文献综述中"综"的含义即归纳"百家"之言，对文献博观约取，综合分析与整理；"述"即通过阅读文献，对文献作者的不同观点进行相应的介绍、甄别和评论。文献综述的最终目的并不是单纯罗列事实，而是通过辨别消化相关资料，把分散在各篇文献中的论点论据进行分析凝练，对文献进行综合评述。一篇高质量的文献综述，最重要的是对相关研究进行系统总结、全面分析、科学评述并能合理预测和把握未来的研究趋势，为新课题、新研究的确立提供强有力的支持、论证和指引。随着医学文献数量以及人们对医学证据需求的日益增加，综述性文章的作用更显重要。

综述及述评等属于三次文献。国内外医学期刊，大多数都设有综述或述评专栏，或有专门的综述期刊。一般一篇综述篇幅约为4000字，参考文献15篇以上。

二、医学文献综述的作用

（一）有利于节约科研工作者的时间和精力

科学技术的发展日新月异，每天都有大量的医学文献产生，科技人员没有可能，也无必要全部阅读这些文献。通过阅读文献综述，就能够在较短的时间内快速了解某一专题或学术领域的发展现状、焦点问题和未来趋势，显著提高科研人员的工作效率。

（二）有利于知识传播和应用

综述具有信息高度浓缩、知识密集的特点，除服务某一领域的专业人员外，对于科研管理人员、图书情报人员和社会大众在科技管理、知识传播、科学普及等方面也可提供参考和帮助。

（三）有利于实现研究领域新突破

科研工作者通过阅读综述可以纵观某课题、某领域的发展沿革、现状；掌握国内外不同学派、研究单位、研究方法之间的异同和争论分歧的焦点。通过引文分析，追根溯源就有可能发现未来发展趋势及前景，找到新的突破口和未来着力点，为科研选题、科研评价提供有力帮助。

（四）有利于指导实践提高业务水平

科研工作者通过撰写文献综述可以及时归纳、总结、分析、共享创新性研究成果和经验，指导实践，推动工作，更好地服务国家重大需要和保障人民生命健康。例如利用 PubMed 的临床查询（clinical queries）检索策略，可以帮助临床医生快速查找某种疾病治疗、诊断、病因或预后的综述文献。

第二节　综述的类型及特点

一、综述的类型

（一）按利用程度划分

1. 概要性综述　对某一学术领域原始文献的论点、结果、结论和不足进行概要性介绍，将文献中有价值的信息整理归纳后呈现给读者，不掺杂综述人的个人观点。

2. 归纳性综述　将收集的文献资料整理、分析、归纳，并按一定顺序或主线进行分类介绍，反映某一领域当前的研究进展，很少掺杂综述人自己的见解和观点。

3. 评述性综述　亦称述评，是在概要性综述基础上对文献进行系统归纳、综合分析后综述人撰写的能够反映当前研究领域最新进展和发展前景的评述性论文。评述性综述在学术积累的深度、学术视野的广度、学术水平的高度、论文撰写的难度上一般要超过其他几类综述。综述人一般是某一学科领域学术水平较高、造诣较深的专家。

（二）按内容及特点划分

1. 成就性综述　专门介绍某一领域、某一项目（课题）的新成就、新技术及新突破。对当前和未来的工作有一定的指导性、引领性和实用性。

2. 动态性综述　对某专（课）题按照年代和学科学术演进的脉络，由远及近着重介绍各时期标志性、突破性的学术事件和学术成果，通过归纳分析，以反映研究工作的进展和未来的研究方向。该类综述难点在于准确划分学术发展阶段，准确把握和评述每个阶段代表性成果。

3. 争鸣性综述　对某研究领域或课题存在的各种学术观点，进行分类、归纳和总结，按观点的不同分别叙述。要求综述人能够准确客观地理解原始文献的事实和观点，以供读者鉴别判断，少用慎用综述人自己的判断和分析。争鸣性综述有助于探索科学真理，弥合学术分歧，达成学术共识，促进学术繁荣。

（三）按时空范围划分

1. 纵向综述　按时间流线对学术进程展开叙述，可揭示综述主题的发展过程和速度。

2. 横向综述　按照主题、地区、国家等对学术发展进行叙述，有利于在同一水平上进行对比。

（四）按服务对象划分

1. 决策性综述　提出决策的依据与预期取得的效果，以供有关部门决策参考。

2. 研究性综述　读者主要是科研人员，因专业性强，不需要对一般或通识性的基本概念、原理、技术等进行介绍。

3. 普及性综述　供普通读者或公众了解某一领域、某一专（课）题的发展概况及前景，应简明介绍课题的一般概念、现状和可能的发展趋势。

二、综述的特点

（一）新颖性

一般要求引用近5年国内外学术水平高、富有新颖性和独创性的原始文献，文献数量必要而充分。

（二）综合性

纵向上既要以某一领域或专题的历史发展和学术演进为主线，反映该领域或专题当前进展，横向上又要开展不同研究机构和国内外研究进展评述。因此，综述素材丰富、信息全面，能反映该领域或专题的发展趋势并预测其发展方向。

（三）浓缩性

用高度概括、简明准确的语言概括一定时期内大量代表性、经典性原始文献的主要内容，使读者阅读一篇综述就能基本了解某一领域或专题全貌。

（四）评述性

对某一领域或专题的评述要全面、系统、客观、准确，反映作者的观点和学术思想。

第三节　综述的结构及格式

一、综述的整体结构

综述的格式与一般研究性论文的格式有所不同。研究性论文注重研究方法和结果及讨论，而文献综述要求向读者介绍与主题有关的事实、动态、进展、评述及展望。文献综述一般包含以下部分：①题目；②作者及单位名称；③摘要；④关键词；⑤引言；⑥主体；⑦结语；⑧参考文献。

二、综述各部分写作要求

（一）题目

题目是以最恰当、最简明的词语反映综述中最重要的特定内容的逻辑组合。题目应画龙点睛地概括综述的最主要内容，应具体、切题、简明、新颖、引人注目，中文文题字数一般不超过25个字，英文以10个实词以内为宜，文题中间不用标点，题末不用句号，尽可能不设副标题。根据综述"时效性"的特点，建议在文题主要内容后加上"……研究现状""……研究进展""……研究现状及展望""……再评价"等。题目中避免使用非通识的缩写语和有多种解释的缩略语、特殊符号、上下角标和公式等。

（二）作者及单位名称

1. 作者及署名　作者只限于选定综述主题和制订综述工作方案、直接参加全部或主要部分撰写工作、能对内容负责且同意综述公开发表的人，署名应按作者实际贡献大小依次排列。为便于期刊编辑人员或读者联系，可以指定通讯作者。多位作者署名之间应用逗号隔开，不同工作单位的作者署名应在各自姓名右上角加标注。作者署名列于综述题目的下一行。作者应署真名、全名，不用笔名、网名等。

2. 完成单位　安排在作者署名的下一行。相同工作单位的作者，其姓名右上角作相同标注；通讯作者及并列作者后还需要用特别的脚注符号进行标注说明。作者的单位名称依次包括单位规范名称全称和科室名、省（区、市）、邮政编码等。如有多个完成单位，则在不同的单位名称前标记与作者姓名右上角标注序号相应的顺序号，每个完整的单位名称之间一般需用分号隔开。

（三）中图法分类号、摘要、关键词

1. 中图法分类号　中文出版物一般采用《中国图书馆分类法》（第5版）对综述主题的学科或专业进行分类，目的是增加文献检索途径和便于读者建立个人资料库。综述是否需要标注中图法分类号或其他分类号，视投稿期刊的具体要求而定。

2. 中、英文摘要　摘要是全文的缩影，是以提供综述内容梗概为目的，不加评论和补充解释，简明、确切地记叙综述重要内容和关键信息的短文，应能独立使用。摘要可以让读者尽快了解综述的主要内容，以补充题目信息的不足，也为科技情报人员和计算机检索文献提供方便。

中文摘要一般使用第三人称撰写。表述应准确、简洁、清楚，一般为 300 字左右。使用标准术语，尽量不用非通用缩写名词和特殊符号。英文摘要须准确规范翻译，避免表述错误。

综述是否需要撰写中、英文摘要，并无统一要求，应根据投稿期刊的具体要求而定。

3. 关键词 是为了方便文献标引工作，从综述中选取出来用以表示全文主题内容信息的词、词组或术语。一般选取能表达其全文主题内容信息的 3～8 个关键词。关键词由主题词和自由词组成。参照《汉语主题词表》或美国国立医学图书馆编制的《医学主题词表》（Medical Subject Headings，MeSH）选择主题词。自由词是尚未收入主题词表中的未规范化的词或词组，使用自由词是为了补充关键词个数的不足或更好地表达论文的主题内容。关键词间用分号隔开。关键词不用化学分子式、英文缩略词或句子等。

（四）正文

1. 引言 应准确、清楚且简洁地指出综述所探讨问题的本质、范围、目的和意义。简述综述所涉领域或专题的历史背景、原始文献来源和起止时间、研究现状和发展动态，以及综述这一领域或专题的目的、价值及实际意义，并简要介绍领域或专题涉及的有关概念和定义，对于有争议的研究专题，要简述争议的核心问题和当前概况，帮助读者更方便地阅读论文，了解综述的背景和意义。对一般基础知识或通识性概念，在引言中不必赘述，引言要围绕主题，繁简适度，重点突出。

2. 主体 是综述最重要的部分，是体现综述科技价值和学术水平的核心部分，通过提出问题、分析问题、解决问题，反映作者的学术见解。综述主体部分的写作虽无固定统一的模式，但要求层次清楚，节、段安排符合逻辑，符合读者的认识和思维规律。主体部分可按题目内涵及其内在逻辑关系来设计内容框架，即把分散的原始文献中的不同观点加以归纳整理，融会贯通，找出之间可能的内在联系列出撰写提纲，可根据需要紧扣论文主题设置各级标题，围绕论点，归纳分析，严谨论证。阐述应突出主题、层次分明、结构合理、论证有据、互相连贯、前后呼应。

（1）主体的内容：主体部分是综述的"躯干"，主要包括论点、论据和论证。论点就是综述提出的具体科学问题，论据就是综述所引用的各种原始文献和科学事实，论证就是依据丰富可靠的论据，通过理论分析和逻辑推理，得出符合逻辑、有价值的科学推断。论证时不仅要系统比较同一观点文献的研究见解，更需要比较不同学术观点文献对同一问题的不同看法及其理论依据，进一步阐明不同观点的差异性和作者的观点。主体部分要求内容充实，论据充分，论证有力，主题明确。一般情况下主体内容应介绍和评述综述主题的历史发展、研究现状、主要学术观点和学术争议，预测学术发展趋势或新的突破方向，为后续研究提供借鉴。

（2）主体的写法：综述的写作分为纵向写法、横向写法、交叉写法 3 种，但无论哪种写法，都需要必要而充分的高质量原始文献支撑。

1）纵向写法：围绕某领域或专题，按时间先后或专题本身发展层次，对其历史沿革、目前状况、趋势预测作纵向描述，从而勾画出某一专题的演进和发展轨迹。纵向写法要脉络分明，即对某一专题在各个阶段的发展动态做扼要描述，如已经解决了哪些问题，取得了什么成果，还存在哪些问题，今后发展趋向如何？对于空间跨度大，科研成果多的领域或专题，撰写时要抓住标志性、创造性、突破性的成果作详细介绍，而适当压缩或略去那些众所周知的事实，做到详略得当。

2）横向写法：对某一领域或专题的国内外研究现状、各学派观点、各种方法和各种成果等异同点进行甄别介绍。通过横向对比，全面了解不同研究机构、研究方法及成果的优劣、异同和国内外研究水平差距，借鉴国内外各研究机构、研究方法和成果的经验，取长补短，提出领域或专题发展趋势与突破方向。

3）交叉写法：在一篇综述中，灵活使用纵向与横向写法。如采用纵向写法描述其历史发展，以横向写法进行现状分析。通过"纵""横"结合，有利于全面系统地认识某一领域或专题相关问题，作出较为客观的动向预测，指引后续研究。

无论是纵向写法、横向写法，还是交叉写法，都要注意观点与文献资料的统一，搜集的原始文献要典型、新颖、充分，质量要高。做到分析透彻，评述客观，实事求是。撰写时层次分明，条理清楚，简练生动，逻辑性强，论述的顺序、层次要符合思维规律，避免简单、杂乱地堆凑资料。

3. 结语　是综述内容最终的、总体的结论，应是有理论或应用价值的科学结论和恰如其分的自我评价，而不是主体中各部分小结的合并重复。结语要简要归纳主体最重要的内容，提出自己的评论性意见，指出未来研究动向和展望。结语应该准确、完整、明确、精练，要突出综述所得到的创新性结论，通常控制在 200 字以内。

（五）参考文献

参考文献是作者在写作过程中借鉴引用过、对本文有启发的文献，一般著录在综述的末尾。

1. 意义　参考文献是综述的重要组成部分，参考文献的合理利用可以帮助读者深入了解文献原始来源，追溯研究源头，也是对原著作者劳动的尊重。

2. 数量　撰写一篇综述至少需要阅读近 100 篇或更多的相关文献，其中需要精读重要文献 50 篇左右。文后著录参考文献的数量必要而充分，根据期刊的要求而定。

3. 质量　一般以最近 5 年内的国内外高水平文献为主，根据综述主题选择新颖性、标志性、突破性、典型性的参考文献。所引用的文献必须是作者亲自阅读的、最有价值的原著，避免"滚雪球式"的"参照文献"。尽可能引用已公开出版且便于读者查找获得的文献。

4. 著录格式　学术期刊等中文出版物上参考文献引用和著录格式应严格按照《信息与文献　参考文献著录规则》（GB/T 7714—2015）要求和投稿期刊具体规定执行。国外学术期刊参考文献引用和著录格式应按照学术共同体的惯例及投稿期刊具体要求而定。

第四节　医学文献综述的撰写

一、撰写的基本要求

（一）选题新颖

选题应围绕国内外学术前沿、国家重大需要和卫生健康领域的重大问题，应重点介绍国内外新思想、新观点、新方法、新技术、新工艺、新成果、新动态等。

（二）内容丰富

根据研究目的精心制订文献检索策略，选择国内外权威文献数据库，获取质量较高、数量充足、典型新颖的原始文献。撰写综述时，既要概括和评述某一领域或专题研究现状和进展，还要抓住问题的本质，着重阐述事物客观发展的规律和指出未来的发展趋势。

（三）主题鲜明

综述应主题鲜明和逻辑清晰。综述应始终紧紧围绕主题展开，精心构思。综述各部分只能有一个中心，每个中心要紧扣综述主题，并互相连贯，前后呼应，层次分明，脉络清晰，合乎逻辑。

（四）表达规范

综述中涉及的图、表、数学/物理/化学式、计量单位、符号/缩略词、文献引用/著录、标点符号等应严格执行国家标准或学术共同体的惯例和投稿期刊的具体要求。力求表达规范、文字通顺、语言简练。

二、撰 写 步 骤

（一）选题

选题应体现科学性、新颖性、重要性、应用性原则，应避免或简单重复他人已发表的文献综述。综述选题一般来源于所从事的专业领域、专长项目、已进行或正在开展的研究工作，已经具有一定的经验和工作基础；或者对某一专题已积累了大量的文献资料，能够提出新的突破性观点；或者甄别和总结同行间尚存争议的学术问题；或从事的研究领域近年有重大突破或进展，需深入探讨，有必要介绍给读者；或新发现的病种，新的诊断方法、治疗手段，新药应用于临床，尚无统一的标准或结论性共识，亟须归纳整理；或医疗卫生实践中急需解决的课题；或多学科交叉融合中的新动态等。鼓励面向世界科技前沿、面向经济主战场、面向国家重大需求、面向人民生命健康开展选题。

（二）文献检索

文献检索是撰写综述的基础性工作，文献种类繁多，常见的有科技图书期刊、报纸、报告、专利文献、会议、学位论文、产品资料、技术档案等。一般通过文献检索工具，按照某种检索途径和检索策略进行检索，并对检索到的文献进行甄别取舍，以保证资料新颖、全面、典型、权威。

1. 文献检索工具　是用于报道、存储和查找文献线索的工具，是附有检索标识的某一范围文献条目的集合，属于二次文献。文献检索工具一般有明确的收录范围和完整明晰的文献特征标识，每条文献条目中包含多个可供检索的文献特征字段，全部条目按一定规则组成一个有机整体。文献数据库就是常用的文献检索工具。

（1）中文医学文献检索工具：主要有中国知网（CNKI）学术总库、维普中文期刊服务平台、万方数据知识服务平台、中国生物医学文献服务系统（SinoMed）、中国科学文献数据库服务系统（Science China）、中文社会科学引文索引（CSSCI）数据库等。

（2）外文医学文献检索工具：主要有 PubMed 数据库、Elsevier（ScienceDirect）数据库、Springer LINK 全文数据库、Web of Science 期刊引文索引数据库、Scopus 文献摘要和引文数据库等。

除上述文献检索数据库外，在医学领域还有许多免费开放文献数据库可供利用，例如 Highwire Press、Free Medical Journals 等。

2. 检索步骤及方法

（1）检索步骤：①分析选题，根据研究目的明确检索具体要求，如检索主要内容、文献类型、时间跨度、语种等。②选择检索工具。③确定检索途径及策略。检索途径是确定文献检索的起点，可选择主题、篇名、摘要、关键词、作者、机构、期刊名称等字段进行检索；检索策略是在分析检索要求的基础上，确定选用的数据库、检索词，并明确检索词之间的逻辑关系和检索步骤的科学安排，根据查新、查全、查准的不同要求制订文献检索策略，提高检索效率。④获得原始文献。

（2）检索方法：包括按时间顺序由远及近的顺查法、由近及远的回溯性的倒查法、重点检索某一时间段文献的抽查法。利用已掌握文献所引用的参考文献施引情况和引用情况，也可以以一篇高质量文献为起点，系统了解某学术观点的过去、现在和未来发展的清晰脉络。文献检索的方法不一而足，应根据研究目的灵活使用检索方法和策略。

3. 文献资料的选择

（1）必要与充分：是对文献的质量和数量的基本要求。缺少必要的文献，则无法阐明综述主题；没有数量充分的文献，则难以全面评述主题。

（2）真实与准确：是撰写综述的基本要求，真实是要求选取的原始文献反映事物本质和客观规律。准确是指完全符合实际，文献选取要符合科学性原则，译文和引用著录要准确无误，避免断章取义，更不能歪曲原意。

（3）新颖与典型：新颖是指所选资料有新思想、新观点、新方法、新进展等内容，要选择近3年国内外公开发表的高质量文献。典型是要求文献能揭示本质特征和客观规律，典型材料能使深奥知识具体化，描述形象化，有极强的说服力。科研工作者要善于从众多、繁杂的文献中遴选新颖性、典型性和代表性的文献资料，而舍弃一般性、通识性文献资料。

（三）阅读文献

阅读文献对于科研工作者是至关重要的。通过阅读文献可以总结关于某领域或专题目前为止所发现的所有科学事实，发现他们之间的逻辑关系，基于事实基础之上形成的各种假说和理论，发现他们之间的矛盾点和共同点，这是对问题进一步研究的灵感来源。通过阅读各类相关或非相关性的文献，能够帮助读者理解和探究文献作者开展工作时最初想法的来源，实验方法选择的艺术，结果与讨论的技巧等，能够开阔科研工作者眼界，激发灵感。

阅读文献第一要"知事"，即了解所读文献的研究内容和研究结果。第二要"知人"，掌握文献作者以及研究团队或所在研究机构的背景资料，了解研究问题的起源和工作基础，通常许多重大的成果都是长期研究积累的结果。"知人"可以了解研究及研究人员的背景，有助于掌握论文水平、研究现状，以及便于开展进一步学术交流与合作。第三要"知因"，当阅读到一篇高水平的文献时，要养成勤于反思的良好习惯，为什么研究者能够想到做这个研究？研究者为什么这样设计研究（实验）？如果让我们来做，我们会怎样设计研究（实验）？第四要"知短"，受各种条件限制，并不是所有的科学研究都是完美的，因此阅读高水平文献时"知短"就是要善于分析发现研究中存在的缺陷或不足，要思考该文献逻辑是否严谨？数据是否可靠？实验证据是否支持结论？是否还有更好的设计（实验）？在此文献的基础上是否可以提出新的重要问题？

（四）拟定提纲

提纲可以帮助作者明确综述写作的思路和框架。通常使用标题法拟定提纲，合理划分章节，列出各级标题，将要论述的观点和材料组织安排好。注意把主要的观点放在前，次要观点放在后，通过顺序上的安排，突出重点。提纲拟定之后，充实相关论证材料，做到重点突出、逻辑严密、前后呼应。

（五）撰写成文

1. 撰写初稿 撰写综述是总结和提高的过程，也是由感性认识提高到理性认识的过程。综述是供他人阅读的，因此写作时要坚持质量意识，以读者为中心，不断提高其可读性与吸引力。

根据拟定提纲有计划地开展写作，并有效完成初稿。若提纲有需要改进之处，应以主题和全文内容结构为依据及时思考并作出相应的标注。所引用的观点应忠实于原文，应根据参考文献格式的要求及时作出相应的引用标注，并在文后准确规范地著录参考文献信息，便于读者查阅。分析述评性综述，应有事实、有对比、有分析、有见解，确保评述充分客观。

2. 修改定稿 初稿形成后，邀请所有署名作者阅读，并提出修改意见。要站在读者的立场阅读初稿，找出不足。要对初稿反复修改和完善，包括内容增减、结构统一、数据核对、文字润色和格式规范，力求做到主题明确、层次清楚、资料可靠、论证严谨、逻辑严密、文字精练、表达准确。投稿前请其他同行阅读并提出修改意见。

三、撰写技巧

（一）选好文题

好的文题是写好综述的良好开端。一方面选题要科学，避免出现"假""大""空"的现象；另一方面选题要有新意，避免重复与雷同。好的文题可以画龙点睛地反映其主题，能够准确地反映综述的主要内容，概括其核心思想，反映出所探讨科学问题的角度与程度。文题应新颖、准确、简洁、容易认读，不能过于空泛和一般化，也不宜过于烦琐，不能给人留下鲜明的印象。

（二）遴选高质量原始文献

高质量的原始文献是撰写综述的基础。要精心制订检索策略，用好各类文献数据库，查新、查全、查准与综述主题相关的高质量原始文献。

（三）合理使用资料

对检索到的原始文献进行甄别分析，整理主要学术观点和异同点。原始文献要去粗取精，提炼加工，优先选择具有新颖性、标志性、代表性、突破性的原始文献，认真整理与综合，并引用到综述中。

（四）勤于练习

只有不断加强写作训练，勤于练习，不怕失败，才能不断提高综述写作能力。阅读高水平文献时，除要达到"知事""知人""知因""知短"外，还要注意观察和揣摩作者的写作技巧，观察如何提出问题、论证问题、解决问题，以及客观恰当地表达自己的学术观点，并注意将这些技巧应用到个人写作实践中。只有不断练习，方能熟能生巧，别无捷径可走。

四、常见问题

（一）选题过大

选题不宜过大、过宽，不宜用一个大领域或学科分支的名称作为综述题目，如"肿瘤的内科治疗"，内科治疗的内容包括化学治疗、内分泌治疗、免疫治疗和中医中药治疗等。首先，肿瘤有多种类型，其次内科治疗中的每种治疗都包括多种方法。初写者应尽量缩小选题范围，尽可能把一个专题写透彻。相对较少的文献资料也易于初写者归纳、整理和分析。

（二）综而不述

两种情况最为常见，一是综而不评，只是简单、机械地将相关材料堆砌组合起来，不能对各种观点见解进行甄别分析，无自己的学术观点；二是评而无据，在阐述自己的观点时，缺乏相关理论依据和文献支撑。

（三）规范性差

综述撰写中科技名词术语、图、表、数学、物理/化学式、计量单位、符号/缩略词、文献引用/著录、标点符号、汉字数字/阿拉伯数字、大小写、正体粗体斜体、上下角标等使用混乱，不符合国家标准或学术共同体公认惯例以及学术期刊的具体要求。

（四）文献引用不当

文献是综述撰写的基础，引用文献不仅为综述提供参考依据，为读者提供了补充说明，而且体现了知识的传承和对他人学术成果的尊重。准确规范地引用文献，体现了科研工作者严谨的治学态度，可以避免学术不端行为的发生。文献引用有直接引用和转述概述两种方法，直接引用就是原原本本地使用引用源的语言，引用内容要求准确无误，并使用引号，同时标注引用源。转述概述是作者重新组织语言转述或概括引用源的基本观点和重要信息，准确表达他人非常识性的观点和信息，同时标注引用源。但在现实实践中，很多作者大段引用原始文献中的观点，要么不标注引用源，要么虽标注引用源但没有自己重新组织语言，以准确表达原始文献的学术观点。文献引用不规范往往使得读者无法清晰区分作者和原始文献作者的学术观点，存在构成学术不端行为的风险。

第五节 英文医学文献综述的撰写

一、英文医学文献综述概述

英文医学文献综述是反映当前某一领域、学科或重要专题的最新进展、学术见解和建议的英文论文，一般由该领域的专家撰写。它往往能反映出有关问题的新动态、新趋势、新水平、新原理和新技术，并作出初步的评论和建议。英文医学综述在医学期刊中常呈现的栏目有综述（review）、观点（viewpoint）、视角（perspective）、意见（opinion）等。英文综述在篇幅、内容形式、撰写要求等方面与中文综述均存在一定差异。

二、中英文医学文献综述撰写的区别

（一）作者群体不同

国内期刊综述一般由医学从业人员或者专家学者撰写，也可以由研究生来撰写。国外期刊的综述一般由特约专家撰写，他们对某领域的前沿动态和发展趋势有较为深入的研究和把握。部分国际期刊在投稿须知中明确规定，不接收非约稿的作者投稿。

（二）语言风格不同

中文综述一般不区分时态问题，英文需要注重时态。如介绍背景资料时，所述内容是不受时间影响的普遍事实，就使用现在时；若是过去特定的行为或事件则采用过去时；特定研究领域中最近的趋势，或强调表示某些"最近"发生的行为或事件对现在的影响时，则用现在完成时；在不同结果之间或实验数据与理论模型之间进行比较时，多采用一般现在时。

（三）篇幅长短不同

中文医学期刊往往版面限制较为严格，综述一般要求 3000～5000 字，篇幅相对较短；参考文献数量较少，多在 50 篇以内。英文医学综述篇幅较大，一般在 5000 字以上，部分英文综述甚至达到 10 000 字以上，内容丰富，涉及面较广，参考文献数量较多，通常在 100 篇以上。

三、英文医学文献综述的内容构成及格式

英文医学综述的内容主要由 Title and Author（标题与作者）、Abstract（摘要）、Keywords（关键词）、Introduction（引言）、Body of contents（内容主体）、Conclusion（结论）和 References（参考文献）组成，其中引言、内容主体、结论是其最重要的组成部分。另外，英文综述中一般还包括 Title Page（标题页）、Graphical Abstracts / Highlights files（图文摘要/亮点）、Abbreviations（缩写）、Footnotes（脚注）、Figures（图）、Tables（表）、Declaration of interest（利益声明）、Acknowledgments/Funding（致谢/基金资助）等。英文医学综述的详细内容构成参见图 5-1。

四、英文医学文献综述撰写

（一）英文医学文献综述的撰写方法

1. 标题与作者（Title and Author）

（1）标题（Title）：简洁而丰富。标题通常用于信息检索系统，应尽量避免使用缩写和公式。

（2）作者姓名和单位地址（Author's Name and Affiliation）：通常姓名应写在文题之下，名在前姓在后。按照作者贡献大小先后排序，但最后一位一般是通讯作者。每个作者姓名之后需用上标数字或字母标注，并在姓名下方按次序提供作者归属，即作者实际供职单位。

> Title（文题）
> Author names（作者姓名）
> Author affiliation（作者归属）
> The name, address, telephone and fax numbers, and e-mail address of the
> Corresponding Author（通讯作者姓名，地址，电话号，传真号，电子邮件地址）
> Graphical Abstracts / Highlights files（图形摘要/亮点）
> Abbreviations（缩写）
> Abstract（摘要）
> Keywords（关键词）
> Introduction（引言）
> Body of contents（内容主体）
> Conclusion（结论）
> Acknowledgments/Funding（致谢/基金资助）
> References（参考文献）
> Footnotes（脚注）
> Figures（图）
> Tables（表）

图 5-1　英文医学文献综述的内容构成示意图

（3）通讯作者（Corresponding Author）：通常是该项研究的主持人或指导者，而不是普通的通讯联系人。通讯作者的职责包括回答未来任何关于文章内容的问题，以及处理从审查到出版所有阶段的信件。通讯作者必须提供电话号码（国家区号+国内区号+具体电话号码）、电子邮件地址和完整的邮寄地址，并保持联系方式的更新。通讯作者通常以 * 标识。具体参见图 5-2。

Autoimmunity Reviews
Volume 18, Issue 6, June 2019, Pages 607-614

Emerging role of air pollution in autoimmune diseases

Chan-Na Zhao a, b, Zhiwei Xu c, Guo-Cui Wu d, Yan-Mei Mao a, b, Li-Na Liu a, b, Qian-Wu Wu a, b, Yi-Lin Dan a, b, Sha-Sha Tao a, b, Qin Zhang a, b, Napoleon Bellua Sam a, b, Yin-Guang Fan a, b, Yan-Feng Zou a, b, Dong-Qing Ye a, b, Hai-Feng Pan a, b ⚲ ✉

a　Department of Epidemiology and Biostatistics, School of Public Health, Anhui Medical University, 81 Meishan Road, Hefei, Anhui, China
b　Anhui Province Key Laboratory of Major Autoimmune Diseases, 81 Meishan Road, Hefei, Anhui, China
c　School of Public Health and Social Work & Institute of Health and Biomedical Innovation, Queensland University of Technology, Brisbane, Queensland, Australia
d　School of Nursing, Anhui Medical University, 15 Feicui Road, Hefei, Anhui, China

图 5-2　作者单位地址的标注方法

2. 图文摘要/亮点（Graphical Abstracts / Highlights files）　是很多综述期刊的重要组成部分，因为它们有助于提高文章的可发现性。它们包括一个简短的要点集合，展示研究的新颖结果以及在研究期间使用的新方法。现以"Emerging role of air pollution in autoimmune diseases" [Autoimmune Rev, 2019; 18(6): 607-614] 这篇综述为例来展示"Highlights"，详见图 5-3。

Highlights

- Air pollution is association with autoimmune diseases (ADs).
- The lung may be an autoimmunity initiation site in ADs.
- Air pollution can cause T cell imbalance, production of proinflammatory cytokines, local pulmonary inflammation, oxidative stress and methylation changes and ultimately involved in the onset and the exacerbation of these diseases.

图 5-3　亮点的写法

3. 摘要（Abstract） 是对全文内容的高度浓缩，应简明易懂，在读者不通读全文的情况下通过阅读摘要就能理解综述的文意。字数一般要求不超过 250 个英文单词，通常为非结构化摘要。摘要通常与文章分开呈现，所以它必须能够独立存在。因此，应该避免引用文献，但如果必要的话，可以引用 Author(s) and Year(s)。此外，应避免使用不标准或不常用的缩写，必要时应在第一次提及时进行定义。现以 "Emerging role of air pollution in autoimmune diseases" 这篇综述为例来展示"摘要"部分涉及的内容及其写法。

> **举例**：Autoimmune diseases (ADs) are a broad spectrum of disorders featured by the body's immune responses being directed against its own tissues ...（首先，定义自身免疫疾病）... Recently, the exposure to ambient air pollution has been implicated in the occurrence and development of ADs（然后，引出空气污染物与自身免疫病相关性的话题）... In this review, we will concern the associations between air pollution and immune-inflammatory responses ... In addition, we focus on the potential roles of air pollution in major autoimmune diseases ...（随后，提出本研究主要探讨空气污染和免疫炎症之间的关联及作用机制）

总结其思路是：引出问题——提出文章目的和内容构架。

4. 关键词（Keywords） 在摘要之后，一般最多提供 6 个关键词，并避免使用一般和复数术语以及多个概念（避免 'and'，'of'）。避免使用缩写，除非是只有在该领域才有的特定缩写。关键词将用于索引，参照美国国立医学图书馆编制的《医学主题词表》（MeSH）选出。若主题词表中没有相应的词，可选用自由词。

5. 引言（Introduction） 属于整篇论文的引论部分，文字不可太长，内容选择应精练且吸引读者。首先提出问题而后介绍综述的主要内容。提出问题时应该给出定义，交代研究背景、当前争议点和未知点、写作目的和范围。引言时态：使用一般现在时介绍背景知识；现在完成时叙述他人成果；一般将来时或一般现在时介绍本文内容；句子结构力求简洁明了，多用简单句，以第三人称主语为主。现以 "Emerging role of air pollution in autoimmune diseases" 这篇综述为例来展示"引言"部分涉及的内容及其写法。

> **举列**：Autoimmune diseases (ADs), a category of complex diseases afflicting nearly 5% of the world population, can target a wide variety of tissues and organs ...（给出定义）. ... ADs have a strong genetic background involved; however, the impact of environmental factors must not be underestimated ...（交代研究背景）. ... Studies have shown that environmental factors account for 40%-70% of all ADs...（说明当前研究）However, the mechanisms linking air pollution to ADs process have proven particularly difficult...（指明当前争议点与未知点）Given the contributions of air pollution in ADs, in this review, we first review prospective mechanisms linking air pollution exposure and autoimmunity...（表明文章研究目的）

6. 正文主体（Body of Contents） 正文主体部分是对引言的展开和深入，是一篇综述的核心内容。根据引言提出的问题和限定的范围，对大量与综述主题相关的文献进行系统整理、归纳、对比和分析，阐明有关主题的历史背景、研究现状和发展方向，以及对这些问题的评述，以便读者获得对该研究领域的全面了解。主体部分应特别注意引用和述评代表性强、具有科学性和创造性的文献。主体部分写法多样，没有固定格式，可按照时间顺序综述，也可按不同问题进行综述，还可按不同观点进行比较综述。要求分析透彻，综合恰当；层次分明，条理清楚；语言简练，详略得当。综述不是简单的文献罗列，一定要有作者自己的思考和归纳。叙述时使用一般过去式，评论时使用一般现在时或现在完成时。多数期刊要求综述的正文部分应该有明确的编号和小标题。子节的编号应该是 1.1、1.2 等（摘要不包括在节编号中）。在内部交叉引用时也使用这个编号，不要只引用"文本"。任何分节都可以有一个简短的标题，每个标题应该出现在单独的行中。现以

"Emerging role of air pollution in autoimmune diseases" 这篇综述为例来展示 "正文主体" 部分涉及的内容及其写法。

> **举例：**
>
> *1. Prospective mechanisms linking air pollution exposure and autoimmunity*
>
> Air pollution exposure could influence autoimmunity by augmenting autoimmune responses and enhancing systemic inflammation. The hypothesis that exposure to polluted air can cause T cell imbalance, production of proinflammatory cytokines, ... （这段先综合已有研究成果概述空气污染暴露增强自身免疫反应和全身炎症来影响自身免疫的具体分子机制。然后分别从不同方向进行概述，如 T 细胞失衡、产生促炎细胞因子等）
>
> *2. Population-based studies of air pollution and immune-inflammatory responses*
>
> Population-based studies have clearly indicated that air pollution exposure affects the immune system. An Italy study in nonsmokers suggested that exposure to NO_2 and nitrogen oxides (NO_x) influenced IL-17 levels ... （这段内容基于人群中空气污染和免疫炎症反应研究，探讨空气污染暴露与免疫系统的关联。暴露在空气污染中可能会导致氧化应激，从而激活炎症反应，主要涉及 "细胞因子信号" 途径……）
>
> *3. Air pollution in autoimmune diseases*
>
> 3.1 Systemic lupus erythematosus
>
> 3.2 Rheumatoid arthritis
>
> 3.3 Multiple sclerosis
>
> 3.4 Type 1 diabetes mellitus

作者随后还介绍了类风湿关节炎（RA）、多发性硬化症（MS）和 1 型糖尿病（T1DM）这 3 种自身免疫性疾病与空气污染暴露的相关性内容。

7. 结论（Conclusion） 是对综述全文的简要总结，同时也是作者发表个人观点的部分。结论的内容一般包括对述评的归纳、各种问题的评论性意见、未来研究的建议或展望。结论的撰写应该准确、完整、明确、精练。结论是述评的浓缩，除使用一般现在时外，还会大量使用现在完成时，以强调该研究到目前所取得的成果。现以 "Emerging role of air pollution in autoimmune diseases" 这篇综述为例来展示 "结论" 部分涉及的内容及其写法。

> **举列：** Emerging evidences have suggested that air pollution is implicated in the development of ADs ... Further studies performed *in vitro* and *in vivo* with advanced molecular biologic techniques, will be used to evaluate potentially serious effects of air pollutants and the mechanisms involved in the onset and the exacerbation of these diseases ... Therefore, it is important to develop public health policies to reduce exposure to air pollution, and to further study its molecular and cellular pathways involved in ADs.（本段首先指出空气污染与自身免疫病的发生发展有关，并总结了相关机制通路。其次作者指出需要利用先进的分子生物学技术在体外和体内进行进一步研究。最后作者提出结论，制定公共卫生政策以减少空气污染暴露，并进一步研究其参与 ADs 的分子和细胞途径，具有重要意义。）

8. 参考文献（References） 是文献综述的重要组成部分，相较于中文综述，英文综述通常需引用大量参考文献（>100 篇）。充足数量的参考文献是撰写英文综述的基础。它除表示尊重被引作者的劳动及表明文章引用资料的来源外，更重要的是使读者在深入探讨某些问题时，能提供查找有关资料的线索。综述是通过对各种观点的比较说明问题的，读者如有兴趣深入研究，可按参考文献查阅原文。因此，参考文献不是单纯的 "附属物"，而是体现综述论点论据的依据，必须严肃对待，确保参考文献的准确性，与正文内容要严格对应。

关于参考文献的格式，可以参照国际医学期刊编辑委员会发表的《生物医学期刊投稿的统一要求》。通常每个期刊在作者须知部分都会规定参考文献格式。大多数期刊在常用的参考文献管理软件（如 EndNote、NoteExpress）中都有相应模板。作者在使用这些产品准备文章时只需要选择适当的期刊模板，之后引文和书目将自动转为期刊所要求的格式。

（二）英文医学综述撰写的注意事项

1. 选题要新颖 选题是综述撰写的第一步，一个恰当、新颖的选题是体现综述质量和价值的关键。一个陈旧的或者已有定论的问题，可能检索不到新的文献，或者新的证据很少，自然价值不高。如果近期刚刚发表了同样话题的综述，也不适宜再次撰写类似题目。国际期刊对综述的新颖性要求更高，新颖性不强也是英文综述常见的拒稿原因之一。

2. 文献检索要全面 综述的题目确定之后，接下来就是要检索、收集文献。英文综述对文献的数量和质量都有一定的要求。数量方面，越多越好，越全越好，以国际权威文献数据库为主要检索渠道。具体数量要结合选题情况以及文献质量的情况。优先选择权威期刊、3～5 年内、证据等级较高、收录范围较广的英文文献，尽量不用或少用国际同行难以检索到的文献。

3. 语言表达要准确 英文医学论文最突出的语言特点是简明性、准确性和规范性。这三个方面语言特性既指论文内容的表达，又指语言的运用和表达方式，具体体现在贯穿全文的遣词造句、时态运用和常用表达法等方面。简明性能使英语医学论文畅达明快、思路清晰，容易被接受和理解。阅读英文医学论文时，会发现有许多类似的常用表达法频繁出现，这就是标准化和规范性的体现。因此，作者平时应该注意积累总结，了解并正确把握这些语言特征和写作原则，提高英语写作能力和写作技巧。必要时也可以请英语为母语的专家帮忙润色。

4. 内容形式要多样 英文综述不仅仅有文字叙述，而且常常会配有图表。因此，在撰写英文综述提纲时就要事先规划好准备制作哪些图表。规范、精美的图表会为文章增加亮点。例如，大量来自于不同作者的同类研究成果可以列表展示，这样更易比较分析。对于功能机制研究，可以利用 Adobe Illustrator（AI）、PPT 等软件绘制示意图（diagram），这样可以更加清晰地展示疾病的分子机制、生物学通路等。

第六节 系统综述和 meta 分析的撰写

随着循证医学的兴起，如何系统地总结既往研究成果，为循证决策提供高质量的证据日益受到重视，系统综述（systematic review，SR）和 meta 分析（meta-analysis，MA）是循证医学中重要的研究方法，也是最佳证据的重要来源，近年来在医学研究领域得到了广泛的应用。

一、系统综述的撰写

（一）系统综述的发展

系统综述这一术语起源于研究合成（research synthesis），由 1979 年英国著名内科医生及流行病学家阿奇·科克伦（Archie Cochrane）提出。他发现已发表的 7 篇随机对照研究结果已证实使用泼尼松龙可有效降低早产儿的死亡率，然而这一结果大部分早产医生并不知晓，导致约 1% 的早产儿因未应用该治疗方案而死亡。由此科克伦（Cochrane）提出应该将医学领域里所有相关的随机对照试验收集起来进行综合分析，并不断更新，以便得出更为可靠的结论。随后在其有关孕期和围产期卫生保健研究综合汇编文献的前言里 Cochrane 首次正式提出系统综述的概念。1989 年，英国产科医师仲恩·杰弗里·真默斯（Iain Geoffrey Chalmers）等系统评价了低价格、短疗程的类固醇药物治疗有早产倾向孕妇的随机对照试验结果，评价结果显示类固醇药物可显著降低婴儿死于早产并发症的风险。这项研究标志着现代意义上的 Cochrane 系统评价的雏形初步形成。2018 年，英国循证医学方法学家迈克·克拉克（Mike Clarke）撰文介绍了系统评价及 *Systematic Reviews* 杂志，包括了对系统评价的历史、现状及未来的反思。

系统综述的出现可以使临床医师和患者充分地获得和使用已证明的显著有效的医疗保健措施，为临床医务工作者、患者及决策者等提供科学的证据支持。

（二）系统综述的概念

系统综述亦称系统评价，属于二次研究，在复习、分析、整理和综合原始文献的基础上进行。系统综述是指对某一具体的主题通过全面收集所有已发表或未发表的相关研究，用统一、科学的评价标准，筛选出符合质量标准的文献，通过定性研究或定量研究，得出综合结论的方法，同时随着新的临床研究结果的出现及时更新。

Cochrane 系统综述是国际科克伦协作组织（The Cochrane Collaboration）协作网发布的系统评价。该组织要求，确定选题后，在撰写 Cochrane 系统评价前需要联系 Cochrane 协作网的 52 个系统评价小组注册题目，为提高研究方法和研究过程的透明度，题目注册成功后，系统评价小组会要求作者在一年内提交研究方案。研究方案通过系统评价小组编辑审核和外审通过后再发表，若研究方案发表两年后仍未提交全文，则将宣布退稿。Cochrane 系统评价研究方案和全文均在 RevMan 软件中进行，并有统一的格式。Cochrane 系统评价发表于由威立-布莱克威尔（Wiley-Blackwell）公司出版的 Cochrane 图书馆，2010 年起改为每月出版一期。

（三）系统综述与叙述性综述的区别

尽管系统综述与传统的叙述性综述都是对某个或某类研究问题的总结，都需要进行文献收集整理，但两者在研究问题、文献来源和收集、文献筛选标准、质量评价、资料综合和推论方面均存在不同（表 5-1）。

表 5-1　系统综述与叙述性综述的区别

	系统综述	叙述性综述
问题	常集中某一特定问题	涉及面常较广
文献来源和收集	收集全面，有规定的步骤和方法	不系统、全面，可能存在偏倚
筛选文献	根据统一的标准	没有统一标准，常存在偏倚
质量评价	强有力的评价标准	常无或随意性大
资料综合	可定量综合，如 meta 分析	常为定性描述
推论（结论）	常是在证据基础上得出	多是基于经验，有时在证据基础上得出

（四）系统综述的撰写步骤

1. 提出问题　好的开始等于成功的一半，任何研究最重要的任务是找准并提出科学的研究问题。系统综述解决的问题颇为专一，研究的问题要宽窄适宜，研究目的简单明确。例如，"康复期血浆治疗是否有利于 COVID-19 患者？"这一问题范围过大，不能直接作为研究问题。对此我们可以采用 PICO 格式将研究问题结构化，即对研究对象（participants）的特征、干预措施（intervention）、与什么进行比较（comparison）和观察结局指标（outcome）进行定义，从而将不易定位的选题用标准化的方式表述出来，使选题精细、目的明确。故依据 PICO 原则，上述研究问题可以定为"COVID-19 患者（研究对象）康复期血浆治疗（干预措施）与住院时间（结局指标）的相关性研究"。

为了避免重复，在确定进行某一问题的系统综述前应全面、系统地搜索，以确定针对这一问题的系统综述是否已存在，如果有，其质量如何，是否已过时？若现有的系统综述已过时或质量较差，则可以更新或者重新做一个新的系统评价。

2. 检索文献　使用多渠道、多系统最大限度地检索和收集所有相关文献是系统综述和传统文献综述的重要区别之一。检索时应尽可能全面检索能查到的电子数据库（图5-4），说明采用的关键词/主题词/自由词，且需提供每个数据库的具体检索策略，使得检索结果可以重现，同时还需要手工检索电子数据库未收录的相关的期刊或未发表的所谓"灰色文献（grey literature）"，以检索发表偏倚。

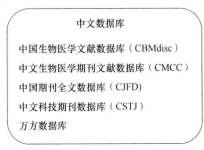

图 5-4　常见的搜索数据库

3. 选择文献　按照事先拟定好的纳入标准和排除标准，从上述检索的所有文献中筛选出符合标准的文献资料。文献的筛选主要包括：①初筛，通过阅读题目以及摘要剔除不符合要求的文献；②合格性鉴定，对可能合格的文献进行全文阅读分析，判断文献是否符合标准；③与作者联系，对于提供的信息不够全面或者不确定的文献应与作者取得联系后再决定取舍（图5-5）。

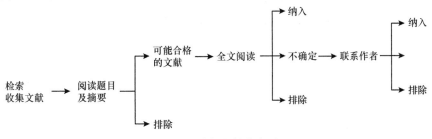

图 5-5　选择文献的步骤

4. 质量评估　为了保证研究结果的真实可靠性，对于纳入的文献需要进行质量评价，文献评价主要包括以下几个方面：①内部真实性，即研究设计和实施过程中避免或者减小偏倚的程度，主要涉及研究的方法学质量；②外部真实性，主要是指研究结果外推的程度；③影响结果解释的因素，如治疗性试验中药物的剂量、剂型、用药途径和疗程等因素。

5. 收集数据，分析资料　在确定最终的纳入文献后，对各文献的资料进行收集，包括研究基本信息、纳入对象特征、暴露因素的特征、结局数据（主次要结局指标及其结果、原始数据分析方法、混杂因素控制情况等）与研究目的和具体分析相关的信息。对于收集的资料，可采用定性或定量的方法进行分析，以获得相应的结果。

6. 报告结果，得出结论　结果部分是对研究发现的总结，应清晰地报告且要有逻辑性。结果部分应报告以下内容。

（1）研究选择：报告初筛的文献数量、剔除的文献数量及剔除的原因和最终纳入的文献数量，并附上流程图〔[可参考系统评价和 meta 分析的优先报告条目（Preferred Reporting Items for Systematic Reviews and Meta-Analyses，PRISMA）声明]〕

（2）研究特征：报告原始文献的特征，包括作者姓名、研究时间、研究类型、样本量、暴露因素以及研究结局等。

（3）质量评价：报告每一个纳入文献的方法学质量评价结果。

（4）单个研究的结果与结果综合：描述定性分析或者定量分析的结果部分，依据研究分析的结果结合实际应用，得出一个有实用性和科学性的结论。

二、Meta 分析的撰写

（一）Meta 分析的概念

Meta 分析由英国教育心理学家格拉斯（Glass）于 1976 年首次正式命名，国内学者将 Meta 分析又称为荟萃分析、汇总分析或者元分析。Meta 分析是以综合研究结果为目的，通过查阅文献收集具有相同研究目的的多个研究，并对这些研究结果进行系统的、定量的统计学综合分析与综合评价的一种研究方法。Meta 分析的优点在于能综合各个原始文献的研究结果，解决各项研究结果不一致的问题，同时能够增加样本量，增加研究结果的可信度和可靠性。

（二）系统综述与 meta 分析的作用与联系

1. 系统综述与 meta 分析的作用

（1）信息整合：随着循证医学的兴起，系统综述和 meta 分析也随之被广泛运用。但是文献的研究质量参差不齐，如何从众多信息中迅速收集到真实有用的证据至关重要。只有对研究证据进行仔细检索，严格评价和系统综合后才能实现去粗取精，去伪存真。

（2）增加客观性、解决分歧及引出新见解：对于同一问题的研究结果不一致甚至存在互相矛盾的问题常常出现。若是依据一个或者少数几个研究结果来得出结论，可能会一叶障目导致决策错误。而系统综述能根据事先提出的具体问题，对相关研究的全部文献进行收集、选择和评估，得出科学的综合性结论，解决分歧，提出新的见解。

（3）为指南提供证据：临床实践指南（clinical practice guideline，CPG）是开展实践的重要参考。临床实践指南是针对患者特定的临床问题，基于系统评价形成的证据，并对各种备选干预方式进行全面的利弊平衡分析后提出的最优化指导意见。因此，制定和修订指南的重要步骤就是规划系统评价及 meta 分析，并基于此使用证据分级标准进行分级。

（4）连接新旧知识：科学研究呈螺旋式上升，在开展一项新的研究时往往需要充分了解前人曾做过的研究，借鉴他人成功的经验或者失败的教训，毫无疑问系统综述能充分发挥这一作用，是连接新旧知识的桥梁。

2. 系统综述与 meta 分析的联系

系统综述和 meta 分析既同而不和又和而不同，系统综述常和 meta 分析共同或交叉使用。如果精确区分的话，当系统综述采用了定量合成的方法对资料进行统计学处理时可以称为 meta 分析；而未使用统计学方法的则称为定性的系统综述。

（三）Meta 分析的类型

1. 常规 meta 分析

主要以合并随机对照试验、非随机对照试验、队列研究、病例对照研究的效应量为主，最常见的是基于随机对照试验的干预性 meta 分析。这类 meta 分析的方法最成熟，发文量也最多。

2. 个体数据 meta 分析

被称为系统综述的金标准。它不是利用已经发表的研究结果的总结数据进行 meta 分析，而是从原始研究的作者处获取每个研究对象的原始数据，并对这些数据进行 meta 分析。然而此类文章非一般研究者可以完成，适合学科带头人领衔操作。

3. 单组率的 meta 分析

Meta 分析还可以对单组率进行合并。单组率的 meta 分析只提供了一组人群的总人数和事件发生人数，其结局指标多为发病率、患病率、病死率、检出率、知晓率、感染率等，基于的原始研究多为横断面研究。对于单组率的 meta 分析而言，难点在于控制异质性。而亚组分析和 meta 回归分析是处理异质性的重要方法。

4. 诊断试验 meta 分析

因地区、个体、诊断方法及条件的差异，使得发表的关于同一诊断方法的研究结果存在着不同甚至是矛盾的；且随着新技术不断走向临床，选择也越来越多。诊断性 meta 分析为"诊断试验准确性研究的报告规范"指导小组和"Cochrane 协作网"所推荐。诊断性 meta 分析主要是评价某项措施对疾病的诊断价值，主要评价灵敏度、特异度、受试者工作特征曲线（receiver operating characteristic curve，ROC curve）下面积等。

5. 累积 meta 分析　最早应用于 1981 年，是指将各个纳入的研究按照一定的次序（如发表时间、样本量、研究质量评分等）序贯地添加到一起，进行多次的 meta 分析。因此，每有一个新的研究加入就需要 meta 分析一次，可以反映研究结果的动态变化趋势及各研究对结果的影响，评估单个研究对综合结果的影响，也有助于尽早发现有统计学意义的干预措施。

6. 剂量反应 meta 分析　通过合并多项剂量反应关系的原始研究而提高统计效力。剂量反应 meta 分析的本质就是回归分析，其中有一个重要的假设就是通过选择合适的链接函数，来定量评价效应量与暴露剂量的关系。

7. 网状 meta 分析　在临床实践中，若有一系列的药物可以治疗某种疾病，但某几种药物之间的互相比较没有或很少，那么在这种情况下，就需要将间接比较和直接比较的证据进行合并，即进行网状 meta 分析。网状 meta 分析主要是通过间接比较，对处于同一个证据体的所有干预措施同时进行综合评价并排序。

8. 前瞻性 meta 分析　是指在临床研究尚未完成前（结果未出来），系统、全面地检索、评价和确定要纳入系统评价的相关研究，待试验结束后合格的研究即可纳入分析，因此，前瞻性的 meta 分析可克服回顾性 meta 分析的某些缺陷，如可收集和分析单个病人的资料，可进行"time-to-event"分析和亚组分析，可标化所有临床试验的结果测量方法等。

9. 其他类型 meta 分析　如单纯 P 值的 meta 分析，不良反应的 meta 分析，成本-效果/效用/效益的 meta 分析，患者报告结局的 meta 分析，全基因组关联研究的 meta 分析，meta 分析的汇总分析等。

（四）Meta 分析的撰写步骤

1. 提出问题，制订研究计划　开始 meta 分析前我们应该明确想要解决什么问题，研究的目的是什么？一个研究问题一般围绕以下四个要素：①研究对象的类型，如研究对象的特征及所患疾病类型等；②研究的干预措施；③主要的研究结局；④研究的设计方案，如随机对照试验、病例对照研究等。如"中药复方（干预措施）治疗类风湿关节炎患者（研究对象）的有效性以及安全性（研究结局）——随机对照试验（设计方案）的系统评价和 meta 分析"，这一问题就包括了上述四个要素。制订研究计划即要阐明本次研究的目的，检索文献，确定纳入排除标准，选择文献，提取和分析资料的方法和标准等。原则上，提出研究问题应在制订研究计划前完成。

2. 制订文献检索策略　采用多渠道全面系统地检索所有可能相关的文献，同时需要注意未发表的文献以减少发表偏倚。进行检索的检索词要科学全面，如针对上述问题，中文数据库检索的关键词可以为严重急性呼吸综合征、血浆等，根据不同数据库的特点选择相应的主题词、关键词、自由词等多种组合检索方式。英文检索则以 severe acute respiratory syndrome、COVID-19、severe acute respiratory syndrome coronavirus 2、coronavirus、coronavirus 2019、SARS-2、plasma 及 serum 等为关键词。

3. 制订纳入排除标准，确定最终纳入文献　通过各种途径检索得到的文献可能很多，根据内容的相关性以及事前预定的纳入标准和排除标准，筛选出符合条件的研究。一般需要两个人独立进行文献的排除和纳入，对于纳入结果存在出入的由第三人进行裁定。

4. 评价纳入文献质量　评价纳入文献的质量是指评估单个研究在设计、实施和分析过程中防止或减少系统误差（偏倚）和随机误差的程度，以作为解释不同文献结果差异的原因，进行敏感性分析和 meta 分析时给予文献不同权重值的依据，严格的试验其研究结果也越接近真实情况。为了避免"垃圾进垃圾出"的情况发生，对于纳入的文献进行严格的质量评价必不可少。目前，对于文献质量评价没有金标准，研究者可依据研究目的，参考已发表的文献，选择适当的评价标准。例如，随机对照试验研究质量的评价标准最常用的就是牛津评分系统，通过评价，给予不同研究评分（表 5-2），而纽卡斯尔-渥太华量表（the Newcastle-Ottawa Scale，NOS）最常用于病例对照研究和队列研究，通过三大模块共八个条目的方法评价队列研究（表 5-3）和病例-对照研究（表 5-4），具体包括研究人群选择、可比性、暴露/结果评价。NOS 对文献质量的评价采用了计分制半量化原则，除组间可比性最高可计 2 分外，其余条目最高可计 1 分，满分为 9 分，分值越高提示研究质量越高。

表 5-2　随机对照试验质量评价的牛津评分系统

条目	评分标准
随机化方法	恰当——如计算机产生的随机数字或类似的方法（2 分）
	不清楚——试验描述为随机，但未告知具体方法（1 分）
	不恰当——如采用交替分配或者类似方法的半随机化（0 分）
盲法	恰当——使用完全一致的安慰剂或者类似的方法（2 分）
	不祥——试验称为盲法，但未具体介绍（1 分）
	非盲法——未采用盲法或者方法不恰当（0 分）
失访和退出	具体描述了退出或者失访的数量和理由（1 分）
	未报告退出或失访的数量和理由（0 分）

表 5-3　队列研究的 NOS 评分标准

栏目	条目	评价标准
研究人群选择	暴露组间的代表性（1 分）	（1）真正代表人群中的暴露组的特征*；（2）一定程度上代表了人群中暴露组特征*；（3）选择某类人群，如护士、志愿者；（4）未描述暴露组情况
	非暴露组的选择方法（1 分）	（1）与暴露组来自同一人群*；（2）未描述暴露组情况
	暴露组确定方法（1 分）	（1）固定的档案记录*；（2）采用结构式访谈*；（3）研究对象自己写的报告；（4）未描述
	确定研究起始时尚无研究观察的指标（1 分）	（1）是*；（2）无
组间的可比性	设计和统计分析时考虑暴露组与未暴露组的可比性（2 分）	（1）研究控制了最重要的混杂因素*；（2）研究控制了任何其他混杂因素*
结果测量	研究对结果的评价是否充分（1 分）	（1）盲法独立完成*；（2）有档案记录*；（3）自我报告；（4）未描述
	结果发生后随访是否足够长（1 分）	（1）是（评价前规定恰当的随访时间）*；（2）否
	暴露组与非暴露组随访是否充分（1 分）	（1）随访完整*；（2）有少量的失访但不至于引起偏倚*；（3）有失访但未描述；（4）未描述随访情况

\#给分条目
*得分项

表 5-4　病例-对照研究的 NOS 评价标准

栏目	条目#	评价标准
研究人群选择	病例确定是否恰当（1 分）	（1）恰当，有独立的确定方法或人员*；（2）恰当，如基于档案记录或自我报告；（3）未描述
	病例的代表性（1 分）	（1）连续或有代表性的系列病例*；（2）有潜在的选择偏倚或未描述
	对照的选择（1 分）	（1）与病例同一人群的对照*；（2）与病例同一人群的住院人员对照；（3）未描述
	对照的确定（1 分）	（1）无目标疾病史*；（2）未描述来源

续表

栏目	条目#	评价标准
组间可比性	设计和统计分析时考虑病例和对照的可比性（1分）	（1）研究控制了重要的混杂因素*；（2）研究控制了任何其他混杂因素*
暴露因素的测量	采用相同的方法确定病例和对照组暴露因素（1分）	（1）是*；（2）否
	暴露的确定（1分）	（1）可靠的记录（例如外科记录）*；（2）采用结构化访谈且不知访谈对象是病例或对照*；（3）采用未实施盲法的访谈（即知道病例或对照）；（4）未描述
	无应答率（1分）	（1）病例组和对照组无应答率相同*；（2）描述了无应答者的情况；（3）病例和对照组无应答率不同且未描述

\#给分条目
* 得分项

为了避免选择文献和评价文献质量的偏倚，需要至少两人独立完成评价，对于存在分歧的文献，可以通过讨论或者由第三人协商决定。

5. 提取文献数据　根据事先设计好的资料收集表提取相应的数据信息，一般包括：①一般资料，如文献题目、发表时间、作者姓名等；②研究特征，如研究对象特征、所患疾病的类型、研究地点、研究年份、研究方案及研究结局等；③结果测量，分类资料收集各组总人数以及各事件的发生率、连续资料收集各组的研究人数以及均数、标准差或者标准误等。对于计量单位必须注明单位，以便合并时使用统一的单位，对于计数单位也要使用相同的比率来表示。为了保证收集资料的可靠性，此部分同样也需要两人独立完成，对于存在出入之处，应当讨论协商或是由第三人裁定。

6. 统计学处理　提取数据后根据数据资料的类型以及评价目的选择合适的效应量。对于连续性变量，当结果测量采用相同度量衡单位时应选择加权均数差值作为效应合并指标，而当结果测量采用不同的度量衡单位时，则应选择标化的均数差值作为效应合并指标。对于分类变量，用率差、比值比、相对危险度、需治疗人数等来表示效应的大小。统计分析软件可采用 R 3.6.1 软件或者 Cochrane 协作网提供的 Review Manger 5.3 软件等进行分析。

7. 敏感性分析　由于不同研究的纳入排除标准以及样本量等存在差异可能会对分析结果的稳定性存在影响。敏感性分析是指评估一定假设条件下所获得分析结果稳定性的方法，其目的是发现影响 meta 分析研究结果的主要因素，发现产生不同研究结论的原因。通常采用的方法是分层分析，即按照不同研究特征，如不同的统计学方法、研究的方法学质量高低、样本量大小、是否包括未发表的研究等，将各独立研究分为不同组后，按分层分析方法（Mantel-Haenszel 法，M-H 法）进行合并分析，再比较各组及其与合并效应间有无显著性差异，如果敏感性结果发生改变，则下结论时要更加谨慎小心。

8. 报告研究结果

（1）研究筛选过程的报告：一般是在描述研究特征之前，此过程需要具体描述检索所获得的文献数据，排除的文献数据以及排除的原因，最终纳入文献的数量，一般会提供一个流程图，可以参考 PRISMA 清单中的模式，也可根据具体的研究目的和内容进行适当调整，如图 5-6 所示。

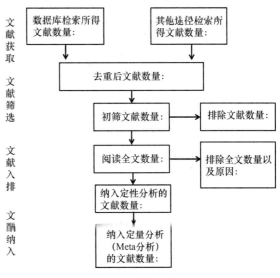

图 5-6　研究筛选流程图

（2）纳入研究的特征描述：对纳入的文献进行基本的特征描述，使读者对纳入研究的实施情况有全面而直观的了解，有助于更好地对结果解读和分析。描述特征的表格一般没有固定的格式和统一的模板，可依据纳入研究的"PICOS" 5个要素来设计提取资料表格（图5-7）。

研究序号	研究类型	诊断标准	纳入研究样本量（男/女）		受试对象年龄（岁±标准差）		受试对象病程（年±标准差）		干预措施及对照		结局指标
			干预组	对照组	干预组	对照组	干预组	对照组	干预组	对照组	

图5-7　研究特征描述的表头设计示范图

（3）偏倚风险报告：meta分析是在原始文献的基础上进行，属于二次研究，在文献的纳入选择过程中可能产生偏倚，如发表偏倚等，从而影响研究结果的真实性。为了衡量缺失"阴性"结果所致的偏倚大小以及分析结论的可靠性，有必要对发表偏倚作出估计，目前可采用漏斗图法、秩相关分析法、回归分析法、剪补法以及根据失安全系数分析法来评估发表偏倚对研究结果的影响。

（4）结果综合和meta分析报告：结果综合部分可以使用直观的森林图表示，一个森林图中需要呈现的信息包括单个研究的原始数据、单个研究结局的点估计值以及可信区间、试验组和对照组的患者例数、异质性检验的结果、总效应的检验结果以及各个研究权重。在森林图中，效应值、可信区间和权重是应该在文字描述上进行着重报告的部分。

（5）其他分析描述：如果在文章方法部分也提到了敏感性分析、亚组分析等其他可能需要分析的方法，也需要在结果部分对其进行描述，若没按方法部分中提到的方案进行分析，则需要将原因进行说明。总之，meta分析结果部分的报告与方法部分的设计密不可分，方法设计越严谨，结果的统计分析就越可信。

下面以"Association of Convalescent Plasma Treatment With Clinical Outcomes in Patients With COVID-19"[JAMA. 2021 Mar 23; 325(12): 1185-1195.]为例来展示系统综述和meta分析设计的内容及方法。

1）Introduction：文章"Introduction"的主要目的是突出研究的创新性与重要性。首先，可以从简介疾病现状开始，引出研究的迫切性和必要性，字数不需要太多。然后，描述目前已有研究及还有争议性的问题，最后要讲述研究的主要目的及内容。

Patients with COVID-19 have frequently been treated with convalescent plasma..., but the clinical evidence of benefits or harms is limited...（首先描述关于COVID-19患者治疗的现状，然后提出关于其治疗的疗效或危害的临床证据有限，表明进行相关研究的必要性）

Given the previously reported clinical trials and this recent announcement, a systematic review and meta-analysis was conducted to summarize and assess...（阐明本项研究的目的和研究内容）

2）Method：一般包括文献的搜索（用了什么数据库、哪些关键词、运用了什么检索逻辑）、文献的纳入排除标准、文献数据的提取和文献质量的评估、数据的合并与分析以及敏感性分析等。

2.1 Search Strategy and RCT Selection

Two reviewers (P. J. and C. A.) systematically searched PubMed (using peer-review of electronic search strategies)...（描述文章的检索策略）

The selected RCTs included patients with suspected or confirmed SARS-CoV-2 infection...（说明文献的纳入排除标准）

2.2 Outcomes

The outcomes were all-cause mortality at any time point, length of hospital stay...（文献所包括的结局指标）

2.3 Data Extraction and Risk of Bias Assessment

We extracted the following information for each RCT: trial design characteristics...（描述文献数据的提取）For each RCT, 2 reviewers (A.M.S. and V.G.) independently assessed the risk of bias for all-cause mortality...（描述偏倚评估，质量评价）

2.4 Statistical Analyses

For outcomes with available data... we conducted meta-analyses to summarize the treatment effects using RRs and HRs when applicable...（描述统计学方法）We conducted inverse variance-weighted random-effects meta-analyses using the Paule and Mandel τ2 estimator for heterogeneity...（描述敏感性分析）

3）Results：文章的 result 部分，一般包括对纳入文献的基本信息以及特征进行描述，对研究结果定性分析/定量分析（文字描述附加森林图），对发表偏倚进行评估等。

A total of 4357 records were identified in databases, registries, and other sources. There were 4 RCTs published in peer-reviewed journals...（对纳入的文献基本信息及特征进行描述）

3.1 Risk of Bias

The risk of bias for mortality, length of hospital stay, and mechanical ventilation use was deemed low for 7 of the 10 RCTs...（对发表偏倚进行评估）

3.2 Data Availability

Mortality was assessed in all 10 RCTs and for 8 of the trials it was assessed between 15 to 30 days after randomization...（对纳入的文献以及提取的数据质量进行报告）

3.3 Association of Convalescent Plasma With Clinical Outcomes

The summary RR for all-cause mortality with convalescent plasma was 0.93 (95% CI, 0.63 to 1.38; $P=0.60$) and the absolute risk difference was −1.21% (95% CI, −5.29% to 2.88%) ...（对 meta 分析的结果进行描述）

3.4 The Certainty of the Evidence

For the primary analysis that only included the 4 RCTs published in peer-reviewed journals, the certainty of the evidence (using GRADE) for mortality was low due to very serious imprecision concerns regarding the wide 95% CI for the summary RR ...（对证据的质量进行报告）

4）Discussion：此部分一般包括以下几个部分，首先对本次的研究结果进行简单的描述；其次与他人的一些研究进行比较；然后对研究结果产生的可能原因进行解释；最后指出研究的优势和不足之处，综合得出结论。

In this meta-analysis ... treatment with convalescent plasma compared with placebo in combination with standard of care or only standard of care was not significantly associated with a decrease in all-cause mortality or with any benefit for other clinical outcomes among patients with COVID-19（对研究结果进行简单描述）

The REMAP-CAP preliminary findings are consistent with our summarized results and, given the relatively small sample size of REMAP-CAP compared with the RECOVERY trial, 8 the data would likely not change our interpretation...（与他人的一些研究进行比较）

Limitations

This study has several limitations. First, 3 of the 10 RCTs had some concerns or high risk of bias...; Second, ...; Third, ...; Fourth, ...; Fifth, ...（指明研究的局限性）

5）Conclusions：是针对研究主要结果的简洁报告。一般来说，结论与引言遥相呼应。由于作者在引言部分一般要介绍研究的目的，所以在结论部分要明确告知读者这些目的是否已经达到，取得了哪些结果。

> Treatment with convalescent plasma compared with placebo or standard of care was not significantly associated with a decrease in all-cause mortality or with any benefit for other clinical outcomes.（结合研究结果，综合得出结论，即与安慰剂或标准治疗相比，恢复期血浆治疗与全因死亡率的降低或其他临床结局的任何益处没有显著相关性）

以上讲述了 meta 分析的基本步骤，一篇高质量的 meta 分析报告需要注意上述步骤的每个细节。近年来国际上也建立了一系列标准如流行病学观察性研究 meta 分析报告规范（meta-analysis of observational studies in epidemiology，MOOSE）、《随机对照试验荟萃分析报告质量》（quality of reporting of meta-analyses，QUOROM）、系统综述和荟萃分析优先报告条目等声明来规范 meta 分析报告的撰写，提高 meta 分析报告的质量。撰写 meta 分析时可以依据上述声明进行，增加文章的条理性。

思　考　题

1. 原始文献如何做到查新、查全、查准？
2. 医学综述撰写中如何准确规范引用文献，预防学术不端行为？
3. 试述综述的选题思路。
4. 试述系统综述与 meta 分析的联系与区别。
5. 试述一般在何种条件下适合采用 meta 分析。
6. 简述系统综述和 meta 分析可能存在的偏倚，常见的检测方法以及如何控制。
7. 请结合自己专业撰写一篇综述的提纲。

（刘兴荣　潘海峰）

第六章 病例报告的撰写

PPT

第一节 概　　述

病例报告（case report）属于描述性研究，是医学论文的一种常见体裁。病例报告通过翔实的科学观察、记录某些特殊的病例，为临床医学工作者在疾病的发病机制、临床表现、辅助检查、诊疗及预防等方面提供实时珍贵的第一手临床资料，推动临床医学的进程。病例报告的内容主要包括三类：某种病例首次被发现；常见疾病具有新的病因或发病机制、少见的临床表现和辅助检查结果、特殊的临床转归、诊疗过程中的经验和教训；难治病例的治疗有较大突破等。

尽管在循证医学的证据等级中，病例报告的证据级别并不高，但是许多疾病的发现是始于病例报告，如阿尔茨海默病、艾滋病、军团菌肺炎等疾病。所以对于临床医生而言，病例报告具有特殊的价值。通过撰写病例报告，既可以锻炼个人的临床思维又可以提高论文撰写能力，为后续临床研究打下基础。

病例报告的发表需要满足下列条件之一：①新的病例可以更新传统医学观念。②能够提供新的病因或发病机制，完善或者颠覆现有理论。③从未报道过的新临床现象或已知临床现象中罕见的及未被报道过的内容。④新的诊断工具或既往诊断工具在新领域中的应用。⑤在某些疾病中获得良好疗效的新治疗手段或者既往未见报道的某种治疗的副作用。

好的病例报告具有如下特点：①新颖性，病例应具有一定的创新性和特殊性，但并不代表只有发现新的疾病或者诊疗方法才能用来作病例报告，如果从临床常见现象中发现新的问题并凝练出独特的见解，也可用于病例报告；②科学性，由于病例是高度选择的研究对象，易发生偏倚，因此病例报告的结论要进行科学评估，此外病例报告要求实事求是，拒绝加工杜撰，真实是病例报告科学性的基础；③实用性，病例应具有一定的代表性和可推广性，能给读者新的启发和认识，是临床医生锻炼临床思路、提高诊疗水平的重要途径。

第二节 写 作 要 求

一、写作前准备

作者在撰写病例报告前需要做以下准备工作：注重临床病例数据的收集和整理，找到特殊的或者有趣的病例；仔细检索阅读相关文献，了解既往有无类似报道，判断该病例是否具有特殊性或可撰写发表之处；与同事在小范围内讨论该病例，初步了解读者对该病例的兴趣；组织病例讨论会，报告该病例进行交流和讨论，在指导临床诊疗的同时，明确该病例的发表价值，积攒写作素材。选题是病例报告写作前准备的核心，明确选题后开始收集整理病例资料（包括所需的临床资料和患者的知情同意书等），期刊对于论文中所涉及的医学伦理学的要求日趋严格和规范，患者知情同意书已成为期刊投稿时的必备材料。完成上述步骤就可以进入到病例报告的写作阶段。

二、稿　　约

病例报告的写作要求依据期刊的不同而有所改变。其中，中文期刊和外文期刊对病例报告的写作要求存在较大差异，建议作者在书写病例报告之前先阅读拟投稿期刊的投稿须知。

（一）中文期刊病例报告的投稿须知

中文期刊对病例报告的书写要求比较简单，现举例叙述：

1.《中华医学杂志》的写作要求 "病例报告应选择诊治过程有特殊之处，能够为临床诊治同类病例提供启示的病例；避免进行罕见病例的简单累积。病例资料应详尽，包括主诉、现病史、既往史、体检、实验室检查、影像学检查、诊断、治疗方式、病理学检查、预后等。尤其是对诊断、治疗有重要参考意义的检查结果，需重点描述。有创新的治疗手段也应详述。讨论部分应结合病例的诊治特点进行简要点评，避免进行文献综述。病例报告也需提供简的提示性中文摘要（非结构性，100~200字）。"

2.《中华神经科杂志》的写作要求 "文稿应具创新性、科学性、导向性、实用性。文字务求准确、精练、通顺、重点突出。所有学术类文章［包括论著、述评、专论、综述、病例报告……］均需要附中英文摘要及关键词，英文摘要可比中文摘要略详。病例报告文稿字数可视情况而定，提供200字以内的简短中英文摘要。"

3.《中国循环杂志》的写作要求 "文稿应具有先进性、科学性、实用性。文稿应资料真实、数据准确、论点鲜明、结构严谨、文字精练，书写工整规范，必要时应做统计学处理。病例报告等不超过2000字。"

总之，中文期刊对病例报告的写作要求比较简单，只要陈述的病例具有一定的报道价值，发表相对容易。

（二）外文期刊病例报告的投稿须知

外文期刊的病例报告的写作要求与中文期刊有所不同，写作格式上对字数和图片等方面有详细要求，内容上更加重视病例的临床诊断思路和治疗方案，力求更好地服务于临床；同时外文期刊非常注重保护患者的隐私，这点也要引起作者的重视；英文病例报告既可以报道单个病例，也可以报道数个病例，还可以对相关病例进行总结分析。因为不同期刊对病例报告的书写要求不同，建议提前阅读拟投稿期刊的"作者须知"。综合性期刊及专业期刊对病例报告的要求也有所区别，下面分别举例叙述：

1. 综合性期刊对病例报告的要求 《新英格兰医学杂志》的病例报告分为"简要报告"和"临床问题解决方案"两种，其中"简要报告"字数不超过2000字，图表限制在3张以内，引用文献的上限为25篇，开篇需要一个100个单词以内的小结，可以包含1~3例病例或者单个家系；"临床问题解决方案"要求明确每一阶段患者的信息和医生作出相应临床决策的原因及效果，字数要求不超过2500字，参考文献上限为15篇，而对图表、摘要无具体要求。

2. 专业期刊对病例报告的要求 *BMJ Case Reports* 杂志专门发表在病例诊断、鉴别诊断、治疗决策或组织病理学方面有报道价值的病例报告。为了发表的病例报告易于阅读传播，*BMJ Case Reports* 要求病例报告的字数不超过2000字，图片报告（通常包含1或2幅图片，配以简短的文字描述）不超过500字，并要求作者在投稿时采用 *BMJ Case Reports* 在线提供的病例报告写作模板：一种是用于完整的病例报告，另一种则是图片报告，具体要求见投稿须知。

三、病例报告的常用撰写格式

2013年 *BMJ Case Reports* 杂志发布了提高病例报告质量的 CARE（Case Reports）指南（表6-1），指南展示了病例报告中应具备的要素，旨在为规范地撰写和发表病例报告提供指导。通常病例报告中的结构要素除文题、作者及关键词外，还主要包括摘要、引言、案例报告、讨论和结论等。Das A 等在 *How to Write a Case Report*? 中推荐了一个简单易行的病例报告核对清单，作者对其进行了总结（表6-2）。这版病例报告核对表凸显了临床诊疗中的医学伦理学，强调在整个诊疗过程中，应充分保护患者及其相关人员的隐私，尊重他们的知情权。此外医学期刊通常还需要作者声明不存在潜在的竞争利益。

表 6-1　CARE 指南

叙述：病例报告以叙述的形式讲述一个故事，包括提出的问题、临床发现、诊断、干预、结果（包括不良事件）和随访。叙述应包括对结论和信息的基本原理的讨论

名称	简要描述
标题	"病例报告"（或"案例研究"）一词应与最感兴趣的现象（如症状、诊断、化验、干预）一起出现在标题中
关键词	概括本案例关键要素的 2~5 个关键词
摘要	a）引言——这个病例报告为已有的医学文献增添了什么新的内容
	b）案例介绍
	－ 患者的主要症状
	－ 主要临床发现
	－ 主要诊断和干预措施
	－ 主要结果
	c）结论——从这个案例中获得的主要收获是什么？
引言	参考相关医学文献对本病例背景进行简要总结
患者信息	a）人口统计信息（如年龄、性别、种族、职业）
	b）患者的主要症状
	c）既往医疗史、家族史和社会心理史——尽可能包括饮食、生活方式和遗传信息，以及相关合并症的详细信息，包括过去的干预措施及其结果
临床发现	描述相关的体格检查结果
时间线	可以表格或图表形式描述与诊断和干预相关的重要日期和时间
诊断	a）诊断方法（如查体、实验室检查、影像学检查、问卷调查）
	b）诊断挑战（如经济、语言/文化）
	c）诊断推论，包括考虑的其他诊断
	d）预后特征
治疗干预	a）治疗手段的类型（如药物、手术、预防等）
	b）治疗细节（如剂量、强度、持续时间）
	c）治疗变化（阐述理由）
随访和结局	总结所有随访的临床过程，包括
	－ 临床医生的评估和患者对结局的评价
	－ 重要的随访检测结果（阳性结果或阴性结果）
	－ 干预的依从性和耐受性（如何评估的）
	－ 不良事件和意外事件
讨论	a）本病例治疗过程的优势和局限性
	b）相关医学文献
	c）结论的理由（包括因果评估）
	d）本病例报告的主要经验教训
患者观点	患者应尽可能分享他或她的观点或经验
知情同意	是否获得患者的知情同意？如果期刊需要，请提供知情同意书

表 6-2　病例报告核对表

病例报告核对表

作者：

1）符合国际医学期刊编辑委员会标准

2）姓名应按其对稿件的贡献顺序排列

患者隐私：

1）删除患者的识别信息

2）患者知情同意发表病例

3）已获得机构审查委员会的书面批准

题目：

对案例进行清晰描述

摘要：

1）字数≤250 字

2）适当的组织设计

3）清晰地阐述目标

关键词

引言：

1）陈述案例报告的目的和重要性

2）阐明相关术语的定义

3）该案例如何丰富现有文献

案例报告：

1）按时间顺序概述案例

2）准确描述患者特征

3）包含阳性的和阴性的值得注意的结果

4）正确描述较新的研究过程，并适当引用参考文献

5）精确定义不常见的术语

6）提供诊断，清楚地介绍治疗过程

讨论：

1）权衡该病例和现有的知识体系，简要讨论鉴别诊断

2）为病例管理提供科学依据

3）作者提供研究发现背后的假设机制

4）阐明不足之处

5）提出未来研究的方向

结论：

准确总结新信息，如报告该案例的原因

致谢：

感谢那些对案例有贡献但未被列为作者的人

参考文献：

参考文献须严格按照期刊要求编写

图片和临床影像：

图片符合期刊要求（见作者须知），如果数据已在其他地方发表，作者必须获得出版商的许可

病例报告撰写时根据不同要素，要求有所不同：

（一）题目

病例报告的题目至关重要。题目应紧扣案例的内容，直接写出病名或者治疗手段，最好能反映出该案例报告的新颖性或者特殊性，同时标题中避免出现缩写。力求标题科学合理、简短明了，

能够吸引审稿人、编辑和读者阅读整篇病例报告。

以下列举一些病例报告的题目并简要分析：①以假性肠梗阻为首发症状就诊的重症肌无力一例（常见疾病的特殊临床表现）；② 3-羟基异丁酰辅酶 A 水解酶缺乏症一例并文献复习（报道一例少见疾病并总结分析已发表的相关文献）；③以失用症为突出表现的克雅病一例（少见疾病的特殊临床表现）；④脊髓性肌萎缩——特殊家系报道（少见疾病的家系报道）；⑤多发性硬化合并 IgA 型天疱疮一例（两种少见疾病同时存在一个个体中）；⑥应用光学相关断层成像快速诊断颈动脉支架内血栓一例（常见疾病的新的诊断工具）；⑦计算机辅助设计在髋臼恶性肿瘤治疗中的应用：1 例报告（常见疾病的新的治疗手段）；⑧剖宫产硬膜外麻醉异常广泛阻滞致气管插管全麻手术 1 例（疾病病程发展出乎意料）；⑨布鲁氏菌病误诊致睾丸切除 1 例（不典型或复杂疾病的临床误诊误治病例）。

（二）作者署名

凡是在病例资料的收集和疾病诊疗过程中作出一定贡献的人员均可列入作者范畴，作者署名顺序按其贡献大小进行排列，中英文病例报告对作者的署名要求相同。

（三）关键词

选择合适的关键词对撰写案例报告非常重要。关键词应该体现稿件的要素内容，能够帮助搜索引擎顺利找到相关论文。

（四）摘要

摘要必须清楚地说明病例的关键信息，能够反映病例的新颖性和特殊性，是一篇文章最重要的组成部分之一。摘要可以是结构式的，分为"目的"、"材料和方法"、"结果"、"结论"等；也可以是非结构式的。

1. 结构式摘要

（1）中文期刊

摘要：目的　提高临床医生对线粒体脑肌病的认识。方法　回顾性分析 1 例线粒体脑肌病患者的临床资料、影像学和基因检测等结果。结果　患者男性，28 岁。因持续性头晕入院，表现为天旋地转感，伴有全头持续性胀痛，恶心、呕吐。实验室检查血乳酸增高，查体双眼右视同向性偏盲。头颅 MRI FLAIR 序列示双侧颞叶高信号；弥散加权成像（DWI）可见左颞枕、左侧海马斑片状异常信号灶；DWI 加权像呈高信号，ADC 加权像呈低信号。肌肉病理检查（左侧肱二头肌）示肌纤维大小不等，改良 Gomori 染色后可见大量破碎红纤维，细胞色素 c 氧化酶染色示淡染的 COX 阴性肌纤维和深染的 COX 阳性血管。诊断为 MELAS 综合征。予维生素 B_1、维生素 B_6、维生素 B_{12}、辅酶 Q10 等治疗。结论　MELAS 综合征是线粒体遗传病，由线粒体 DNA 或核 DNA 缺陷导致线粒体功能障碍、能量合成不足所致的多系统疾病，临床早发现、早治疗以改善预后。

（2）英文期刊

Abstract

Aim: To report the case of acute isolated abducens nerve palsy and anosmia in a healthy 69-year-old female following SARS-CoV-2 infection.

Method: This is a case report of a previously healthy 69-year-old Caucasian female who presented to the emergency eye centre with a four-day history of binocular, horizontal diplopia eight days after testing positive for SARS-CoV-2 infection. Anosmia was her isolated symptom of COVID-19.

Results: The patient was diagnosed with left abducens nerve palsy. Aetiology was presumed to be post-viral as the patient was not diabetic and had no pre-existing microvascular risk factors. Diplopia resolved within 3.5 weeks. Measurements confirmed complete spontaneous recovery of the abducens palsy within 6 weeks.

Conclusion: Cranial nerve palsies may constitute part of the neurological spectrum of COVID-19 disease. This case report aims to raise awareness amongst clinicians of coronavirus-induced neurological symptoms. Research suggests SARS-CoV-2 infection can trigger an aberrant immune response in some individuals, causing inflammatory nerve damage leading to anosmia and neuropathy. This case report supports the hypothesis that direct or indirect virally mediated injuries along the routes of the cranial nerves can cause neuropathy and olfactory dysfunction. The longer latency effects of COVID-19 infection are not well understood. The long-term rehabilitation of patients exposed to COVID-19 is a major public health concern requiring multidisciplinary expertise. This case report highlights the value of the orthoptist in the diagnosis and care of patients experiencing neuropathy following COVID-19 exposure.

2. 非结构式摘要

（1）中文期刊

摘要：分析 1 例 2020 年 8 月在中国医学科学院北京协和医院神经科住院的克雅病患者的临床表现和检查结果，并对其进行全面的神经心理学评估和失用相关评估。该患者为 65 岁男性，隐匿起病，症状逐渐进展，临床表现为失用症、快速进展的痴呆和锥体外系症状，头颅磁共振成像提示双侧大脑半球"花边征"，脑脊液 14-3-3 蛋白阳性，符合很可能克雅病的诊断标准，其失用症为典型的观念运动性失用。经复习文献，发现失用也可以是克雅病的主要神经心理损害表现，临床诊治中需要重视失用症的规范和正确评价、及时识别。

（2）英文期刊

Abstract：We report a case of a 105-year-old woman who was treated with Alteplase for acute ischaemic stroke (AIS). On arrival, this centenarian woman had sudden-onset aphasia and right-sided hemiparesis, her baseline National Institutes of Health Stroke Scale (NIHSS) score was 21. An acute noncontrast brain CT scan showed only mild white matter disease. After assessing the patient's risk-benefit ratio, the patient was administered intravenous Alteplase (0.9mg/kg) 2.5 hours after symptom onset. Her right hemiparesis and aphasia eased within 24 hours after Alteplase treatment. At discharge, her NIHSS score had decreased to 1, leaving only mild right facial palsy unresolved. Few clinical data are available on centenarian patients with AIS who undergo intravenous thrombolysis. There are no data on what is the best method to use to manage centenarians. Our successful thrombolysis case indicates that biologically young centenarians may profit from thrombolysis, despite the very high age.

（五）引言

病例报告正文部分通常有一个简短的开头，起到承上启下的作用，这就是"引言"。它可以是对本病的认识过程，临床遇到的难题，或者报道该病例的意义，说明该病例的重要性和特殊性。但引言并不是病例报告所必需的。

（六）案例报告

案例描述是病例报告的核心部分，应该按照时间顺序清晰翔实地描述患者所有必要的细节，包括去识别的患者特定信息（保护被报道者的隐私）、相关病史、重要的临床辅助检查结果（包括阳性结果和相关的阴性结果）、疾病的演变过程、诊断过程、治疗经过、治疗结果、预后及随访等。

不同案例描述的重点不同，应详述有特殊意义的症状体征、检查结果和治疗方法。具体描述包括以下内容。

1. 患者的基线资料　如年龄、性别、职业、种族等。

2. 相关病史　包括主诉、现病史、既往史和查体等情况，对反复发作性疾病和先天性疾病要重视既往史和家族史；如有相关，一些病例要详细说明职业特点、特殊生活史；因用药引发不良反应要说明确用药史。

3. 重要的临床辅助检查结果　包括影像学检查及实验室检查结果，阳性结果和相关的阴性结果均要描述，疑难病例要有随访结果，以便对有特殊意义的阳性结果进行前后对比佐证。

4. 诊断、鉴别诊断要点及影响因素　在病例报告中作者应清晰客观地阐明得出最终诊断的依据。

5. 治疗干预措施　治疗干预的细节（包括药物的药理学名称、剂量、频次和持续时间等）以及患者对治疗干预的反应（客观参数和主观参数）。

6. 预后和随访　如果适用，建议加入随访内容，因为随访更能说明治疗效果。

推荐以图表的形式展现病例报告的时间轴线，尤其是与诊断和干预相关的重要日期和时间。应当注意的是，撰写案例时切忌照搬原始病历，应以住院病例为模板浓缩提炼所有关键信息，在进行全面描述的同时注意突出病例报告的重点和特殊之处，不要出现无效的信息；常规的步骤可一带而过，不必赘述，同时避免使用非客观性、怀疑或者推测性的语句，以体现病例报告的准确性、重要性、新颖性和指导性。案例描述切记保护患者的隐私权，充分确保患者的身份信息不能被读者认出。同时要求作者在书写病例报告时必须征得患者的书面知情同意或者书面授权书。

此外，案例报告除文字描述外，可适当结合患者的 X 线检查、CT 或 MRI 检查的影像学图片，或文中插入必要的仪器设备的照片，或解释手术方法的线条图，或者病理学检查的图片，帮助读者更好地理解该病例报告的内容。

（七）讨论

讨论内容应与病例紧密相关，论据应充分围绕病例并做出必要的声明，阐明作者的观点。具体讨论内容依据报告的目的而定，可以包括相关的医学文献和所得结论的过程，也可以对病例叙述中不明确的情况或结果进行解释。讨论前要进行彻底的文献检索，回顾和分析最新的文献，引用的文献要具有代表性和相关性。讨论过程不是简单的文献罗列，而是结合相关文献，有目的地阐明在治疗过程中如何决策，以及为什么要这样决策，重点分析疾病处理过程中值得借鉴的经验和存在的局限性，以启发读者思考在今后遇到相同的病例时应该怎样处理。同时作者也不要进行冗长而宽泛的讨论，避免将其扩大成综述。

（八）结论

结论是根据病例讨论总结得出作者自己的观点。结论需要简明扼要，内容可以包括医生从该案例中得到的经验教训，与现有知识体系的相悖之处或新的诊治方法等，其目的是为今后同类病例的处理提供指导。建议作者避免使用"国内外首次发现"这样的表达方式。由于单个病例报告提供的信息和证据有限，因此一般不要下太过肯定的结论或提出夸大性的建议。

（九）参考文献

不同期刊的参考文献格式要求不同，具体参见期刊的投稿须知。在病例报告的书写过程中，建议使用 EndNote 软件编辑修改参考文献。

（十）致谢

向对本病例报告发表作出贡献而未被列为作者的个人或者组织表示感谢。所涉及的病例及资助基金也应在致谢名单内。

（十一）利益冲突声明

期刊通常需要作者声明所有作者间没有利益冲突问题，文章立场客观，不存在潜在的竞争利益。

（十二）图片和影像

图片和影像有时可以更好地传递信息，一般图片选择 JPEG 或 TIF 格式，要确保图片背景干净，避免剪裁原始图像和提交低分辨率图像。在治疗干预方面，治疗前后的照片应具有相同的分辨率、曝光、亮度和背景。病理图片需要明确染色方式和放大倍数。

第三节　案例分析

中英文病例报告案例分析如下。

一、中文病例报告案例分析

（一）题目

以细菌性脑膜炎为病因的合并脑小血管病影像表现的颅内深静脉血栓形成一例。

分析解读：题目中应列出病例报告最关键的内容。颅内静脉血栓是一种少见的中枢神经系统疾病，而以细菌性脑膜炎为病因的合并脑小血管病影像表现的颅内深静脉血栓更是罕见，临床认识不足，具有较高的报道价值。

（二）临床资料

1. 病例介绍　患者女性，41 岁，2020 年 11 月 11 日因"头痛伴恶心呕吐 5 天"来我院就诊。患者入院前 5 天（2020-11-06）早晨起床后出现头痛，呈持续性全脑胀痛，以枕部为著；伴恶心呕吐，呕吐物为胃内容物；发病前无眼前闪光、亮点等先兆症状；发病过程中不伴有发热、颈项强直、肢体无力、肢体抽搐等症状。于当地医院行头颅 CT 检查（2020-11-10）结果示"大脑大静脉密度升高"；头颅 DWI 检查（2020-11-11）结果示"双侧基底节区及右侧丘脑多发静脉性脑梗死"；MRV 检查（2020-11-11）结果示"大脑大静脉、直窦及右侧横窦未见显示"，考虑为颅内深静脉血栓形成（deep cerebral venous thrombosis，DCVT）。为进一步诊治遂来我院。

2. 既往史　否认高血压、糖尿病病史；否认结核、梅毒、肝炎等感染性疾病病史；否认发病前腹泻和进食不良病史；无用药史。

3. 入院查体　体温 36.6℃，脉搏 72 次/分，呼吸 16 次/分，血压 101/60mmHg（1mmHg=0.133kPa），结膜无苍白，皮肤、巩膜无黄染，浅表淋巴结未触及肿大；颈部对称，气管居中，双侧甲状腺未触及肿大；胸廓对称无畸形，双肺呼吸音清，未闻及干湿啰音；心律齐，未闻及病理性杂音和额外心音；腹软，肝脾肋下未触及，双下肢无明显浮肿。神经系统查体：神清语明，定时、定向力正常，计算力和记忆力正常；眼球运动自如，无眼震，双侧瞳孔等大等圆，对光反射灵敏，双侧鼻唇沟对称，伸舌居中，咽反射存在，悬雍垂居中；四肢肌力、肌张力正常，四肢腱反射正常，双下肢 Babinski 征阴性；感觉系统未见明显异常，共济运动尚可，脑膜刺激征阴性。

4. 辅助检查

（1）实验室检查（2020-11-12）：D- 二聚体（0.86mg/L FEU）轻度升高，红细胞沉降率（48.00mm/h）升高；血常规：白细胞 $9.35×10^9$/L，以中性粒细胞为主；CRP、凝血酶原时间、活化部分凝血酶原时间正常；血糖、血脂水平，肝脏、肾脏、甲状腺功能正常；风湿系列、抗核抗体系列、梅毒、人类免疫缺陷病毒系列、肿瘤系列均正常。淋巴细胞亚群检测 $CD4^+$/$CD8^+$T 细胞正常；蛋白 C、蛋白 S 正常。

（2）腰椎穿刺（2020-11-12）：脑脊液无色透明，颅内压初压 240mmH$_2$O（1mmH$_2$O=9.78Pa），终压 100mmH$_2$O，压腹压颈试验通畅；脑脊液总蛋白升高（1121.00mg/L），糖和氯化物正常，白细胞数轻度升高（26×10^6/L），免疫球蛋白（immunoglobulin, Ig）G、IgA、IgM 升高（IgG153mg/L、IgA28.40mg/L、IgM2.45mg/L），脑脊液微量白蛋白升高（759.00mg/L），脑脊液细菌培养、墨汁染色及结核分枝杆菌检测均阴性，多次血细菌培养、结核感染 T 细胞酶联免疫斑点试验（TSPOT.TB）均为阴性。脑脊液 PMseq-DNA 中枢神经系统感染病原微生物高通量基因检测（宏基因检测）（2020-11-15），结果显示中间普雷沃菌感染，属于革兰氏阴性短球杆菌，为厌氧菌。

（3）影像学检查：眼底检查（2020-11-12）可见视神经盘水肿。MRI-SWI 序列检查（2020-11-12）结果示无出血性病灶。DSA 检查（2020-11-16）结果示双侧大脑内静脉、大脑大静脉、直窦不显影，右侧横窦先天性发育不良，余血管未见异常。

5. 入院诊断　颅内深静脉血栓形成。

6. 诊疗经过　考虑患者 DCVT 诊断明确，根据《中国颅内静脉血栓形成诊断和治疗指南2019》，故患者入院后给予静脉滴注低分子量肝素（依诺肝素 0.4ml，每日 2 次）抗凝治疗、甘露醇（125ml，每日两次）等药物脱水、降颅内压及对症支持治疗。依据患者 2020 年 11 月 12 日脑脊液常规生化检查结果提示炎性改变，考虑存在细菌性脑膜炎，故给予静脉滴注头孢曲松钠（每次 1g，每日 2 次）抗炎治疗。依据患者 2020 年 11 月 15 日宏基因检测结果发现为中间普雷沃菌感染，明确了细菌性脑膜炎的诊断，该菌常见于牙龈炎及牙周炎等口腔疾病，故进行口腔科会诊，最终明确诊断为"慢性牙周炎"，故进一步给予患者甲硝唑口服（每次 0.4g，每日 3 次）抗感染治疗。治疗 10 天后复查患者头颅 DWI 检查（2020-11-20）结果示左侧小脑、左侧岛叶、右额可见点状异常信号影，DWI 呈高信号，ADC 序列呈低信号，T2 和 FLAIR 序列呈高信号，考虑为急性腔隙性脑梗死，入院时 DWI 结果示双侧基底节区及右侧丘脑异常信号影已消失。多次进行心脏彩超检查筛查心源性栓塞病因结果未见异常。治疗两周后患者头痛症状明显好转，复查腰椎穿刺结果示脑脊液压力（160mmH$_2$O）恢复正常，故出院。出院后给予口服华法林（每次 3.75mg，每日1 次）治疗 3～6 个月，监测 INR 值（控制在 2～3），考虑患者病因明确为感染所致，故口服抗凝药物时间较短，同时在临床症状消失后继续口服头孢曲松和甲硝唑治疗 3 周。

7. 随访　一个月后随访患者无头痛等临床症状，复查脑脊液压力及各项指标结果均正常，宏基因检测结果亦为阴性。复查头颅 MRI（2021-01-12）可见 DWI 异常信号消失，右侧额叶小病灶仍然存在，表现为 T$_2$WI 及 FLAIR 序列高信号，头颅 MRV（2021-01-12）结果示大脑大静脉、直窦仍未见显示，但是侧支循环代偿良好；2021-08-20 随访患者无任何不适症状，复查 MRV（2021-08-21）结果示大脑大静脉、直窦可见局部断续显示。

8. 最终诊断　①颅内深静脉血栓形成。②细菌性脑膜炎。③慢性牙周炎。

分析解读：病例资料中描述了一名以细菌性脑膜炎为病因，以脑小血管病为影像特征的颅内深静脉血栓患者，属于少见疾病的特殊病因和特殊临床表现。临床资料中对该病例的主诉、现病史、既往史、体格检查、辅助检查（影像学检查及实验室检查结果）、诊治经过（包含药物名称、剂量、频次、持续时间以及患者对治疗干预的反应）、随访（患者的临床症状、影像学检查和脑脊液检查结果的前后变化）及最终诊断等方面进行了详细介绍。病例介绍的宗旨就是让读者熟悉病例，知道全部相关结果，注意叙述过程要条理清晰，详略得当。这篇病例报告没有包含引言，因为引言并不是一篇病例报告所必需的，作者可以根据拟投期刊的要求灵活掌握。

（三）讨论

本例患者是一例由口腔定植菌中间普雷沃菌感染引起的非典型细菌性脑膜炎。既往研究发现牙源性感染所导致的颅内感染比较罕见但却是致命的，常见于牙龈炎及牙周炎等口腔疾病。其中普雷沃菌是常见感染微生物，是临床中较常见的条件致病菌，可引起口腔等部位内源性感染，且与脑膜炎有关。本例患者缺乏脑膜刺激征和脑神经损害等脑膜炎体征，临床中以 DCVT 发病，临床表现也可以用 DCVT 疾病解释。患者的脑脊液改变由病原微生物和宿主免疫状态共同决定，其中普雷沃菌引起脑膜炎的脑脊液表现类似于结核性和病毒性脑炎，如未对患者进行宏基因检测，很难通过常规方法确定脑膜炎的病因。然而，脑脊液宏基因检测存在一定的误差，如标本环境污染的可能，检测结果需结合临床具体情况，但是考虑环境背景中不存在普雷沃菌，且此患者慢性牙周炎诊断明确，脑脊液炎性改变，因此认为该病菌是导致患者发病的病原菌。本病例分析结果提示，对于 DCVT，脑脊液检查是必要的检测手段；根据脑脊液常规、免疫学及细菌培养等方法，很难鉴别脑膜炎的病因，而宏基因检测等病原学诊断方法对鉴定 DCVT 病因具有重要价值，而且在病因学背景下指导应用抗生素是患者病情快速好转的重要原因。

患者的年龄、感染相关诱因及免疫状态是颅内感染发生的重要因素。本例患者原发疾病为慢性牙周炎，通过宏基因检测证实，对于免疫状态正常的中年女性（如存在慢性口腔黏膜定植细菌）也可以引起非典型细菌性脑膜炎，这扩展了临床医师对口腔细菌引起的非典型脑膜炎的认识。

脑膜炎常引起位于蛛网膜下腔的小动脉炎症，这种细菌性动脉炎在结核性和梅毒性脑膜炎中较常见。脑膜炎累及静脉，常导致蛛网膜下腔的静脉受影响，进而引起静脉血管壁坏死和血管壁血栓形成。位于蛛网膜下腔的静脉较动脉管壁更薄且血流速度较慢，炎症引起血栓形成的发生率更高。颅内深静脉位于蛛网膜下腔，本病例分析结果提示，由于颅内深静脉的解剖学特点，脑膜炎波及颅内深静脉，是 DCVT 需要考虑的病因之一。

本病例另一个很有临床意义的影像学特点是，患者头颅 MRI 检查结果可见数个分布于双侧幕上和幕下的小高信号病灶，位于灰白质交界部，直径<20mm，符合脑小血管病的影像学特点。动态观察病灶的演变情况发现，部分病灶消失，仅一个病灶从白质高信号演变为腔隙性梗死。从发病机制方面分析，急性期的小白质高信号病灶可能为小的动脉栓塞或小动脉炎，也可能为小静脉炎。多次对患者进行心脏超声和血细菌培养检查均无异常，故排除感染性心内膜炎等心源性栓塞的可能，考虑脑膜炎波及皮层小动脉或小静脉的可能性大。小动脉炎或小静脉炎引起的脑小血管病影像学表现，影像转归可以为白质高信号消失或形成腔隙性脑梗死。提示 DCVT 同时伴发双侧非同一部位的皮层小血管病灶，临床应考虑颅内感染引起的血管炎。

分析解读：结合本次病例报告的临床特点和相关既往文献，阐述了颅内深静脉血栓的特殊病因和少见影像特征，提高读者对颅内深静脉血栓的病因、发病机制和影像特点的临床认识。讨论包括解释病例报告中不明确的地方，展示从中获取的经验，结合文献指出该病例对临床实践的提示或者相关领域研究的新方向。

（四）结论

本病例分析的意义在于，深入认识 DCVT 的病因，免疫状态正常的人群也可因口腔细菌引起非感染性脑膜炎，DCVT 伴脑小血管病的影像学改变，应考虑颅内感染病因，提示脑脊液病原学鉴定对患者的诊断具有重要临床价值。

分析解读：结论中总结该病例报告的意义在于如何深入地认识颅内深静脉血栓的病因和影像学改变。强调临床医师应重视脑脊液病原学鉴定对颅内深静脉血栓病因诊断的重要临床价值。结论部分就是根据病情的讨论得出作者自己的见解，提出自己的观点和展望。

参考文献和图表（略）。

二、英文病例报告案例分析

TITLE

Successful intravenous Alteplase for a centenarian woman with acute ischaemic stroke

分析解读：题目"静脉注射阿替普酶成功治疗患有急性缺血性卒中的百岁老人"是常见治疗方法在少数群体中的应用，帮助指导临床实践，具有报道价值。

INTRODUCTION

分析解读：引言介绍了静脉注射重组组织纤溶酶原激活药（recombinant tissue plasminogen activator，r-tPA）是治疗急性缺血性脑卒中的一种有效治疗方法，但缺乏在超高龄群体（年龄＞90 岁）中应用的经验，由此引出该例百岁老人溶栓治疗的病例报道。在时态上，由于陈述的是客观事实，故通常运用一般现在时。

CASE DESCRIPTION

分析解读：病例描述按照时间先后顺序介绍了该病例的临床特点、辅助检查、诊疗过程以及功能结局等。在时态的运用上，由于陈述病人过去的健康状况和诊疗过程，所以通常采用一般过去时。

DISCUSSION

分析解读：结合该病例报告和既往相关文献，讨论了高龄群体接受静脉溶栓治疗的注意事项、获益风险，总结了从该病例报告得到的成功经验。

CONCLUSIONS

分析解读：总结该病例报告的罕见之处，指出该病例报告的成功治疗经验，为后续临床工作提供参考。从时态运用上，结论通常采用一般现在时。

REFERENCES（略）

分析解读：参考文献和图表（略）。

第四节　病例报告初稿的修改、投稿与建议

一、病例报告初稿的修改

病例报告初稿的修改应遵循以下原则。

（一）新颖性原则

除在选题时评估病例的新颖性外，初稿修改时要再次审视选题有无学术价值。注意查阅既往相关文献或书籍刊物有无类似报道，同时比较分析拟报道案例的特殊性，客观评判该病例报告有无报道价值。

（二）逻辑性原则

在确定选题具有报道价值后，对文章通篇的逻辑性进行评定和修改，具体包括语言文字的逻辑性、文章结构的逻辑性和证据论点的逻辑性。

（三）准确性原则

在病例报告初稿修改时，需要特别注意是否精准使用了相关的医学概念和术语，文献引用、数字统计和言语文字使用等是否准确无误，避免引起读者的误解。

二、病例报告的投稿

病例报告初稿经过反复修改确定无误后就可以进入到投稿阶段。在投稿前，首先查找适合发表该病例报告的期刊，可以是专业期刊，也可以是综合性期刊。然后，按照所选期刊的投稿须知修改稿件进行投稿准备。最后在拟投期刊的投稿系统上进行在线投稿。

三、建　议

　　病例报告虽然篇幅短小，但在临床实践中，却往往体现出以小见大的独特价值和优势。要写出好的病例报告有如下建议：①患者是取之不竭的宝贵资源，临床医生要重视日常的诊疗工作，发掘值得学习的特殊或有趣的病例，为撰写病例报告积累素材。②积极请教并听取专家对病例的分析、指引及点评，挖掘展示不同的临床视角，提炼新的有价值的临床观点。③学习病例报告写作规范以及各医学期刊对病例报告的写作要求，提升个人写作水平，完成高质量病例报告的撰写。④坚决拒绝学术不端行为，一篇好的病例报告需要经过反复打磨才能完成，而不能依赖"复制"、"粘贴"这些投机取巧的行为。

思 考 题

　　1. 为什么病例报告在循证医学中的证据级别较低？

　　2. 病例报告书写最核心的部分是什么？

　　3. 书写病例报告中的案例描述时需要注意什么？

　　4. 与试验研究相比，病例报告具有哪些优势？

（孙宏巍）

第七章　特殊类型医学科研论文的撰写

PPT

除常见的论文类型，例如论著（original article）、文献综述（review）以及病例报告（case report）之外，由于学术期刊每期的篇幅有限，或者为了聚焦某研究方向突出专家观点与展望，或者读者针对最近发表的论文中某细节问题的来信咨询评论及其回复，也会刊登一些特殊类型的医学科研论文，如简讯（brief communication）、简报（technical report）、读者来信（letter）、技术评论（technical comment）及答复（response）、会议摘要（conference abstract）、编辑部社论（editorial）、研究亮点（research highlight）、专家观点（viewpoint）、专家展望（perspective）等。这些特殊类型的医学科研论文有其特殊的功能，有助于针对某个研究方向或某个科学问题展开深入交流、讨论和争鸣，从而有助于医学科研及临床实践。

本章对国际医学学术期刊中常见的特殊类型论文分别进行介绍。

第一节　简讯的撰写

一、简讯的概念

简讯是短而精的短篇论著。简讯通常在结构上与论著类似，包括四部分内容：研究背景、材料与方法、结果、讨论与结论，但篇幅比论著大幅减少。国际上顶级期刊例如 *Cell*、*Nature*、*Science* 及其子刊的每期篇幅有限，因此对已投稿的某些具有很好创新性的长篇论著提出压缩篇幅的修改意见：要求作者按该期刊投稿指南中"简讯"论文规定的字数、图表及参考文献数量对原稿进行压缩和精练，尤其在某些医学热点研究领域，为了在顶级期刊抢先发表最新研究成果，研究者也会考虑以简讯短篇报道的形式发表主要发现。

期刊对简讯的要求主要体现在字数和参考文献数量的限制上，字数一般限制在1500~2000字，参考文献一般不超过20篇，具体要求需要查阅拟投稿期刊相应栏目的"投稿指南"。

二、简讯的构成、写作技巧及举例

简讯的基本构成包括题目、作者署名及单位（包括通讯作者及其联系方式）、摘要、正文（包括研究背景、材料与方法、结果、讨论）、致谢、资金来源（funding）、利益冲突说明、补充材料（supplementary material）、参考文献等内容。

（一）题目

题目极为重要，是高水平简讯的标志。一般情况下简讯的题目可以参照论著题目的要求，强调简明扼要，突出主题及主要发现，尽量避免有不必要的冗词；也可以用一句话高度概括简讯的主要发现。例如2019年发表于胃肠病学顶级期刊 *Gastroenterology* 的简讯（Gastroenterology 2019; 157(1): 257-259; PMID: 30885779）题目就是高度概括凝练了该简讯的主要发现："酪氨酸和谷氨酰胺-亮氨酸 Q3 是早期结直肠癌的代谢标志物"（*Tyrosine and glutamine-leucine Q3 are metabolic markers of early-stage colorectal cancers*）。

（二）作者署名和单位

简讯的作者署名及单位要求与论著的要求一致。但是，鉴于简讯是短篇报道，一般只报道主要结果和发现，相关的工作量已经删减。通常而言，简讯的作者不超过六位，并且一般情况下，这六位作者中，标注共同通讯作者的不会超过三位，标注共同第一作者的也不会超过三位。例如，上述的 2019 年发表于胃肠病学杂志 *Gastroenterology* 的简讯标注了三位共同通讯作者和两位共同第一作者，详见该简讯全文（Gastroenterology 2019; 157(1): 257-259; PMID: 30885779）。

（三）摘要

国际医学学术期刊的简讯摘要通常采用结构式摘要，不超过 250 个英文单词，主要内容包括研究背景、材料与方法、结果、讨论及结论。简讯的摘要也可以采用非结构式摘要，精简背景资料，突出研究新发现的创新点，一般不展开描述具体的材料和方法，语言简明扼要。

此外，部分国际医学期刊的简讯不设摘要。例如，上述 2019 年发表于胃肠病学杂志 *Gastroenterology* 的简讯就没有摘要（Gastroenterology 2019; 157(1): 257-259; PMID: 30885779）。

（四）研究背景

简讯的研究背景篇幅一般较短，甚至只有一段。示例如下：

Colorectal cancer (CRC) is the third most commonly diagnosed cancer and the second leading cause of cancer mortality worldwide. Epidemiologic studies have suggested that metabolic syndrome (MS) increases the risk of CRC. Early screening of CRC effectively increased the 5-year survival rate and was of importance for the MS population at high risk of developing CRC. Low sensitivity and specificity limit various biomarkers in the early screening of CRC. Metabolomics is an emerging tool in systems biology for the discovery of small-molecule metabolic markers. This study aimed to define reliable serum biomarkers for diagnosis of CRC.

[摘自 Li,et al. Tyrosine and Glutamine-Leucine Are Metabolic Markers of Early-Stage Colorectal Cancers. Gastroenterology, 2019, Jul; 157(1): 257-259.e5. PMID: 30885779]

（五）材料与方法

此部分内容包括研究对象、研究方法、统计分析方法等。研究方法逻辑性强、可信并且尽可能简洁，不同统计分析方法的结果可重复。例如上述 *Gastroenterology* 杂志的简讯关于方法学介绍极为简单，仅两段，并在结尾处注明详细内容请见线上（online）的补充材料（supplementary material）。

示例如下：

The study participants were enrolled based on strict inclusion and exclusion criteria (see Supplementary Methods). In the screening set, 360 serum samples were collected from Taizhou Hospital (Zhejiang, China) and community-based study in the Xiaoshan district (Zhejiang, China). The validation set included 1594 participants enrolled from Zhejiang Cancer Hospital, a community-based study in the Xiaoshan district, and Taizhou Hospital. A third independent cohort comprised 1528 participants enrolled as a prediction set from Zhejiang Cancer Hospital and a community-based study in the Putuo district (Zhejiang, China).

Untargeted analyses were performed on an Agilent 1290 Q9 liquid chromatographic (Agilent Technologies, Santa Clara, CA) and an Agilent 6545 Quadrupole time-of-flight system. Targeted analyses were carried out on a triple quadrupole coupled with a liquid chromatographic (Nexera x2)– mass spectrometry (TQ8050) system (Shimadzu, Kyoto, Japan). All statistical analyses were conducted using R software, version 3.4.1 (R Core Team, Vienna, Austria). Details are available online as Supplementary Methods.

[摘自 Li.et al. Tyrosine and Glutamine-Leucine Are Metabolic Markers of Early-Stage Colorectal Cancers. Gastroenterology, 2019, Jul; 157(1): 257-259.e5. PMID: 30885779]

（六）结果

简讯结果的撰写应该按逻辑顺序展开。描述应该围绕研究目标，有逻辑、有层次地介绍本研究的主要结果及数据。尽量避免文字和图表的重复介绍，言简意赅，争取做到文字描述与图表互相辅助。

（七）讨论及结论

第一段总结本研究的主要发现（包括数据），从第二段开始针对本研究的主要发现进行深入讨论：比较本研究的主要发现与国际上同类研究差异，并在生物学上可以做出合理的解释；总结本研究的亮点及不足之处，例如可能存在的偏倚及偏倚的来源。最后，基于本研究的主要发现，与国际上同类研究进行比较，并且在生物学上可以得到合理解释的基础上，得出本研究的结论，并推断其潜在的意义和应用价值。

示例如下：

In this study, a large multicenter cohort of 3482 participants was enrolled that included healthy volunteers ($n=1204$) and MS ($n=1183$) and CRC patients ($n=1095$) from 4 independent centers. Thirty metabolites were altered as differential metabolites through untargeted metabolomics, 7 of which were validated in multiple centers. Based on logistic regression analysis, a simplified panel of Glu-Leu and tyrosine was selected for targeted metabolomics. Tyrosine is associated with cancer-related alterations of the trichloroacetic acid cycle. The decreased level of tyrosine observed in this study may be due to the metabolic disturbance resulting from colorectal tumor development. Glu-Leu, a dipeptide, is a byproduct of reduced glutathione synthesis catalyzed by g-glutamylcysteine synthetase. The g-glutamyl dipeptides play roles in the development of liver-related diseases. The increased serum concentration of Glu-Leu may be reflective of the oxidative stress and inflammatory conditions in MS patients. This biomarker panel showed a satisfactory diagnostic performance with regard to the receiver operating characteristic curves. The predictive values were higher than 92.38% in discriminating CRC participants from those without CRC in the prediction set. These results suggest that the combination of Glu-Leu and tyrosine in serum is potentially a novel biomarker panel for early diagnosis of CRC. The limitation of this study lies in the possible occurrence of diverse phenotypes, particularly in the control cohorts—a situation that could result in a lot of mixed signals. However, the participants of the control and case groups were selected based on matched age and sex in the screening set, thereby decreasing these effects. Also, the false positive rate was controlled by multiple testing adjustment and validated by independent samples.

[摘自 Li,et al. Tyrosine and Glutamine-Leucine Are Metabolic Markers of Early-Stage Colorectal Cancers. Gastroenterology, 2019, Jul; 157(1): 257-259.e5. PMID: 30885779]

（八）致谢

致谢一般包括对本研究做出重要贡献但不足以列在作者名单上的人员及机构。此外，某些国际期刊在此处还要求注明每位作者各自的具体贡献。

（九）资金来源

资金来源一般包括为本研究提供科研经费的学术机构或基金，一般在括号内注明项目或基金的具体代码。

（十）利益冲突说明

国际期刊通常对作者的利益冲突说明极为重视，属于必须声明的内容。如果不存在利益冲突，注明无（None）即可；如果个别作者存在利益冲突，就需要提供详细的利益冲突内容。

（十一）补充材料

补充材料在简讯中应用很常见，因为国际学术期刊对简讯主要体现在对篇幅的限制上，很多方法学的细节或不是主要发现的结果就作为补充材料仅供在线阅读。

（十二）参考文献

参考文献的数目一般不多，例如上述的 2019 年发表于胃肠病学顶级期刊 *Gastroenterology* 的简讯（Gastroenterology 2019; 157(1): 257-259; PMID: 30885779）参考文献仅 7 篇。具体请参考拟投期刊的稿约。

三、稿约及举例

简讯的撰写要求前文已详述，但是不同国际医学期刊对简讯的撰写要求并不完全一致。因此，作者需根据拟投稿期刊对于简讯的具体要求进行撰写及相应修改。例如肿瘤学国际著名期刊 *JAMA Oncology* 对于简讯论文有字数限制，一般不超过 1200 个单词（但不包括摘要、图、表、致谢、参考文献和仅供在线阅读的补充材料），并且总共不超过 3 个图/表和 15 篇参考文献。示例如下：

> These manuscripts are short reports of original studies or evaluations or unique, first-time reports of clinical case series. Follow EQUATOR Reporting Guidelines. A structured abstract is required; for more information, see instructions for preparing Abstracts for Reports of Original Data. A list of 3 Key Points is required (see guidance on preparing Key Points). Recommended length: 1200 words (not including abstract, tables, figures, acknowledgments, references, and online-only material) with no more than a total of 3 tables and/or figures and no more than 15 references.

第二节　简报的撰写

一、简报的概念

简报作为医学科研论文的一种特殊类型，是指研究者以报告的形式简要描述学术研究的一种文章体裁。医学科研文章的简报与其他类型简报有相似之处，真实地反映某一学术课题的进展情况、已经取得的结论和正在进行的工作等，通常对实验过程及论证过程不作详细的要求。简报的撰写和论著类相似，但要求语言简练，内容高度概括，通常将材料及研究方法等内容放在仅供在线阅读的补充材料。投稿时需仔细阅读各期刊对其各类型文章的投稿说明并参照该期刊既往发表的同类文章的书写格式。

二、简报的构成与基本要求

简报的撰写结构主要包括以下内容：题目、作者署名和单位、摘要、正文和参考文献（一般不使用关键词）。

（一）题目

简报的题目和简讯及论著的题目类似，重点是简明扼要，突出主要发现。简报的题目以短语为主，尤以名词短语最常见，即题目基本上由一个或几个名词加上其前置和（或）后置定语构成。

（二）作者署名和单位

简报的作者署名及单位要求同简讯（请详见本章第一节"简讯"）。

（三）摘要

简报的摘要通常仅概括本研究的主题，使读者对该研究的主要内容有一个轮廓性的了解，篇幅通常不超过 200 个单词。摘要通常不详细介绍材料及方法学，也不对论文内容作诠释和评论（尤其是自我评价）。

（四）正文

国际医学期刊对简报类文章的篇幅要求不一，因此，作者需根据拟投稿期刊对于简报的具体要求进行撰写及相应修改。简报的篇幅通常不超过 1500 个单词，包含主要研究方法、主要结果（包括数据）、创新性的见解与结论，图表通常要求 3 张左右。正文要求语言简练，内容高度概括，正文的撰写可以按照如下顺序撰写：①引言，对简报而言，主要介绍研究背景及研究目的。②材料与方法，因受其篇幅限制，简要概述材料与方法部分。③结果与讨论，应对主要结果（包括数据）进行概述，通常最多只使用 3 个图片，并说明数据的统计学意义。在简报中一般不单独列出讨论部分，而是与结果融合在一起，对主要结果进行评价，阐明生物学上的合理性，对主要发现进行推论，强调其重要性。

（五）参考文献

简报的参考文献一般不超过 10 篇，具体请参阅拟投稿期刊的稿约。

第三节　读者来信的撰写

一、读者来信的概念

读者来信也是国际医学学术期刊发表论文的一种常见形式。主要包括以下 3 种形式：①对既往发表论文尤其是最近发表在同一本期刊上的论文进行评论。这一类读者来信是评论性文章，可以是专业领域专家学者对学术期刊上所发表的研究成果存在质疑时，向主编撰写信件邀请讨论。②科研成果的简单体现，即研究通讯（research letter）。该类型主要是期刊的主编和审稿人审阅论文后，认为其具有一定的科学价值，但由于版面的限制，需简明报道研究情况，不刊登摘要。此外，文章主体按照引言、材料与方法、结果和讨论顺序书写，但不需列出分标题。尽管该类型文章无摘要，但是完成稿件后，通常需要作者向期刊提供约 200 个单词的摘要以备用。本节将重点介绍这一类读者来信。③发表在国际顶级期刊的重要科研成果，附件内容较多（包括仅供在线阅读的补充材料），有时选择以读者来信的形式发表。例如国际顶级期刊 *Nature*，一期中甚至 10 余篇文章以读者来信的形式发表。通常不超过 4 页，约 1800 单词，3～4 幅图表，少于 30 篇参考文献。

二、研究通讯的构成及基本要求

研究通讯主要由题目、正文、作者署名和单位、致谢及参考文献等部分构成。

（一）题目

要准确、简洁、明确清楚地反映研究的主要内容，与论者基本相同。

（二）正文

通常以"To the editor"开头，按引言、材料与方法、结果和讨论的顺序撰写，通常不需单列分标题：①引言，同简讯及简报，主要介绍研究背景及研究目的，一般采用一段话简短精炼概括。②材料与方法，通常作为在线阅读的补充材料上传网络。③结果，报道主要结果（包括数据），通常图不超过 2 张，表不超过 1 张。图表的格式和清晰度要求与论著相同。④讨论，概括主要发现，阐明生物学上的合理性，强调主要发现的重要性及其意义，提出进一步研究的设想。

（三）作者署名和单位

具体要求同简讯，通常而言，读者来信的作者名单不超过六位作者，并且一般情况下，这六位作者中，标注共同通讯作者的不会超过三位，标注共同第一作者的也不会超过三位。读者来信的作者名单通常放在正文之后。

（四）致谢

致谢一般包括对本研究做出重要贡献但不足以排在作者名单上的人及机构。此外，某些国际期刊在此处还要求注明每位作者各自的具体贡献。

（五）参考文献

参考文献的数目一般不超过 10 篇。

三、稿约及示例

JAMA Oncology 所要求的研究通讯的稿约如下：通常不超过 600 个单词，最多 2 幅图/表，参考文献不超过 6 篇，没有摘要和关键词。在线阅读的补充材料只允许用于介绍简单、额外和必需的方法学，但不允许用于任何额外的结果或讨论。作者不超过 7 位，作者及单位均放在正文之后、参考文献之前。正文应包括全名、学位和每个作者的单一机构联系以及相应作者的电子邮件地址。其他对这项研究作出贡献的人，经其允许，可在致谢中注明，包括他们的学历、所属机构、对这项研究的贡献，以及是否因他们的作用而获得额外补偿。读者来信不得复制已出版或者报送出版的其他材料。

Research Letters are concise, focused reports of original research. These should not exceed 600 words of text and 6 references and may include up to 2 tables or figures. Online supplementary material is only allowed for brief additional and absolutely necessary methods but not for any additional results or discussion. Research Letters may have no more than 7 authors. The text should include the full name, academic degrees, and a single institutional affiliation for each author and the email address for the corresponding author. Other persons who have contributed to the study may be indicated in an Acknowledgment, with their permission, including their academic degrees, affiliation, contribution to the study, and an indication if compensation was received for their role. Letters must not duplicate other material published or submitted for publication. In general, Research Letters should be divided into the following sections: Introduction, Methods, Results, and Discussion. They should not include an abstract or key points, but otherwise should follow all of the guidelines in Manuscript Preparation and Submission Requirements. Letters not meeting these specifications are generally not considered.

示例：

Determining the Appropriate Risk-Adapted Screening Age for Familial Breast Cancer.
TO THE EDITOR

In a recent JAMA Oncology article, Mukama et al[1] reported results of a nationwide cohort study to identify the risk-adapted starting age for breast cancer screening in patients with a family history.

The authors proposed an earlier screening start for women with a family history compared with women without a family history. This particular method of assessing the risk-adapted starting age for breast cancer screening was introduced by Brandt et al[2] in 2010 by a team that included the 2 senior authors of the article by Mukama et al[1].Curiously, this article was not cited by Mukama et al.

Brandt et al[2] used an earlier version of the Swedish Family-Cancer Database (follow-up, 1961-2004; maximum age of the second-generation individuals, 72 years); the follow-up of Mukama et al[1] spanned from 1958 to 2015, and the maximum age reached 83 years. A somewhat different definition of familial risk was used in the 2 articles, with minimal influence on the magnitude of familial risk[3]. Brandt et al[2] adjusted the data for socioeconomic status, calendar period, age at first childbirth, number of children, and region. Instead of first-degree relatives, the population was specified into mothers and sisters, because published Swedish data have shown somewhat higher familial risk for sororal relationships (relative risk, 1.87) compared with mother-daughter pairs (relative risk, 1.74)[4]. Brandt et al[2] also extended the incidence data to risk-adapted mortality.

For unknown reasons, the results for risk-adapted screening age estimates differ extensively. When population screening was started at age 50 years, Mukama et al[1] estimated that the screening age for all women with a breast cancer in 1 first degree relative should be antedated by 12 years compared with those without family history. The estimate by Brandt et al[2] was far lower—in the largest age group of affected mothers (aged 60-72 years, 58% of familial cases), the screening estimate was antedated only 4 years; the estimates for sisters largely agreed. Mukama et al[1] stratified the age of affected family members in an unbalanced way, as their highest age group (older than 50 years) included 75% of all familial patients. Brandt et al[2] stratified up to age older than 82 years and showed that the antedated screening start was negatively associated with increasing age in relatives. One obvious difference between the studies is that Brandt et al extensively adjusted for major risk factors, such as calendar period, socioeconomic status, and reproductive factors. Although Mukama et al did not report such adjustments, the team published a separate synchronous article that reported a large influence of reproductive factors on screening start but, intriguingly, left open how these uncontrolled factors might have influenced the current report[1] on familial risk.

References（略）

[摘自：Hemminki K. Determining the Appropriate Risk-Adapted Screening Age for Familial Breast Cancer. JAMA Oncology. 2020, Jun 1; 6(6): 933-934.PMID: 32379276]

第四节　技术评论及答复的撰写

一、技术评论的概念

技术评论是用简明的语言针对某研究领域的现状进行详细叙述和评论，使读者理解该领域的一种文章形式。如国际顶级期刊 *Science* 的技术评论仅在其官方网站以电子版形式出版，其对象是在 *Science* 期刊上出版的近 6 个月的文章，是针对研究思路、对象、设计过程中的具体问题加以评论。技术评论应由 *Science* 期刊的读者中对某个研究领域有兴趣的专家撰写。技术评论要求作者不仅要对已发表论文进行综合归纳，还要结合论文作出专业的分析和评论，是一种评论性体裁形式。

作者需要根据所评论论文中的技术成就或研究成果的原理、理论意义、应用范围、优缺点、创新性、特点等与最新的研究成果进行对比分析，作出评价并提出自己的见解和观点；也可以指出今后的发展动向，提出有分析、有根据的改进建议，作出预测和展望。

相较于文献综述，技术评论的作用是对顶尖科学技术和发展趋势进行直接的评述和展望，不仅能为鉴别科技成果的意义提供重要根据，还能为科研人员提供选题思路，同时也可以为科技管理部门制定方针政策提供参考。

二、技术评论的构成与基本要求

技术评论的撰写格式包括题目、作者署名及单位、摘要、正文、结论、参考文献。其中摘要、正文、结论为写作的重点。文章篇幅在 1000 字以内（不包括参考文献和题目），最多引用 15 条参考文献。正文中的图表不超过 2 个，摘要应简短，少于 50 个单词。

（一）题目

技术评论的题目通常用"Comment on'原著题目'"或者"To the Editor"。

（二）作者署名及单位

技术评论的作者署名及单位和论著的要求相同。单位和通信地址常置于题目页的左下角。

（三）摘要

技术评论的摘要是对主要内容的简述，具有独立性和完整性，但不加注释和评论，包括：①原著作者提出的新科学或新技术的观念、见解和作用；②作者根据原著内容进行评论；③结论。

（四）正文

正文是分析和评论问题的部分。内容应包括：①争论的焦点、技术水平对比，最好用图、表的形式；②根据对比作出分析和评论（要注意抓住关键问题）；③对研究的发展趋势作出评论。对于层次或观点较多的内容，可分段论述。

（五）结论

技术评论的结论包括：①概括正文部分的主要内容，指明该学科领域当前国内外的主要研究成果、发展动向、应用价值、实际意义；②分析目前存在的主要问题及分歧所在，最好能就今后的发展趋势和前景表明自己的见解，如赞成什么、反对什么、今后应注重发展什么等。

（六）参考文献

参考文献也是构成技术评论的重要部分，通常引用高水平学术期刊所发表的本领域内有影响力的文章。参考文献至少需要引用被评论的这篇文章。

示例：

Methods for second primary cancer evaluation have to be standardized

Dear Editor,

In their paper, recently published in *Int J Cancer*, Chen et al. properly stated the clinical relevance of studying the type and frequency of further independent cancers arising in cancer patients (second primary cancers, SPC)[1]. In fact, according to the words used by the Authors [1] such studies "may offer opportunities for counseling and uptake of second cancer prevention strategy."

However, although comparing observed and expected SPC seems straightforward it may be easily and heavily influenced by the applied methods, which may weaken reliability of results and bias comparability among studies.

One of the methodological choices which may have a crucial effect on results concerns which SPC are included in the numerator of the standardized incidence ratio (SIR).

The reason is that during and soon after the cancer diagnosis patients (including the women with endometrial cancer analyzed by Chen et al.) undergo many staging examinations and possibly surgical treatments. This period is a sort of "multiple screening" which brings to the diagnosis other so far asymptomatic cancers. Usually, a comparable incidence of tumors in highly diagnosed population is not available and without such proper reference the comparison between observed and expected SPC cannot be fairly performed.

Therefore, a short period following the diagnosis (mainly 2 months) is usually kept separated from the analysis (synchronous SPC) to avoid a biased observed/expected comparison.

Among the most interesting results in the study by Chen *et al.* there is an increased risk for women with endometrial cancer of SP ovary and kidney cancers. This risk is particularly elevated during the first year after diagnosis (SIR=5.4 in Germany, and 6.5 in Sweden) for ovary, as well as for kidney cancers (SIR=3.0 in Germany and 1.1 in Sweden).

Chen et al. included synchronous and metachronous SPC.

The effect of synchronous SPC in SPC cancers analysis is clearly considered and documented in a study performed by the Italian Network of Cancer Registries (Airtum) based on 31 population-based cancer registries covering a population of 28.5 million people (48% of the total Italian population). In such study the SIR for women with endometrial cancers of developing an ovary cancer was 32.99 during the first 2 months since diagnosis and 2.96 during the following 10 months. The SIR for kidney was 11.20 and 3.93, respectively[2].

Therefore, including synchronous SPC strongly overestimates the risk since a comparable reference is not available[2].

The paper by Chen et al. provided interesting results about the relationship between endometrial and ovary and kidney cancers[1].

A support to these results came also from the Italian study which including analysis for all the primary cancers sites, showed that women with ovary cancers had a SIR for endometrial cancer of 238.15 during the first 2 months and of 3.13 during the following 10 months after diagnosis; women with kidney cancers had SIR of 9.52 and 0.58, respectively[2].

SPC analysis provides important support to etiologic hypothesis and clinical care.

However, common rules should be provided by the International leading associations in cancer registration (*e.g.*, International Association of Cancer Registries, European Network Cancer Registries, International Association of Research on Cancer, Surveillance, Epidemiology, and End Results Program) to make results of different studies on SPC comparable.

References（略）

[摘自：Crocetti, et al. Methods for second primary cancer evaluation have to be standardized. Int J Cancer. 2018, Mar 15; 142(6): 1285. PMID: 29134639]

三、答　复

原著作者常对别人的技术评论给予答复，答复文章的格式与技术评论一样，题目常为"Response：原题目"或"Response to 原题目"。必要时技术评论和答复论文同时刊登出版。

示例：

Response: Methods for second primary cancers evaluation have to be standardized

Dear Editor,

We read carefully through the Letter to the Editor entitled "Methods for second primary cancers evaluation have to be standardized" by Crocetti et al[1].

In our study[2], standardized incidence ratios (SIRs) of ovarian cancers diagnosed within the first year after endometrial cancer diagnosis were high (Table 3), which might suggest the existence of synchronous ovarian cancer. However, all second primary cancers (SPCs) included in our study were real cancers occurring at different sites/histology rather than two concomitant presentations of the same malignancy, as mentioned in the materials and methods section. For instance, the Swedish Cancer Registry only records primary malignancies. Metastasized cancers to other sites were only registered at primary sites and, for multiple primary cancers occurring in the same organ or same organ system, only clearly separated malignancies were accepted as multiple primaries and registered. Close to 100% of the registered neoplasms were histologically verified and 98% of second neoplasms were correctly verified according to a reevaluation study of 209 multiple primary tumors[3,4]. A few of the first primary cancers reported in the early years of German cancer registry might be actually second primary cancers because the German cancer registries included in this study were generally established in 1997 (except that four German registries even started data collection after 1997); nevertheless, for comparability and consistency, the same criteria were also adopted for Swedish data, i.e., the definition of first and second primary cancers was recorded according to the study period 1997−2012. Our overview paper also indicated this point[5].

Coexisting ovarian malignancy in young women with endometrial cancer is common. If histology of ovarian cancer is different from endometrial cancer, it is likely that the ovarian cancer is a secondary cancer. While if the histology types are the same (e.g., both are endometrioid) and at the same time, if the time interval is short (e.g., <2 months) after endometrial cancer diagnosis, ovarian recurrence of endometrial cancer is likely. Actually in our study[2], in Sweden there was only one case with same endometrioid histology for endometrial and ovarian cancers (Appendix 3), while in Germany there were 24 cases (Table 5) and all those 24 cases occurred within the first year of diagnosis of endometrial cancer (Table 3). Therefore, in Sweden there should be no concurrent cancer (or just one case), while in Germany we found 2.3-fold elevated risk of second endometrioid cancer for the follow-up 1−4 years, consistent with the overall finding of 4.8-fold elevated risk of second endometrioid cancer (Table 2).

Actually, we already highlighted in our paper that elevated risks of second ovarian and kidney cancers found within one year of follow-up might most likely be attributed to increased medical surveillance after the diagnosis of endometrial cancer, as suggested by studies from our group [treatments for patients with endometrial cancer usually involve major surgery, which (especially within first year) leads to a careful examination of the patient and diagnosis of tumors at a variety of sites].

Numerous studies on second primary cancers using data from the Nordic cancer registries, the US Surveillance, Epidemiology and End Results (SEER) Program and the IARC have been conducted[6-9]. Nevertheless, there is no consensus on whether or not including data on within first two months after the follow-up of first primary cancer[2,5,10]. Therefore, we also agree that methods for second primary cancers evaluation should be standardized by international cancer agencies.

Acknowledgement

The study sponsors were not involved in the study design, data collection, data analysis, interpretation of results, writing of the manuscript and in the decision to submit the manuscript for publication.

References（略）

［摘自：Chen, et al. Response: Methods for second primary cancers evaluation have to be standardized. Int J Cancer. 2018, Mar 15; 142(6): 1286-1287. PMID: 29134649]

第五节　国际会议摘要的撰写

国际会议摘要通常是为了与国际同行深入交流本专业的热点和难点问题，以参加某个国际会议为前提，根据该国际会议组委会的征稿通知而投稿的摘要，通常包括了论著的结构式摘要（研究背景、材料与方法、结果、结论）。这种国际会议摘要有其独特的要求，其主要内容必须是没有正式发表的、正在撰写或正在投稿的研究成果。投稿人员在投稿国际会议摘要时可以自主选择是将以口头报告（oral presentation）或壁报（poster presentation）的形式参加会议。该国际会议组委会一般通过内部评审，并结合投稿的数量进行整体安排。

一、国际会议摘要的结构

国际会议摘要的基本要素包括题目、作者署名及单位、结构式摘要（研究背景、材料与方法、结果、结论），有些会议还会要求有眉题（running title）、关键词、字数统计等。其中结构式摘要是撰写的主体。

二、国际会议摘要与论文摘要的区别

（一）是否发表的差异

论文摘要应与正文一起在学术期刊上发表；而会议摘要内容须为没有在国际期刊正式发表的研究结果。

（二）篇幅的差异

论文摘要根据不同的期刊有字数的要求，篇幅通常不超过 250 个英文单词；而会议摘要的篇幅根据该会议组委会的要求有差异，通常可以适当增加篇幅，可以附上图表。

（三）呈现形式的差异

论文摘要仅以书面形式呈现；而会议摘要根据参会交流的方式不同，投稿人员在投稿国际会议摘要时可以自主选择是否以口头报告或壁报的形式参加会议。在正式参会时，口头报告的形式通常需要以幻灯形式呈现；而壁报交流形式需要自己根据会议要求制作壁报参会，除摘要的主要内容外，在字数上可以增加，同时增加一定的图表。

（四）会议投稿要求更多

在进行会议摘要投稿的同时，部分会议还要求附上一份投稿信（cover letter）。投稿信主要介绍该会议摘要的主要发现及其意义，另外包括通讯作者的联系方式等。

（五）时间限制的差异

国际期刊论文摘要的撰写和投稿没有时间限制；而会议摘要的撰写和投稿有时间限制，必须在该国际会议组委会的征稿通知的截止日期之前。

（六）功能上的差异

国际期刊论文摘要主要是使读者较快地掌握核心信息，了解该研究工作的主要结果及发现，从而决定是否需要详读论文全文，同时作为文献检索及科技情报的重要十源，而国际会议摘要主要是使研究人员在更短的时间内了解各国学者在相关领域内正在进行的科学研究并进行讨论交流，部分内容可以作为非正式栏目刊登于学术期刊的国际会议摘要集，并且国际会议摘要的出版并不影响该国际会议摘要以后以全文发表于国际期刊，但是，通常需要在论文发表的首页脚注处注明

"该会议摘要已经以口头报告或壁报的形式参加了某国际会议或被收录于某学术期刊的国际会议摘要集"。

三、国际会议摘要写作的注意事项

（一）避免重复

不要过于简单地只把文题加以扩展或重复（即摘要的首句是对文题的扩展或重复）。

（二）篇幅要小

英文摘要是具有高度概括性的一种文体，要求篇幅尽量小，句子尽可能少而完整。尽量使用短句，但要避免单调和重复。

（三）在文字上要遵循一般英语语法

1. 人称 摘要是从客观的角度用简练的语言介绍论文的主要内容，因此忌用第一人称、第二人称，而应采用第三人称。

2. 语态 采用何种语态，既要考虑摘要的特点，又要满足表达的需要。一篇摘要很短，尽量不要随便混用，更不要在一个句子里混用。

3. 时态 英文摘要时态的运用也以简练为佳，常用一般过去时，少用现在完成时、过去完成时，进行时态和其他复合时态基本不用。一般现在时用于说明研究目的、叙述研究内容、描述结果、得出结论、提出建议或讨论等。

（四）内容要充实，抓住核心问题，概括地总结研究内容

目的、方法、结果和结论称为摘要的四要素。①目的：指出研究的范围、目的、重要性、任务、前提条件，不是主题的简单重复。②方法：简述课题的工作流程，研究了哪些主要内容，在这个过程中都做了哪些工作，包括对象、原理、条件、程序、手段等。③结果：陈述该研究的重要新发现、新成果及价值。④结论：通过对这个课题的研究所得出的重要结论，包括得到证实的正确观点，比较预测其在生活中运用的意义、理论与实际相结合的价值。

（五）叙述完整，突出逻辑性，文字简练，结构合理

不加评论与注释，删除不必要的文学修饰，不应包括作者将来的计划和与课题无关的内容，不使用特殊符号，不使用图表和公式，不列举例证。

（六）摘要的写作质量要保证

其中专业名词的使用和语法、语句的表达应该遵守国际惯例，多采用被动语态，避免使用口语和生僻词汇。

四、示　　例

示例1：会议摘要被接纳为口头报告

以2016年5月1～4日在英国伯明翰举办的第13届国际间皮瘤研究组织（International Mesothelioma Interest Group，iMig）大会投稿的一个会议摘要为例（最后该摘要被iMig大会接受为口头报告）。

Risk of Second Primary Cancers after Malignant Mesothelioma and Vice Versa

Tianhui Chen[1,2,*], Elham Kharazmi[1], Jianlin Lou[2], Xing Zhang[2], Kristina Sundquist[3,4], Kari Hemminki[1,4]

[1] Division of Molecular Genetic Epidemiology, German Cancer Research Center (DKFZ), Heidelberg, Germany;

[2] Group of Molecular Epidemiology & Cancer Precision Prevention, Institute of Occupational Diseases, Zhejiang Academy of Medical Sciences, Hangzhou, China;

[3] Center for Primary Health Care Research, Lund University, Malmö, Sweden;

[4] Stanford Prevention Research Center, Stanford University School of Medicine, Stanford, California 94305-5705, USA

*Correspondence to: Prof. Dr. Tianhui Chen, Group of Molecular Epidemiology & Cancer Precision Prevention,Institute of Occupational Diseases, Zhejiang Academy of Medical Sciences, Tianmushan Road 182, 310013, Hangzhou, China; Tel: +86-571-××××; Email: t.chen@××××

Abstract

We aimed at investigating risk of specific second primary cancers (SPCs) after malignant mesothelioma (MM) and vice versa, which has not been reported. Among survivors of 3,672 pleural MM and 895 peritoneal MM, overall 113 and 28 SPCs were recorded, respectively, while reverse analyses included overall 431 pleural and 88 peritoneal MMs after any first cancers. We found a bidirectional association of pleural MM with kidney cancer for overall [for second kidney cancer after pleural MM: standardized incidence ratios (SIRs)=4.4, 95% confidence intervals (CIs): 2.0-8.3; for second pleural MM after kidney cancer: 2.3 (1.3−3.9)] and for<1 year follow-up [5.4 (2.0−12) and 4.9 (2.0−10), respectively, according to the 2-way analyses]. In contrast, a bidirectional association of pleural MM with unknown primary cancer was found only for follow-up ≥ 1 year [3.9 (1.1−10) and 2.8 (1.3−5.1), respectively]. We found a bidirectional association of pleural MM with kidney cancer for overall and for<1 year follow-up, suggesting the involvement of BAP1 polymorphisms and increased medical surveillance, while the bidirectional association of pleural MM with unknown primary cancer suggests shared genetic or environmental risk factors.

Key words: malignant mesothelioma; pleural mesothelioma; peritoneal mesothelioma; second primary cancers; cancer registry; etiology

示例 2：会议摘要被接受为壁报

以 2017 年 4 月 1～5 日在美国华盛顿特区 DC 举办的美国癌症研究协会（American Association for Cancer Research，AACR）2017 年年会投稿的一个会议摘要为例（最后该摘要被 AACR2017 年年会接受为壁报）。

Risk of second primary cancers in women diagnosed with endometrial cancer in German and Swedish cancer registries

Tianhui Chen[1,2,3*], Hermann Brenner[4,5,6], Mahdi Fallah[2,5], Lina Jansen [4], Felipe A. Castro[4], Karla Geiss[7], Bernd Holleczek[8], Alexander Katalinic[9], Sabine Luttmann[10], Kristina Sundquist[11,12], Meike Ressing[13,14], Leiting Xu[3], Kari Hemminki[2,11]; GEKID Cancer Survival Working Group

1. Group of Molecular Epidemiology and Cancer Precision Prevention (GMECPP), Institute of Occupational Diseases, Zhejiang Academy of Medical Sciences (ZJAMS), Hangzhou, China

2. Division of Molecular Genetic Epidemiology, German Cancer Research Center (DKFZ), Heidelberg, Germany

3. Ningbo University Medical School, Ningbo, China

4. Division of Clinical Epidemiology and Aging Research, German Cancer Research Center

(DKFZ), Heidelberg, Germany

5. Division of Preventive Oncology, German Cancer Research Center (DKFZ) and National Center for Tumor Diseases (NCT), Heidelberg, Germany

6. German Cancer Consortium (DKTK), German Cancer Research Center (DKFZ), Heidelberg, Germany

7. Bavarian Health and Food Safety Authority, Centre of Early Cancer Detection and Cancer Registration, N € urnberg, Germany

8. Saarland Cancer Registry, Saarbr € ucken, Germany

9. Institute of Cancer Epidemiology, University of L € ubeck, Germany

10. Cancer Registry of Bremen, Leibniz-Institute for Prevention Research and Epidemiology-BIPS, Bremen, Germany

11. Center for Primary Health Care Research, Lund University, Malm € o, Sweden

12. Stanford Prevention Research Center, Stanford University School of Medicine, Stanford, CA

13. Institute of Medical Biostatistics, Epidemiology and Informatics, University Medical Centre, Johannes Gutenberg University Mainz, Germany

14. Cancer Registry Rhineland-Palatinate, Mainz, Germany

*Correspondence to: Prof. Dr. Tianhui Chen, Group of Molecular Epidemiology & Cancer Precision Prevention, Institute of Occupational Diseases, Zhejiang Academy of Medical Sciences, Tianmushan Road 182, 310013, Hangzhou, China;Tel: +86-571-88215566; Email: t.chen@zjams.com.cn

Abstract

Background: Along with the increasing incidence and favorable prognosis, more women diagnosed with endometrial cancer may develop second primary cancers (SPCs). Nevertheless, most of previous studies have limitations such as small study samples or investigations for selected SPC only. Additionally, to our knowledge, investigations on the risk of a specific SPC after endometrial cancer in two different populations have not been reported. We aimed at investigating risk of second primary cancers (SPCs) in women diagnosed with endometrial cancer in Germany and Sweden to provide insight into etiology and prevention strategies for SPCs.

Methods: Endometrial cancer patients diagnosed at age ≥15 years in Germany during 1997-2011 and in Sweden nationwide during 1997-2012 were selected. For both German and Swedish datasets, standardized incidence ratios (SIRs), calculated as the ratio of observed to expected numbers of cases, were used to assess the risk of a specific SPC in women diagnosed with endometrial cancer. The expected number of a SPC after endometrial cancer was calculated from the strata-specific first same cancer incidence rates in the Swedish and German general population, respectively, multiplied by the corresponding person-years in women with endometrial cancer. Person-years at risk were accumulated for each patient, starting at the date of diagnosis of the first endometrial cancer, and terminating on the diagnosis date of a SPC, date of death, date of emigration, or end of follow-up (end of 2011 for Germany and of 2012 for Sweden), whichever came first.

Results: Among 46,929 endometrial cancer survivors in Germany and 18,646 in Sweden, overall 2,897 and 1,706 SPCs were recorded, respectively. Significantly elevated SIRs were observed in Germany for ovarian (SIR=1.3; 95%CI: 1.1−1.5) and kidney cancers [1.6 (1.3−1.8)], while in Sweden the SIRs were 5.4 (4.6−6.3) and1.4 (1.0−1.9), respectively. Elevated risk for second ovarian endometrioid carcinoma was pronounced after early (<55 years) onset endometrial cancer in Germany [9.0 (4.8−15)] and Sweden [7.7 (5.1−11)]. In Germany elevated risks were found for second ovarian endometrioid carcinoma after endometrioid histology of first endometrial cancer [6.3 (4.0−9.4)] and for second kidney cancer after clear cell histology of endometrial cancer [4.9 (1.6−11)].

Conclusions: We found exceptionally elevated risk of second ovarian endometrioid carcinoma after endometrial cancer of the same histology or of early onset. Kidney cancer was also increased, particularly after endometrial cancer of clear cell histology. Cancer prevention strategies should focus on these cancers after endometrial cancer diagnosis.

第六节 其他特殊类型英文论文的撰写

国际英文医学学术期刊多达数千种，并且各种期刊的论文类型并不统一，因此，很难全面介绍各种特殊类型的论文类型。本节重点介绍编者比较熟悉的其他特殊类型英文论文，包括编辑部社论、研究亮点、专家观点、展望。

一、编辑部社论

编辑部社论属于述评的一种，主要是对期刊刊登的某篇文章进行介绍或评论。鉴于编辑部社论通常代表的是某国际学术期刊编辑部的"官方观点"，如果某论文被编辑部社论单独评论，通常该论文的主要发现具有重要创新性，或者是当前研究热点或未来趋势。编辑部社论的撰写者多为期刊主编、编委或该期刊专业领域的权威专家。编辑部社论的内容通常为针对该篇论文的深度剖析、分析和评论，因此对该期刊的专业领域具有很好的指导和参考价值。编辑部社论通常没有摘要，一般有篇幅限制，例如，*NEJM* 的编辑部社论不超过 750 个英文单词，最多 1 个图表和 10 篇参考文献。

此外，国际期刊也会针对某个研究主题进行征稿，等该征稿完成后，通常也会发表编辑部社论统一介绍或评论该研究主题收录的论文。例如，编者本人担任国际期刊 *Frontiers in Oncology*（*section of cancer epidemiology and prevention*）的编委并于 2018 年牵头组织了征稿主题 *Cancer Epidemiology in China: What We Have Learnt so Far?*（中国肿瘤流行病学：我们到目前为止了解到了什么？）。经过 1 年多的征稿及遴选，于 2020 年完成征稿，并在 *Frontiers in Oncology* 发表了编辑部社论（*Editorial: Cancer Epidemiology in China: What We Have Learnt So Far?*），集中介绍了收录的 16 篇论义，该编辑部社论促进了国际同行对中国肿瘤流行病学研究现况的了解。示例如下：

Editorial: Cancer Epidemiology in China: What We Have Learnt So Far?
主体内容（略）
[摘自：Chen, et al. Editorial: Cancer Epidemiology in China: What We Have Learnt So Far?. Front Oncol. 2020, Feb 7; 10: 106. PMID: 32117756]

二、研究亮点

研究亮点也属于述评的一种，研究亮点的撰写者多为期刊主编、编委或该期刊专业领域的权威专家。研究亮点通常针对该期刊刊登的某篇文章进行深度剖析、分析和评论，因此该论文具有重要创新性，对该期刊的专业领域具有很好的指导和参考价值。

例如，BRCA1 相关蛋白 1（BAP1）突变有可能成为一种很有前景的免疫检查点抑制剂（ICI）治疗恶性间皮瘤疗效的预测性生物标志物。BAP1 突变作为一种预测性生物标志物，在 ICI 治疗中的预测价值主要是在恶性腹膜间皮瘤中观察到的，并且来自于编者和加拿大温哥华大学的

Collins 团队的合作发现（Shrestha，et al. Genome Medicine 2019; PMID: 30777124）。国际专业期刊 *Genome Medicine* 编辑部以 *Research Highlight* 发表题为 *Loss of BAP1 as a candidate predictive biomarker for immunotherapy of mesothelioma*（间皮瘤免疫治疗候选生物标志物 BAP1 缺失）的评论文章推荐该文。研究亮点不同于编辑部社论，可以有摘要。每个国际期刊有其专门的研究亮点稿约，通常有篇幅限制。

示例如下：

RESEARCH HIGHLIGHT

Loss of BAP1 as a candidate predictive biomarker for immunotherapy of mesothelioma

Abstract: As trials of immune checkpoint inhibitor (ICI) therapies demonstrate responses in only a minority of pleural mesotheliomas (PlMs) and largely exclude patients with the related peritoneal mesothelioma (PeM), clinicians need predictive biomarkers of response and inclusion of PeM patients in future trials. A new study finds that loss of the deubiquitinase BAP1 in PeM correlates with an inflammatory tumor microenvironment, suggesting that BAP1 status might identify PeM, and possibly PlM, patients who would benefit from ICI therapy.

主体内容（略）

［摘自：Ladanyi, et al. Loss of BAP1 as a candidate predictive biomarker for immunotherapy of mesothelioma. Genome Med. 2019, Mar 26; 11(1): 18. PMID: 30914057］

三、专家观点

专家观点是特殊类型英文论文的一种，主要是为了阐述专家观点。例如，肿瘤学著名期刊 *JAMA Oncology* 设有专家观点类型论文：可以涉及医学、公共卫生、研究、发现、预防、伦理、卫生政策或卫生法方面的几乎任何重要主题，通常不与特定文章相联系。篇幅限制 1200 个英文单词或 1000 个英文单词及 1 个图/表，不超过 7 条参考文献，不超过 3 位作者，并且每个作者的附属机构不超过 2 个。编者本人在 *JAMA Oncology* 发表专家观点类型的论文（Chen et al, 2019），示例如下：

VIEWPOINT

High Time for Complete Ban on Asbestos Use in Developing Countries

主体内容（略）

［摘自：Chen，et al. High Time for Complete Ban on Asbestos Use in Developing Countries. JAMA Oncology. 2019, Jun 1; 5(6): 779-780. doi: 10.1001/jamaoncol.2019.0446. PMID: 31120531］

四、展望

展望也是特殊类型的论文，其定义为 "covers timely，relevant topics in health care and medicine in a brief，accessible style"。其选材范围非常广泛，可针对医疗卫生领域中的所有问题。展望的行文风格与文献综述类似，但有差别，展望是"少述多评"，通过对研究现状进行综述的前提下作前瞻性分析和预测；而文献综述是"多述少评"，主要总结、概括相关研究领域的研究动态。展望的撰写者往往是该领域的权威专家，通常针对前沿性问题或争议较大的话题进行前瞻性分析和预测，可帮助读者深入了解研究领域的发展趋势和方向，具有重要的学术价值。*NEJM* 提供展望类型的论文，以简短、易懂的风格涵盖及时的、相关的医疗保健和医学主题，篇幅限制为 1200 个英文单词，可以包括最多 1 个图/表和 5 篇参考文献。示例如下：

PERPECTIVE

Saying Goodbye to Lectures in Medical School-Paradigm Shift or Passing Fad?

[摘自: Schwartzstein, et al, Saying Goodbye to Lectures in Medical School-Paradigm Shift or Passing Fad? N Engl J Med 2017 Aug 17; 377(7): 605-607. PMID: 28813217]

思　考　题

1. 简讯与论著的主要差别有哪些?

2. 读者来信中的研究通讯的具体要求与论著的主要差别有哪些?

3. 会议摘要分为几种类型, 会议摘要的发表是否会和后面的论文全文相冲突?

4. 技术评论的结构与基本要求有何特点? 技术评论与答复是否可以同时出版?

（陈天辉）

第八章　医学科研论文图表制作

　　图表是医学科研论文的重要组成部分，是作者归纳、展示和传递研究结果的重要手段。高质量的图表不仅能够替代冗长的文字叙述，更能够产生形象直观的效果。因此，图表必须经过精心设计，确保其精确、简洁、规范、直观、易懂，以表达科学思想、技术方法和数据特征。此外，合理的图表还具有自明性、提高文章的逻辑性、活跃版面、增加读者兴趣的作用。因此，图表制作是医学科研论文发表的重要基础之一，也是评价医学科研论文质量的重要标志。

第一节　医学科研论文中的表格设计

　　论文中经常需要使用表格来反映医学现象的数据特征，如不同疾病、不同药物、不同时间等的繁杂数据或统计分析的结果。为了使读者易于阅读、理解和比较，作者需要将数据精心设计成统计表形式进行表达，避免冗长文字叙述，达到"一表胜千言"的效果。

一、表格的种类

　　统计资料或研究结果可以用表格的形式表达。广义的统计表是指搜集资料的调查表、登记表，以及整理资料的统计表、文字表和矩阵表等。狭义的统计表是指用表格形式表达统计指标、数据和分析结果等。

（一）统计表（statistical table）

　　统计表是对调查研究、实验研究、临床研究等资料分析结果的归纳提炼，通过绘制规范的表格，以行和列形式显示数据，有利于数据的分析与比较。数据分析结果既可以表格的形式发表，也可以根据论文的需要，设计成图的形式发表。统计表的种类按照标目的数量，可以将统计表分为简单表（simple table）和复合表（combinative table）。

　　1. 简单表　按照某单一变量分组，由一组横标目和一组纵标目组成，见表8-1。

表8-1　两组病人治疗前后的比较

组别	治疗前	治疗后	合计
重症			
非重症			
合计			

　　2. 复合表　又称组合表，将两个或两个以上变量组合而成的表，一般由一组横标目和两组及以上纵标目组成，见表8-2。

表8-2　某地区各年龄段不同性别膝骨关节炎患病率

年龄段（岁）	男性			女性			合计		
	调查人数	患病人数	患病率（%）	调查人数	患病人数	患病率（%）	调查人数	患病人数	患病率（%）
0～49									
50～69									
70～									
合计									

（二）文字表（literal table）

文字表主要以文字的形式叙述相关内容，用表格的形式表达，作用是强调关键点、概括信息和减少文字叙述等。例如，几种疾病的临床表现、检查结果、诊断和鉴别诊断以及治疗方法等的比较，见表 8-3。

表 8-3　肝癌的巴塞罗那（Barcelona clinic liver cancer，BCLC）临床分期

BCLC 分期	PST 评分	肿瘤状态	Okuda 分期	肝功能状态
A 期：早期 HCC				
A1	0	单个肿瘤	I	无门脉高压，正常胆红素
A2	0	单个肿瘤	I	有门脉高压，正常胆红素
A3	0	单个肿瘤	I	有门脉高压，异常胆红素
A4	0	3 个肿瘤，3cm	I～II	Child-Pugh A-B
B 期：中期 HCC	0	多个/大结节	I～II	Child-Pugh A-B
C 期：晚期 HCC	1～2	血管侵犯或者肝外转移	I～II	Child-Pugh A-B
D 期：末期 HCC	3～4	任何情况	III	Child-Pugh C

注：A～B 期 . 所有的条件都满足；C 期 . 满足以下任一条件，PS1-2 或者血管侵犯/肝外转移；D 期 . 满足以下任一条件，PS3-4 或者 Okuda 分期为 III 期，或者 Child C

（三）矩阵表（matrix table）

矩阵表以数字、短词、符号等提供视觉印象，用于描绘表格行列之间的相互关系，并进行条目间的比较，见表 8-4。

表 8-4　某研究过程矩阵表

Characteristic	—28 Days Before Surgery	Chemotherapy in Combination With TCM				TCM Alone				+7 Days After Last Cycle
		—3 Days Before Cycle 1 Start	—3 Days Before Cycle 2 Start	—3 Days Before Cycle 3 Start	—3 Days Before Cycle 4 Start	—3 Days Before Cycle 5 Start	—3 Days Before Cycle 6 Start	—3 Days Before Cycle 7 Start	—3 Days Before Cycle 8 Start	
Written informed consent	X									
Demographics	X									
Medical history	X									
Concomitant medication	X									
Physical examination	X	X	X	X	X	X	X	X	X
Vital signs	X	X	X	X	X	X	X	X	X
Height and weight	X	X	X	X	X	X	X	X	X
Adverse events	X	X	X	X	X	X	X	X	X
Follow-up tumor assessment										

二、表格的设计原则

首先，根据描述的对象、内容和表格本身的特点，决定是否应当采用表格。其次，确定表格后，应考虑同类表格能否合并和增减行列；最后，精选出确有必要呈现的表格来准确、简明地表达内容。

另外，表格的设计不仅要遵循科学性、逻辑性、可读性、简洁性、可靠性的原则，还应考虑排版的美观和易于理解。

（一）科学性

表中内容应力求科学性，表中的每一个数字或文字确保准确，有据可循；所展示的表格的内容必须具有意义，即与文章的研究目的相关联；数据排列应有一定的规律性；表格整体结构应具有合理性。

（二）逻辑性

表格的设计应符合专业逻辑，同时应与论文主题的逻辑思维相一致，是文中文字内容的补充扩展。如对应关系表以因果关系为序进行设计，先列自变量，再列因变量，表中内容、数据和结果应与文中阐述的论点相一致。

（三）可读性

表格内容应有条理地安排指标、数据、分析结果、统计量等重要信息。表格内容的安排应符合一般阅读习惯，主语一般放在表的左边，从左往右阅读表格时，能构成一个完整的语句。表格内容与文章衔接应合理、自然、相互对应，不能牵强附会。

（四）简洁性

表格以最少的线条、最简洁的标目设置表达最多的信息，力求重点突出。一般发表文章的表格展现形式为三线表。

（五）可靠性

表中数据应能反映出实际研究成果。所有呈现数据应力求准确、合理、完整和无缺项。同类数据的有效数字应相同，计量单位应用准确、规范。

最后，作为论文中具有明显视觉冲击的内容，表格的排版与展示形式可能会直接影响审稿人和读者对文章的兴趣。因此，表格的排版和布局应该合理，并且必须遵循拟投期刊的相关排版要求。若表格过大或对主要研究结果影响不大，也可考虑将其作为论文的附录列出，以免打断行文的流畅性。

三、表格的组成要素

目前，国内外生物医学期刊均普遍采用三线表。三线表有 5 个组成要素：表序和表题（table number and title）、标目（heading）、线条（lines）、数据（data）、表注（footnotes），见表 8-5。

表 8-5　表格的组成

表序	表题		
总横标目	纵标目……		合计
	纵标目 1	纵标目 2	
横标目	表体（数据、文字或者符号）		

注：通常表注使用符号 a，b，c 和 *，†，‡，§ 等。

（一）表序及表题

1. 表序　位于表的顶线上方、表题的左侧。表序一般采用阿拉伯数字，并按照表在文中出现的先后顺序连续编码，如"表 1""表 2"等，也有少数期刊要求表序采用罗马数字，如"表Ⅰ"、"表Ⅱ"等。当一篇论文中只有一张表时，也应编为"表 1"，不用"附表"表示。如果表格置于附录中，可用英文大写和阿拉伯数字排序，如"表 A1""表 A2"等，"表 A1"即为附录 A 的第一张表格。注意表序后面不加标点符号。

2. 表题　即统计表的题名，位于表的正上方，应简洁明了，确切地概括统计表中内容，比如：①表格结果的统计描述；②注明研究对象；③得出该结果的处理方法；④数据所代表的相互关系；⑤研究地点；⑥注明培养或处理的参数或条件（温度、媒介等）；⑦研究的样本量等。

值得注意的是，要避免使用泛指性的词语做表题，如"数据表""分析表""指标变化表""情况表"等，这样的表题缺乏专指性，不便理解；同时也不要凡是表题都用"表"字结尾。如果整个表的指标都统一时，可以将单位放在表题的后面。如标题为"2016 年某地区各年龄段不同性别膝骨关节炎患病率"，包括数据收集的时间（2016 年）、地点（某地区）、研究对象（膝骨关节炎患者）及表的主要内容（患病率情况）。

科研论文中的每个表格对应唯一的表序及表题，其总长度不宜超过表格的宽度，若表题的字数太多则应考虑转行排版。

（二）标目

标目包括横标目、纵标目，有时还可有总标目，用于表明表内各项目名称及数字的含义。标目应层次清楚、文字简明、分组符合逻辑。

1. 横标目（row headings）　是统计表的"主语"内容，列于表的最左侧，纵向排列。横标目用来说明表中主要内容（如分组、类型、时间、药物、等级等），一般按照研究设计的逻辑顺序排列。

2. 纵标目（column headings）　是统计表的"宾语"内容，列于顶线与标目线之间，用于说明横标目的各种统计指标。纵标目的统计指标可标明缩略语或符号、量和单位，并且在表格内不应重复出现。必要时可在纵标目上端加上总纵标目，对纵标目内容进行概括，如表 8-2 中的"男性"、"女性"和"合计"。

若表中出现一些篇幅较长的医学词汇，必要时可取各主要词的首字母简写为缩略语（abbreviation）。国际上惯用的缩略语可以直接使用，如 kg（体重）、cm（身高）、mol（浓度）以及公认的 DNA（脱氧核糖核酸）、RNA（核糖核酸）等。非标准的符号和缩略语需在标注中予以解释，或在第一次出现时进行定义，或者文章首页的脚注中予以标注，也可根据期刊要求同时采用两种方式。

（三）线条（lines）

统计表的线条采用国际通用的"三线表"，三线表包括顶线、标目线和底线 3 条等长线，见表 8-5。复合表的纵标目分层时，可根据分层数适当添加划分层次的辅助横线（简称为辅线），当相邻的两个纵标目都分层时，辅线中间应断开，不宜连贯成一条直线，以免分层范围不清。但无论增加多少条辅线，依然称之为三线表。

（四）数据（data）

数据是表格的主体部分。数据的显示区域可以是数据，也可以是文字、公式或参考文献等，每个数据均应置于列与行的交叉点处。数值型的数据必须使用阿拉伯数字表示。

1. 数据排列原则　数据的排列应具有可读性，便于读者快速获取重要研究结果。因此，需遵循以下几点原则。

（1）数据类型：同类数据按照垂直列原则安排，不同类型的数据不应混排在同一列中。

（2）对齐方式：一般来说，表格中文字采用左对齐排列原则、同列数字右对齐；其他对齐原则符合视觉阅读规律或投稿杂志的要求。

（3）对比关联数据归类应靠近排列，以便比较。

（4）小数点：小数点后保留数字位数应该一致且不宜过多，可根据投稿杂志标准进行制定。

（5）相对数：使用相对数时，一般要同时给出计算相对数的绝对数。如"两组患者在接受某种治疗有效率的比较"，应同时给出各组的治疗人数和有效人数。

（6）缺失数据描述有效率（%）：对于"缺失数据（missing data）"，表内数字为 0 或因数值极小可忽略不计时用"0"表示；无数字时用"—"表示；缺失数据时用"..."表示，有时也可用"NA"（"not available"或"not applicable"）或"ND"（not determined）表示缺失数据。同一表格中应用相同表达方式表示缺失数据。表内一般不留空格表示缺失数据，因为"空格"的含义不确切，其可能表示"未检测"或"未发现"，使统计表展示结果存在歧义。

（7）数据结果：如果数据结果较多时，可将数据作为附录进行展示。但要确保论文正文展示的统计表中有足够的数据，使审稿专家能够准确评价研究结果，同时在发表后可以让其他读者能够准确解读文章结果。

2. 数据过多的处理原则　有时由于纵标目的内容过多，使得统计表的整体宽度超过了期刊规定的版面，可以考虑采用以下方法来处理：①省略不必要的栏目，如省略与主要研究结果无关的数据列；②省略仅含有一个数值的栏（可直接在文中描述）；③省略所有或大部分数值相同的栏（可在标注或文中予以解释）；④将"概率（P）"栏结果与有统计学意义的数值合并，同时在数据后加注符号，如"*"号；⑤将标准差（s）或标准误（standard error of mean，SEM）、置信区间（confidence interval，CI）、范围（ranges）可与平均值（mean）适当并为一栏展示。

（五）表注（table footnotes）

表注置于表的下方，是对统计表内某一标目或某一数据的注释，但并非属于统计表的必须组成部分。通常可在表内以 *、†、‡、§ 等标记所要注解的部分，并依次标注不同符号代表的含义，见表 8-5。一般情况下，表注用于说明研究方法、统计量和 P 值，也可用于解释表中的缩略语或符号等。

使用表注的目的包括：①简述获得数据的研究方法，一些国际生物学期刊要求提供实验/试验方法。②标明数值报告形式，如"Values are mean±SD"或"Values are expressed as mean (SD)"。③阐明统计学显著性的意义，通常在表中有差异的数值后标注符号，如"*"，然后在表注中说明所比较数值的统计学意义及使用的统计学方法。常用的阐明统计学显著性意义的方法，如"*"一般表示"$P<0.05$""**"一般表示"$P<0.01$""***"一般表示"$P<0.001$"。如杂志有投稿要求，还需作者提供精确的 P 值，如"$P=0.023$"。④解释表题及表中缩略语或符号的含义，通常按照缩略语或符号在表中的位置从左到右、由上而下予以解释，如"BCLC=barcelona clinic liver cancer""CI=confidence interval"等。⑤提供版权信息，如使用他人已发表的表，则需要获得版权所有者的许可，并应在表注中提供版权许可信息。

论文中的所有统计表应明确其位置（placement）和正文引述（describe）。一般情况下，统计表的位置紧随相应正文，先见文字后见表，便于读者阅读。有时也可将统计表置于论文章节末尾，便于说明所有文字内容而避免叙述中断。另外，将统计表嵌入正文中时，应避免将文字切割成零碎的文字小块，并尽量避免跨页列表。每张统计表都可以单独存在于论文中，即使不看正文，也完全可以理解表格的含义。同时，每张统计表都必须在正文中引述，论文内容与表格内容互相补充，使论文更完整、逻辑更严密。需要强调的是，叙述时不应没有任何解释性或结论性的表述而直接让读者参阅统计表。

四、表格设计常见的错误

（一）不必要的表格

各组数据只有几个简单的相同数据，这种表格可以改用文字叙述；表格的内容无法体现论文的主要研究结果，使文章叙述显得繁杂，此时可删除表格或将其列入附表中。

（二）表题与表格内容不符

表题应简明、确切地概括表的主要内容。有的论文中表题与内容不符，或表题叙述方式让读者无法理解或存在歧义，应重新提炼、拟定。

（三）标目重复

表格设计时应注意标目重复，如一级纵标目与二级纵标目重复，这种情况最为常见；二级纵标目重复，将纵标目的缩写放在纵标目之后的括号内，这种情况下只保留纵标目或纵标目缩写即可（纵标目缩写在前文中已出现或有表注解释），不必同时列出。

（四）标目倒置

横标目位于表格左侧，通常为研究事物的分组变量；纵标目位于表格上端，通常为观测指标及其计量单位。如果将分组变量与观测指标的位置颠倒，表中同类数据无法按照纵排原则排列，会导致读表费力，也难以了解数据的分布特征。

（五）表格内容与文字或统计图重复

把表格中的数据同时用文字在正文叙述或另外绘制成统计图展示出来，造成同一数据的重复展示，这是不可取的。此时应遵循的原则是，若可以用精练的文字表达清楚的就只通过正文表达研究结果；同时，注意选择适当的统计表或统计图来展示研究结果，如需要展示确切数值型研究结果，则选用统计表。

（六）表格内容繁杂或主次紊乱

有的表格将一般生理资料与主要观察指标、量表总分等综合在一起，导致表格庞大、主次不明确、中心不突出、层次不清楚。应注意一张表格应该只有一个主题，表达一个中心内容。

（七）表格中的数值不精确或有误

极少数论文表格中数值计算不精确，保留位数不一致，甚至出现数值的逻辑错误，如直线相关系数大于1。表中数值精确与否是决定统计表质量的关键因素，也是医学研究结果是否严密的具体体现。应该使用相同的小数位；且数值间的关系应符合基本逻辑，每一个列入表格的数据要具有准确性和科学性。

（八）指标分散于多张表格

有的作者将多个时间点观察的某指标，按不同时间分别进行组间比较分析，则导致同一指标分散于多张表格中，不利于读者判断该指标在不同时间点的变化趋势。因此，在设计表格时，应注意文中不同表格间的逻辑关系，避免重复。

（九）项目残缺或结构凌乱

有些论文的表格存在项目残缺，有的则结构混乱，不能一目了然，究其原因为没有正确使用三线表。因为，三线表的结构可以强制要求表格中的每个项目都得到填写，避免项目残缺的问题；同时，三线表的使用能够使表格排版更加清晰，避免结构混乱，提高表格的可读性和可理解性。

（十）缩略语及计量单位不规范

表格中所列的指标名称应使用固定的缩略语。特殊情况下使用不常用的单位和缩写词时，需要在表注中说明。表格中的法定计量单位应遵循国际标准命名原则，一律使用符号，在数字和单位之间应有一个半角空格。图表中出现的术语、符号、单位应与文字叙述相一致，以显示整个论文的完整与统一。

总之，表格是辅助文字叙述并与文字叙述共同来表达论文内容的一种手段。它应有自明性，使读者只读表格而无须同时再看文字叙述就能获得表格表达的全部内容。

第二节　医学科研论文插图的绘制

插图是医学科研论文的重要组成部分，插图所涉及的研究内容（数据、影像、照片、图片、音频、视频、地图等）必须严格遵循客观事实，对说明对象进行全面真实的描述。配有准确、精美插图的论文不仅可以增加读者的阅读兴趣，还可以提高读者的信任度，发挥文字叙述难以达到的作用。随着计算机图形学和图像处理技术的提升，将各类无法直接观察的医学研究数据进行可视化处理，转换成图形或图像等形式，从而提高数据分析效率。因此，掌握医学论文插图的基本知识、设计原则和绘制要求，言简意赅地表达医学科研数据和结果，提高插图绘制的水平，提升医学论文的质量和可读性，是医学科研工作者必须掌握的一项重要基本技能。

一、插图的设计原则

（一）精选

首先，根据描述对象和插图功能决定是否应当采用插图。论文正文中展示的插图应是对文章的主要研究结果的证据展示或补充说明；同时，在需要形象地描述指标变化的趋势、直观地表现事物的运动过程和事物之间的关系时，则需要采用插图。在初步确定插图后，应该对同类插图进行比较分析，看能否合并或者删减；最后精选出确有必要的插图来准确、生动地表达科学研究内容。

（二）种类恰当

论文中所选用的插图种类有照片、统计图、影像等。照片层次有变化，立体感强，视觉效果明显，适用于反映对事物外观形貌或内部显微结构要求高的原始资料，其中彩色照片的色彩丰富，形象逼真，适用于需要色彩表达才能说清楚问题的场合。在选择统计图的类型时，也应考虑其适用范围，如果某资料属于连续型资料，并且表示变量的频数分布，则应选用直方图或多边图；如果描述某一事物的成分，则应选用构成比直条图还是构成比饼图，应仔细斟酌后恰当选定；如果描绘一种实验系统或一组动态过程，可选用框图或示意图，图形简练、使用灵活、绘制方便且内容表达清晰。

（三）版面合理

插图内容的布局清楚、合理，并且一定要遵循相关期刊的排版要求。如果插图过多或不作为论文主要研究结果，可考虑将其作为论文的附录列出，以免打断行文的流畅性。

（四）表述规范

图序、图题、图的尺寸和图形的画法，图中的数字、符号、文字、计量单位，线形、线距、标目、标度、标值，以及说明、图注等，均须符合有关标准，遵循简洁、清楚、重点突出的原则。图题应力求简明，尽量避免使用标点符号和不常见的缩写或含义不清的公式或符号；图中的符号、标记、代码，以及实验条件等，用精练文字横排于图题下方，作为图例说明。

二、图的特点

（一）图的自明性

医学论文中的图应能突出重点，清晰易辨，对照鲜明，一目了然。论文中的插图和表格一样，可以独立存在，即不参阅正文便可理解图表中的信息；对用文字难以描述清楚的内容，如复杂的解剖结构、作用机制及手术操作步骤等，而图可以形象直观地表达出来，使文章表达更加完整。

（二）图的示意性

插图的功能是文字内容的辅助，用来描述文字难以表述的内容。因此，插图应简化图面，突出研究重点，进行示意性表达。如生物化学、医学免疫学、分子生物学等方面的图，重点部分可加贴箭头指示，并在适当的位置注明文字、符号、倍数、标度等。

（三）内容的写实性

图中的数据和说明部分必须严格忠实于客观事实，准确地表达所描述的对象；图可以完整、清晰地表达出研究对象的构造形态及其与研究对象间的关系，提示科学而准确的信息。不允许随意作有悖于研究对象特征的取舍，更不能臆造、增删、改动和虚构。不符合插图修改规范的改动可能会被认为是科研作假，会导致严重后果。

（四）表述的规范性

图是论文作者、期刊编者和读者共同交流思想的形象化语言。一些相关的标准详细规定了图形设计与绘制的要求。因此，在设计和绘制图时应讲求规范，否则使人难以理解或产生歧义。

插图还应注意以下要点：①插图应有说明性的文字；②插图面积合理；③插图清晰度符合要求；④保护原著知识产权等。

三、图 的 种 类

医学科研论文中，根据使用插图的目的及其所呈现的信息类型可分为示意图、原始数据图及统计图三大类。

（一）示意图（schematic diagram）

示意图主要用于解释复杂的系统或程序，可以通过示意图形象而简洁地表达难以用文字描述的事物。常用的示意图有通路图、图谱，见图8-1，机制图，见图8-2，流程图，见图8-3等。示意图绘制的基本要求包括线条简洁、标注清晰、完整美观地表达主要内容；示意图中的文字说明可用引线标出，引线的长短、方向与间距要适宜，尽量避免穿越图的内部结构。若引线较多，应排列整齐，可呈平行状或放射状。

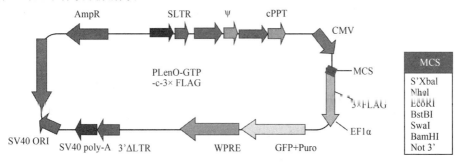

图 8-1 图谱图

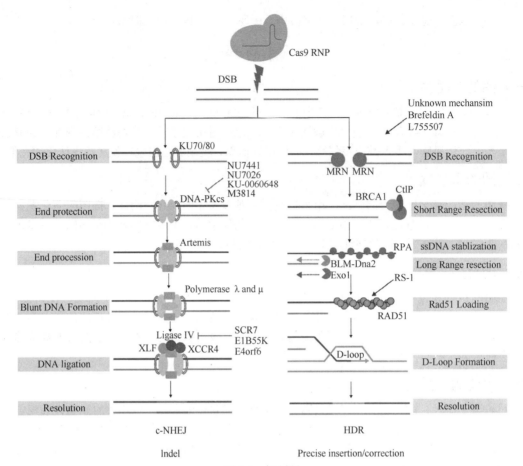

图 8-2　机制图

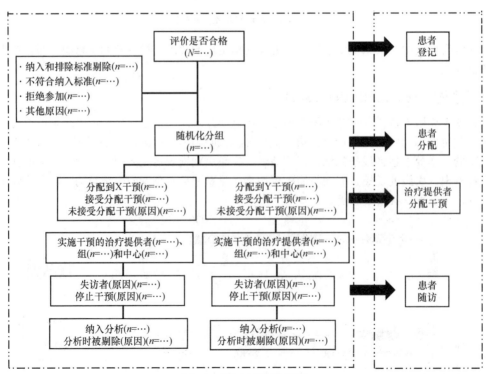

图 8-3　临床试验流程图

（二）原始数据图（original data chart）

原始数据图主要包括患者或组织的照片、影像学检查图、仪器扫描记录图及实验记录（如凝胶电泳图、分光光密度图等）。照片要求清晰度高、反差适度；照片不可涂改写字；照片技术条件应规范；照片应完整、品质要完好。

1. 人像照片　为了介绍某些特殊病例或进行治疗、手术等前后的对比，可在论文中插入高清晰度的人像照片。但是在选用时应注意患者肖像权并坚持保密原则且符合伦理学规定。如患者不同意让任何读者认出自己时，必须进行面部或眼部的遮掩。特别是涉及患者隐私的，更应慎重选择图片。在上述前提下，才考虑选用什么样的照片更符合论文的需要。

2. 组织照片　使用患者组织照片必须获得患者的知情同意，且不可直接使用患者的姓名，而应用"A、B、C..."或"1、2、3..."等代替，见图8-4。

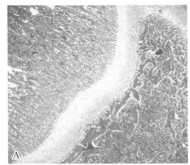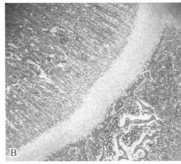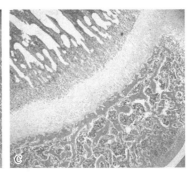

图8-4　组织切片（苏木素-伊红染色 ×40）

A为正常组；B为模型组；C为中药复方组

3. 显微照片　医学科研论文中的显微照片应符合以下要求（见图8-5）：①对比度明显，突出重点。②照片大小适于列宽或页面宽度。③重要部位应有标记，如箭头符号，使重点内容清晰可辨。④显微镜病理图片应在图题后标明染色方法和放大倍数（如苏木素-伊红染色，×400），放大倍数可用图内标尺表示，并在图注中用数字说明放大的倍数。国际生物学期刊主要应用内标尺，因为内标尺是显示特征大小的最好手段。换而言之，无论图片如何缩放，内标尺均具有精确的代表性。⑤有时为了便于比较且版面合理，可将一组多张显微照片集中拼版。原则上拼版图中所有显微照片的大小应保持一致，照片与照片之间不留空隙或仅留有较窄的空隙。拼版图应统用一个图题，但需要标记区分。

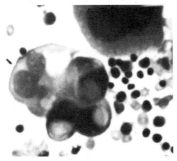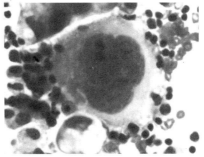

腺癌（吉姆萨染色，×100）　　　　鳞状细胞癌（吉姆萨染色，×100）

图8-5　显微照片

4. 影像学检查图　主要包括X线片、CT照片、磁共振照片、放射性核素扫描照片、各种造影照片、内窥内镜检查结果等。图片展示要求明确具体研究部位，用于显示病灶的大小、形态特征、病变范围、典型病变等。重要病变区域需用箭头标记。

5. 仪器描记图　如心电图、脑电图、超声心动图等。用以显示心、脑等器官的电位改变或机械运动状态。

6. 凝胶电泳图　是一种半调色图，图中的片段应清晰且边缘锐利。在电泳图的顶端或底端须用英文大写字母或其他符号（●、▲、■）标记每个泳道的意义，并应通过引线对重要片段予以标记。

（三）统计图（statistical chart）

统计图是在统计资料的基础上绘制的，将研究结果可视化的最常用插图类型。在医学论文中，应根据资料的类型及表达目的选择合适的统计图。统计图可用于描述数据的分布特征及变化趋势，还可用于表示所分析变量之间的关系等。

1. 统计图的组成要素　一般来说，统计图均由图序（diagram sequence）及图题（legend）、轴标（axis label）、标值（scale）、数据（data）和图注（illustration）六个部分组成，见图 8-6。

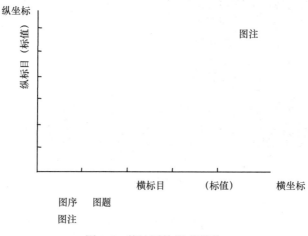

图 8-6　统计图的组成要素

（1）图序：即图的序号，根据图在论文中出现的先后顺序，用阿拉伯数字进行编号，如"图1"、"图2"或"Fig.1"、"Fig.2"等。如果一篇论文中只有 1 个图，图序也用"图 1"字样，而不用"附图"。

（2）图题：即统计图的名称。图题应能概括统计图的主要内容，拟定图题注意准确得体、文字精练，避免使用泛指性的词语作为图题，如"曲线图""关系图"等；同时也不必所有的图题都用"图"字结尾，如"温度与药效的关系曲线图"改为"温度与药效的关系曲线"后，既简洁又明确。

图序和图题之间空 1 个汉字间距，不用任何点号，置于图面的正下方，其总体长度不超过图面的宽度，否则图题应转行排。对于复合图共用一个图序和图题时，要求每幅图都必须标明大写字母的子图序，如 A、B、C 等，在正文中叙述时可表明为"图 1A"或"Fig. 1A"。复合图的标题必须区分出每一个图并用字母标出各自反映的数据信息。

（3）轴标：是由坐标轴和坐标轴的标目组成。平面直角坐标图的横、纵轴标应是相互垂直的直线，并交于原点。若坐标轴表述的是定性变量，即未给出标值线和标值，则应在坐标轴的尾端按变量增大的方向画出箭头，并标注变量如 x、y 及原点 O；若坐标轴上已给出标值线和标值，即坐标轴上变量增大的方向已经明示，则不应再画箭头。

标目通常由量和单位符号组成，两者之间用斜分数线（/）相隔。量的符号必须与正文中的一致。标目中必须含有标准规定的量符号和单位，不应同时含量的名称和量的符号，如"质量 m/kg"。

（4）标值：不应标注得过密，要认真选取标目的单位，使标值尽可能不超过 3 位，小数点后不多于 1 位。坐标轴刻度统一向图内侧标注。x 轴与 y 轴的数值范围应略长于图中数据的最大值，以便于所有数据均能包含在统计图中数据起始与两数轴交界处。除半对数线图、散点图、箱式图外，理论上 x 轴与 y 轴均含 0。若数据跨度过大以至于无法用连续刻度完全表示，则可在 x 轴或 y 轴上使用双斜线（-//-）以表示省略的数值范围，见图8-7。

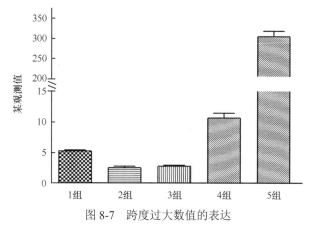

图 8-7　跨度过大数值的表达

（5）数据：是统计图最重要的部分。根据统计图的类型，其数据可用点、线、曲线、面积或长度予以表达。数据点符号的大小及形状易于分辨，常用数据点符号如●和○、▼和△以及■和□，见图8-8，并且同一篇论文所涉及的相同数据点的符号、线应保持一致，如干预组用实线，对照组用虚线等。

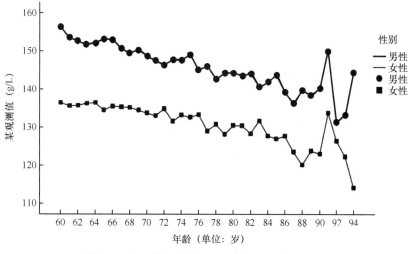

图 8-8　同一统计图上用不同符号呈现数据内容

（6）图注：一般来说，含有以上各个组成部分的图已经完整。但是，如果需要的话，还应在图形上标注试验条件、其他相关变量的符号、数值和单位，多条曲线中各曲线的标识或名称及其相应的注释和必要的说明等。图注中的量、符号和单位应符合规范，说明的语言要准确简洁，位置安排也应合适。图注在图形中的位置有两种：图注置于图形中和图注置于图形外。①图注置于图形中时，阅读比较方便，不必看了序号后将视线移到图形外去看注解；②图注置于图形外时，即图注放在图题下方，这样的图画面比较简单，而且图形制版后还可做修改。

论文中每一个图都必须在正文中引述（describe），并对统计图所反映的事物关系或趋势作出解释或得出结论。

2. 统计图的类型

（1）直条图（bar graph）：是用等宽的直条长短来表示相互独立指标的数值大小，适用于分析间断性资料，表示其相互之间的对比关系。绘制要求：①横轴表示各个类别，纵轴表示直条的数据、标目及单位。②纵轴尺度必须从同一基线或 0 开始且间距相等，一般不能折断；如需折断应以双斜线（-//-）表示，否则各直条的长度就不能正确反映数据的实际比例。③各条按高低排列，或按逻辑次序排列。④各直条宽度和间隔宽度相等，或间隔宽度约为直条宽度的一半。

直条图可分为单式直条图（图8-9）和复式直条图（图8-10），两者的区别在于后者以组为单位，每组包括两个以上直条，同一组直条间不留间隙。各直条所表示的类别应以图例说明。

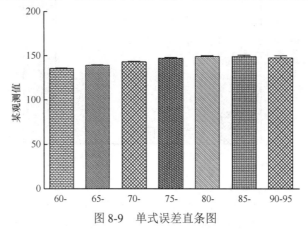

图8-9　单式误差直条图

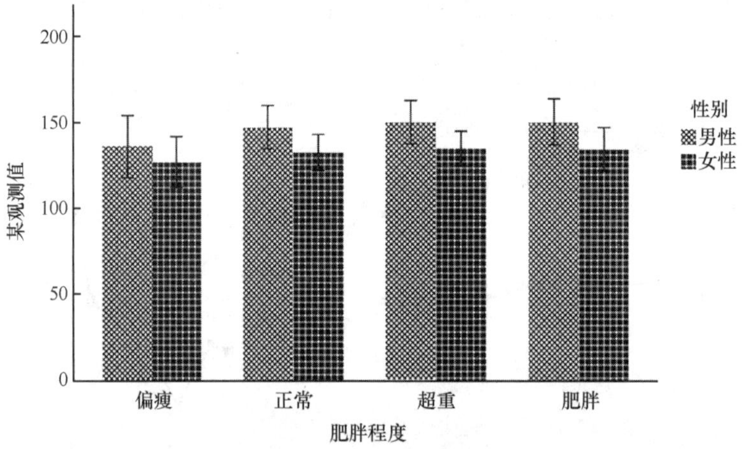

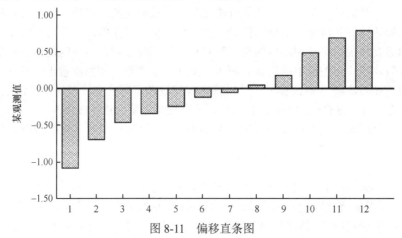

图8-10　复式误差直条图

根据所观察数据信息侧重点的不同，医学科研论文中还有偏移直条图、构成比直条图以及百分直条图等常用的直条图。偏移直条图用于显示正负值，并与居中的0基线进行比较，见图8-11。构成比直条图用于比较总体、部分及部分的总和，见图8-12。

图8-11　偏移直条图

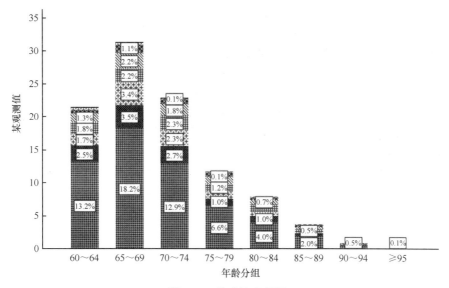

图 8-12　构成比直条图

（2）饼图（pie chart）：用于描述事物各组成部分所占的比例。一个饼图以圆形的总面积代表 100%，把面积按比例分成若干部分，以扇形大小来表示各部分所占的比重，见图 8-13。饼图绘制时扇形应从圆的12 点开始按顺时针由大到小排序。圆中各部分用线条分开，简要注明文字或百分比，或使用图例说明每一个扇形所代表的意义。

（3）直方图（histogram）：是以直方形面积描述连续性变量各组段频数的群体分布特征，各直方形面积所占的比例等于各组频数占总数的百分比（即频率），直方图的面积之和等于 1，见图 8-14。直方图的各矩形应等宽，矩形的高度表示频数，面积表示频率；各矩形面积之和表示各组段频数的总和。每个矩形的轮廓既可以不勾画出，也可以勾画出以强调分布的形状。

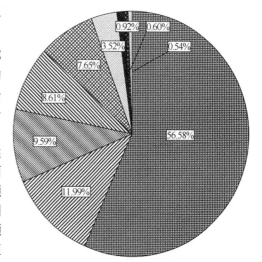

图 8-13　饼图

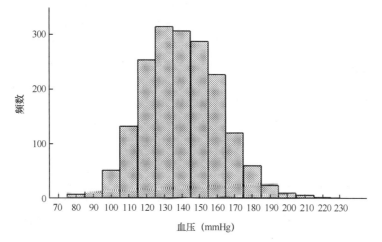

图 8-14　血压直方图

制作直方图的注意事项：①横轴表示连续变量，注意每组段间距应该合适，避免过宽或过窄。②纵坐标的刻度必须从 0 开始，横坐标刻度表示被观察变量的数值范围。③以等宽直条的面积表示各组段频数或频率。直方图的各直条间不留空隙。

（4）线图（line graph）：是用线段的升降来表示某变量随另一变量或随时间的变化，适用于连续性资料，用于表明某事物随另一事物变化的情况、时间序列趋势分析。根据坐标尺度的不同，可分为普通线图、半对数线图（semi-logarithmic line graph）和双对数线图（double-logarithmic line graph）。普通线图的纵横坐标均为算术尺度，表示某事物随时间变化或随另一事物量变化的趋势。半对数线图的纵坐标为对数尺度，横坐标为算术尺度，用来表示事物的变化速度，见图 8-15：①每一组用不同的图例表示，图例清晰便于辨认；②每个点表示均数，并且在标题中注明，同时在图中显示每个点的误差范围；③同一组中的各个点用线段按顺序连接起来，以表示随时间变化的趋势。

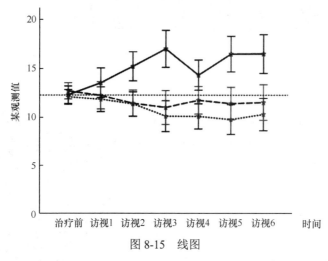

图 8-15　线图

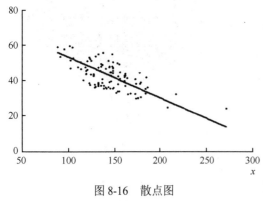

图 8-16　散点图

（5）散点图（scatter plot）：用直角坐标系中各点的密集程度和趋势来表示两个有联系的变量或事物之间的相关关系或依存关系。散点图可用回归直线表示自变量与因变量之间的相关性，可用相关系数 r 表示相关强度。横坐标为自变量（x），纵坐标为因变量（y）。两坐标轴的起点不一定从 0 开始，可以根据具体情况而定。将每组的自变量与因变量的观察值交叉处绘制为图上的一点，即成散点图，见图 8-16。

（6）箱式图（box plot）：用于描述计量资料的分布特征，可以描述数据是否具有对称性、数据的平均水平和变异程度等信息。箱式图是由除异常值外的最小值（minimum，Min）和最大值（maximum，Max）、中位数（median，M）、两个四分位数（下四分位数 Q_1 或 P_{25}、上四分位 Q_3 或 P_{75}）五个特征值组成的一种图形，见图 8-17。由中位数 M 和下四分位数 P_{25} 及上四分位数 P_{75} 构成"箱子"。箱子的底表示下四分位数（P_{25}）；箱子的顶表示上四分位数（P_{75}）；箱子中间粗线表示中位数（P_{50}）。箱子的高度为 P_{25} 至 P_{75} 的距离，即为四分位数间距。"触须"之上或之下如有"○"、"*"则表示离群值（outlier）和极端值（extremes）。观察值距箱式图的箱体底线或顶线的距离为箱体高度的 1.5～3 倍时被视为离群值；观察值距箱体底线或顶线的距离超过 3 倍的箱体高度时被视为极端值。

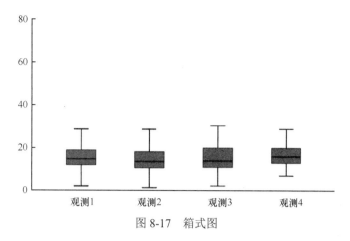

图8-17　箱式图

（7）森林图（forest plot）：是以统计指标和统计分析方法为基础，用数值运算结果绘制出的汇总数据图。它在平面直角坐标系中，以一条垂直的无效线段（横坐标刻度为1或0）为中心，用平行于横轴的多条线段描述了每个被纳入研究的效应量和可信区间（CI），用一个菱形（或其他图形）描述了多个研究合并的效应量及可信区间。它可以简单、直观地描述Meta分析及系统综述的统计结果，见图8-18。森林图主要包括纳入的单个研究结果、汇总效应值的大小（需说明采用何种统计学模型）、异质性检验的范围、亚组分析和敏感性分析等。

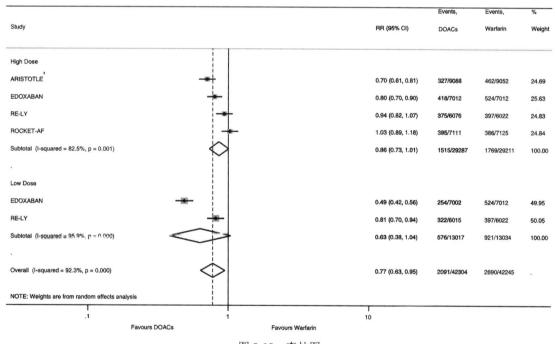

图8-18　森林图

（8）统计地图（statistical map）：常用于表示医疗机构或某些传染病或地方病的数量在地域上的分布图。绘制地图必须借助于权威出版机构出版的最新版地图进行核对，以确保正确无误。

（9）其他图形：近年来，随着计算机图形学和图像处理技术的提升，有一些新的插图展示方法，可以更清晰、全面、直观地展示研究结果和分析。这些统计图包括P-P图（proportion-proportion plots）、ROC曲线（ROC curve）、生存曲线（survival curve）、火山图（volcano plot）、热图（heatmap）、圈图（circos）等。在实际应用过程中，研究者可以根据需要选择合适的统计图对数据进行可视化处理。

四、插图设计常见的错误

（一）资料性质与图的类型不符

不同的统计资料应选择适合的统计图表达，否则会有违统计图的设计要求且不宜清楚地表达问题。

（二）内容重复

主要表现在：①某些内容已用图或表格表达清楚，却又在正文中对图进行过于详细的表述；②统计表与统计图表达同一内容；③用多幅统计图表达同一内容等。当论文中出现图与文、图与表、图与图重复时，应遵循的原则为：①能用精练的文字表达清楚的就不要用图和表格来表达；②能用表格一目了然表达的就不使用统计图。

（三）内容过简

论文中若同时出现多幅指标相近、坐标相同的两种或两种以上专业意义相近的简单线图或直条图时，应将其合并，再用适当的文字以图注方式说明。

（四）内容繁杂

如果一幅图中包含的指标太多，如线图中含有 7 根线条以上，或出现双纵轴图甚至三纵轴图时，导致图中内容排列拥挤，指标之间缺乏可比性。此时，应根据具体内容将统计图进行拆分，便于读者理解。

（五）项目不全

统计图应由图序、图题、轴标、标值、数据和图注等组成。但经常会出现文中插图组成项目不全的情况，常见缺少的项目包括图题、标轴中的标目或单位等。一般国际期刊要求论文中的插图可以独立存在，即只看插图不看正文也可正确理解作者的意图。因此，绘制插图后应检查其项目内容是否完整，是否可以准确无歧义地表达正文结果。

（六）规范性差

主要表现在：①图中说明性的名词术语、字符、单位与正文文字叙述不一致，甚至使用错误的字符和不规范的简写；②不同的外文字母混淆，正斜体、大小写不分等不规范文字使用；③使用非国际单位和非法定计量单位，新旧计量单位间的换算等计量单位不规范；④标目的位置不恰当，量和单位之间未用斜线隔开等位置不规范。

（七）绘制粗糙

主要表现在：①线条粗细不均，接头不流畅；②各直条的宽度不一致，直条与直条间的间隔不等；③不遵守横轴尺度从左至右、纵轴尺度从下至上，数值一律由小到大的原则，或者虽然数值是以从小到大排列表示增值方向，但相邻数字之间反映不出诸如等差、等比等一定的规律性。

（八）其他

1. 布局失调　统计图的整体布局应力求协调性和艺术性。统计图的横轴与纵轴的总长度之比一般以 5 : 7 为宜，不能随意改变。有的图较大，图中只有一两条简单曲线而显得空旷；有的图较小，图中却有多条曲线，甚至把图注也标在图内而显得拥挤。因此，在制图时必须合理布局，做到大图不空，内容饱满，小图不挤，清晰明了。

2. 图片清晰度不够　照片必须具备高清晰度，显微照片的放大倍数应使用图示法（标尺刻度）表示，照片中的符号、字母、数字等，必须在图注中详细说明。统计图的清晰度也应符合投稿杂志要求，需采用符合清晰度要求的软件进行作图。

3.颜色搭配合理　越来越多的科研论文会采用一些比较吸引人的配色来引起审稿人和读者的阅读兴趣。需注意颜色搭配应符合一定设计和审美艺术，且选择对色盲人群友好的颜色搭配等。

在医学科研论文中使用插图展示研究结果时，应保证插图完整、准确地代表原始图像文件，并且不对展示的研究结果进行有意的改动，以免涉及图片造假。同时，在文章中应注明制作和处理插图时采用的软件，并保留用于创建插图的原始图像、文件、数据等材料，以备论文审核过程或发表后审稿人或读者的合理要求。

制作有效的图表前，应仔细阅读拟投期刊的"投稿须知"，遵循其有关图表制作的具体要求。此外，可以将目标期刊中已发表的图表作为设计模板，以节省时间，提高论文的录用率。总之，无论选择何种类型的图或表，都应注意遵循要求，提高文章质量。

五、常用制图软件介绍

现有制图软件较多，常见的制图软件有 SPSS、GraphPad Prism、R 与 R Studio、Origin、Excel 与 Flowbreeze、Illustrator、Coreldraw、Painter、Photoshop、AutoCAD 等。

（一）SPSS

SPSS 制图功能强大，图形美观，操作简便易行，能满足大多数情况下的要求，在各种统计制图软件中，以 SPSS 制作的统计图应用最为基础、广泛。

（二）GraphPad Prism

GraphPad Prism 是一款 GraphPad 公司推出的专业科研医学生物数据处理绘图软件，中文名棱镜。它能够准确地对各种数据进行分析，然后归类汇总成各种图表样式。而且其入门简单，功能强大，集生物统计、曲线拟合和科技绘图于一体，为研究者提供了结合科学作图、综合曲线拟合等强大功能。

（三）R 与 R Studio

R 语言是一种广泛用于数据分析和统计计算的强大语言。随着高通量测序以及生物信息学的发展，R 语言在生物大数据分析以及数据挖掘中发挥着越来越重要的作用。R studio 是 R 的一个集成开发环境，与 R 语言软件一起使用。其中一些与作图相关的 R 包，如 ggplot2 等，可将高通量数据进行作图展示，功能强大。

（四）Origin

Origin 是一款功能强大的科学绘图与数据分析处理软件，能够帮助研究者轻松处理各种数据，并根据需要生成离散图、折线图等图形，让数据研究更加直观。

（五）Excel 与 Flowbreeze

Excel 具有较强的制图功能，可根据需要选择各种类型的图形。Flowbreeze 也是一项实用的 Microsoft Excel 加载项，可以通过文本快速生成流程图。

（六）其他

Illustrator 和 Coreldraw 均是矢量图形制作工具软件。Painter 是一款模仿自然的绘画工具，有很多不错的自然画笔应用。Photoshop 简称 PS，专长在于对已有素材的艺术再加工，可以制作出非常专业的数字图像。AutoCAD 是美国 Autodesk 公司开发的三维制图软件，用于工程绘图、图形演示以及 3D 打印等。

思 考 题

1. 统计表的基本结构包括什么？统计表的制作原则有哪些？

2. 统计图的基本结构包括什么？绘制统计图应该注意哪些要点？

3. 直方图和直条图的主要区别有哪些？

4. 某医院收治 160 例重症乙型肝炎患者，随机分成两组，治疗组 80 例患者口服 A 药，对照组 80 例患者口服 B 药，疗程 6 个月后判定临床疗效。治疗组显效 20 人，有效 50 人，无效 10 人；对照组显效 15 人，有效 45 人，无效 20 人。制作统计表和统计图表达两组重症乙型肝炎患者的临床疗效。

（葛安琪　黄品贤）

第二篇 医学科研论文的投稿与发表

第九章 医学科研论文的投稿

PPT

第一节 期刊的选择

向国内同行交流科研所得，展示科研成果；向国际同行讲好中国科研故事，准确传递中国科研之声是每一位中国科研工作者梦寐以求的事，也是应尽的责任。论文发表是科学研究成果发布的主要形式之一，也是研究内容完成的标志和研究水平的展现。选择合适的期刊在最短时间内发表最新研究成果就显得尤为重要。尽管每位作者都有自己的期刊选择标准，但也有一些共识，如期刊的专业领域符合度、论文刊发类型、论文刊发量、期刊影响力和语言水平要求是作者选择期刊时应该考虑的因素。

一、专业领域符合度

稿件内容与目标期刊的专业相符是论文发表的基本要求。作者可以从期刊名简单地判断目标期刊的专业领域。很多论文内容存在专业领域的交叉，这无疑扩大了期刊的选择面。例如，一篇关于胰腺癌相关基因表达的论文，既可以投往外科类期刊，也可以投至消化系统疾病类期刊或肿瘤类期刊。另外，论文收录宽泛的期刊因其较强的影响力而多成为投稿热门，在向这类期刊投稿时应该事先确定该期刊近几期是否发表了相关领域的论文，做到有的放矢。

二、论文类型

多数学术期刊都设立了论著（original article）、短篇报道（short report）和综述（review）等多种类型的栏目，少数期刊主要发表综述等特定类型的文献。作者在投稿时应该关注目标期刊发表的论文类型，以避免发生论文类型不匹配的低级错误。例如一篇临床或实验论著不可投往综述类期刊，否则，不但无法发表，还耽误宝贵的时间。

三、论文刊发量

期刊在一段时间内发表的论文数量应该是作者选择目标期刊需考虑的重要因素之一。显而易见，发文量太少的期刊发表难度更大。因此，发文量较大的期刊更易受到作者的青睐。科学引文索引（science citation index，SCI）收录期刊的近年发文量可以在 Journal Citation Reports（JCR）中查询。国内中文期刊的发文量则可根据近期目录进行大致估计。作者在投稿时可以参考相关数据，选择合适的期刊投稿。

四、期刊的影响力

期刊的影响力向来受到广大作者的重视，是影响作者选择期刊的重要因素。对于 SCI 收录期刊，影响因子（impact factor，IF）是得到广泛认同的期刊影响力评价指标之一。该指标是通过计算期刊的引文量和发文量的比值来反映期刊的影响力。虽然文章大量自引等不正常现象使其在一定程度上失真，但影响因子仍是目前使用最为广泛的期刊评价指标。研究者也不能痴迷甚至唯论文影响因子论，某些专业领域的学术期刊，其影响因子并不高，但是其专业性、领域内认可度和投稿难度都远大于一些影响因子相对较高的综合类期刊。由于影响因子存在一些天生的缺陷，因此中国科学院文献情报中心对 SCI 收录期刊进行了评估并分区。汤森路透每年度发布 SCI 期刊的引证报告，对其中的 SCI 期刊在学科内依据 3 年平均影响因子分区。它包括大类分区和小类分区：大类分区是将期刊按照自定义的 13 个学科所作的分区，大类分区包括 Top 期刊；而小类分区是将期刊按照 JCR 已有学科分类体系所做的分区。广大科研工作者，可以参考中科院的期刊分区或 JCR 期刊分区和影响因子来选择期刊。中文期刊的影响力也已经有了多个引文数据库（如中国科技论文与引文分析数据库和中国学术期刊综合评价数据库）对其进行评价，但其产生的影响因子的接受度和普及度仍不令人满意。但一些中文期刊多年形成的品牌效应和办刊质量仍然值得作者选择。例如，被称为"中华牌"的中华医学会系列期刊是中国医学界较为公认的权威刊物。

因此，作者应该理性评估期刊影响力，选择合适的目标期刊。尽管所有人都希望在影响力高的顶级学术期刊上发表论文，但多数情况下是很难实现的。因此，作者在投稿前应该对相关领域期刊近期刊发的论文深度及其工作量等基本情况进行深入了解，同时客观评价自己的论文，从而提高论文发表的成功率。

五、期刊的语言水平要求

生物医学英文论文的写作比一般文献要求更高，具有以下语言特征：词汇方面具有词源多样性特征；文体方面具有语气正式、陈述客观、语言规范和文体质朴等特征；在表达方面具有准确无误、清楚易懂等特征；在文章架构方面具有层次清晰、组织严谨、逻辑性强等特征。国际期刊对所收稿件首先要进行写作及语言表达水平的检查，如稿件达不到期刊的标准，轻则退回修改，重则直接拒稿。此外，在学术论文英文写作中要避免美式英语与英式英语的混用，两者在词汇和表达习惯上均存在差异。

第二节 投稿相关材料及其准备

多数期刊都要求作者投稿时随稿件（manuscript）一起向杂志社提交一封投稿信（cover letter）及众多其他必备材料。

一、国内期刊投稿相关材料

（一）介绍信

国内中文期刊一般只要求作者提供由单位出具的介绍信（或称推荐信）。介绍信除介绍稿件内容外，还应包括无一稿多投、不涉及保密、署名无争议等内容。国内多数中文期刊均制作了投稿介绍信模板，投稿前如实填写并加盖作者工作单位公章即可。

（二）手稿

根据期刊要求准备手稿，确保论文内容无缺项，无格式错误。

二、国际期刊投稿相关材料

（一）投稿信

投稿信的撰写非常重要，应予以重视。投稿信一般以通讯作者的名义写给期刊的编辑部，主要包括论文介绍（题目、研究内容、主要结果和意义）、是否属于原创性研究（重点介绍创新性）、是否一稿多投（保证论文内容投稿之前未曾发表且未同时投往两个或多个期刊）、作者确认（论文中的每位作者已经阅读过稿件并同意投稿）、利益冲突声明，以及作者（特别是通讯作者）的联系方式等内容。以上内容在不同期刊要求略有不同。因此，投稿前需仔细阅读期刊的"作者须知"，按照"作者须知"撰写投稿信。

（二）论文手稿

期刊对论文各部分内容和总字数有限制，须严格按照期刊要求撰写手稿。

（三）摘要（abstract）

单独以 Word 文档形式上传的摘要，其内容要与手稿中的摘要完全一致。

（四）作者贡献声明（credit authorship contribution statement）

部分期刊要求作者在手稿中呈现作者贡献声明，同时也要上传投稿系统一份单独的文档，两者内容必须完全一致。

（五）利益冲突声明（declaration statement）

通讯作者需要就与研究内容存在或可能存在的利益冲突作公开声明，并对声明内容的真实性负责。大部分期刊需要作者在手稿中呈现利益冲突声明，同时也要上传系统一份单独的利益冲突声明文档。利益冲突声明文档可以从学术期刊官方网站下载，根据填写提示进行更为详细的利益冲突声明。

（六）文章主要观点或亮点（highlights）

大部分国际期刊均要求作者针对论文手稿内容凝练出主要观点或文章亮点。要求以 3～5 句话陈述论文的亮点，每个亮点用一句话概括陈述，并严格遵循字符数上限要求。每个期刊有其具体要求，根据期刊投稿须知完成撰写。

（七）标题页（title page）

标题页内容包括论文标题，作者及其排序，作者单位、地址等详细信息，第一作者及共同第一作者、通讯作者及共同通讯作者说明，作者邮箱、联系电话等信息。在罗列文章作者信息时，在作者姓名旁用上标的方式，以数字 1，2，3……或英文字母 a，b，c……方式标注不同作者的单位。以 * 或 # 标注文章的通讯作者，如有共同第一作者或共同通讯作者，也必须以符号标出，并以句子说明的方式加以呈现。在标题页中需要载明第一作者、通讯作者和共同通讯作者（如有）的电子邮箱，并在邮箱后括号注明邮箱拥有者，以便杂志社、出版社、读者与作者联系。

（八）图解摘要（graphical abstracts）

部分期刊建议作者提交手稿时也提交一份图解摘要，并对图片尺寸及像素大小有具体要求。作者根据期刊要求及制作能力决定是否提交此部分材料。图解摘要具有逻辑性强和形象直观特性，便于读者迅速理解文章的设计与论证逻辑关系。因此，建议作者在投稿时附上图解摘要。

（九）文章中的图片和表格（figures and tables）

大部分国际期刊均要求作者在上传手稿时，不能将图片置于手稿中，要求在投稿系统中将其单独一张一张上传，并做好命名（如 figure 1、figure 2 等）。所有图片对应的图序、图题和图注统一按照相应的顺序置于手稿最后。文章中的表格（表格必须可编辑）及其标题、注释也理应单独置于一小 Word 文档内上传系统或置于手稿文档的最后。

第三节　投稿及投稿过程

一、投稿前准备

（一）认真阅读期刊作者须知（author information）

投稿前仔细阅读期刊作者须知非常重要。期刊的作者须知，即期刊的投稿说明和指南，内容一般包括期刊介绍（一般情况、数据库收录情况和发表文章类别等）、投稿方式和方法、论文准备（论文各部分格式要求）和其他重要事项（如版权转让、利益冲突声明等）。高水平学术期刊（特别是国际期刊）对论文格式的要求都非常严格，有时会因为作者的一点小疏漏（如未按要求将摘要和正文存成两个文件）将稿件退稿。此外，期刊的作者须知会定期更新，因此投稿前在期刊网站查询和下载最新版本的"作者须知"以供参考。

（二）准备相关材料

相关材料模板可在期刊网站上下载。投稿信（部分期刊要求全体作者或通讯作者签字并扫描）、版权和利益冲突声明（往往需要全体作者或通讯作者签字并扫描）等是多数期刊要求的重点材料，需给予重视。标题页、摘要、表格、图片、图题、图注等以单独文件上传期刊投稿系统。根据指南提示，列出清单以供逐条对照查验。国内中文期刊的版权转让协议一般是在论文投稿时上传系统，少数杂志是在文章录用时要求作者提供。

（三）修订论文格式

作者要仔细浏览期刊投稿指南中关于论文格式的内容，并严格按照相关要求完成格式修改。

二、投稿过程

检查确认完成上述准备工作后，作者即可开始投稿。目前，国内外多数学术期刊采用在线投稿方式，其过程大致包括以下步骤。

（一）建立账户

作者首先登录期刊网站，按照要求填写相关信息（包括个人和单位信息等）并设置用户名和登录密码，建立投稿账户。

（二）文章信息录入

投稿系统一般要求输入论文基本信息（如题目、摘要和关键词等）。

（三）作者信息录入

输入作者信息（如姓名、职称、单位、专业和邮箱地址等）。

（四）回答问题

部分期刊要求作者回答问题（如是否一稿两投、有无利益冲突等），还有少数期刊将作者推荐审稿人作为必填项目。

（五）上传文件

根据系统提示上传文件（一般包括投稿信、正文、图表、相关版权和利益冲突声明文件等）。

（六）生成 PDF 文档

文档上传后系统会自动生成 PDF 文件（包含已上传投稿系统的所有材料）以供作者校对。

（七）确认投稿

作者校对论文 PDF 文档无误后即可确认投稿。E-mail 投稿时则可将论文、相关图表和所需文件作为 E-mail 附件发送给期刊指定的投稿邮箱，其后一般会收到期刊回复的确认邮件（包括稿件编号等查询信息）。

总之，论文投稿是一个涉及期刊选择、介绍信撰写、投稿材料准备的系统工程。作者只有认真地做好每一环节，才能顺利完成投稿全过程。

三、国际期刊投稿主要步骤介绍

（一）国际期刊投稿主要步骤

国际期刊的投稿，步骤繁多，过程烦琐；作者需要提前准备相关材料，熟悉投稿流程才能顺利完成投稿。

1. 注册账户 检索杂志官方网站，进入投稿系统（submit your article）进行账号注册，设定登录密码。一般要求以通讯作者身份建立投稿账户。

2. 开启论文投稿 进入投稿主界面（author main menu）后选择"new submissions"模块中的"submit new manuscript"菜单选项进入投稿流程。投稿主界面包含了模块一"new submissions"、模块二"revisions"和模块三"completed"。"new submissions"模块依次有菜单选项"submit new manuscript""submissions sent back to author""incomplete submissions""submissions waiting for author's approval"和"submissions being processed"。

当作者完成"submit new manuscript"的投稿流程后，在提交前发现已经提交的材料有误时，撤回提交则主界面显示为"submissions sent back to author"；若只完成了投稿流程中的部分步骤，主界面则显示"incomplete submissions"；若一次性完成所有投稿环节，选择生成 PDF 文档时，主界面则显示"submissions waiting for author's approval"（此期间，系统会自动不断刷新界面）；若投稿材料全部提交完毕并完成了所有材料的核对，成功提交后则显示为"submissions being processed"，表明文章所有材料已经成功提交到杂志社。如果文章经主编形式审查、语言检测，认为需要修改后才能给予外审时，则主界面显示为模块二的"submissions needing revision"。若文章经过杂志社初审后认为不符合期刊要求，主界面显示的文章状态则直接进入模块三的菜单"submission with a decision"；若文章投稿后进入了外审程序并完成了外审，主界面显示的文章状态也是模块三"completed"的菜单"submission with a decision"，若外审结论是文章需要修改（大修，适当修改，或小修），则主界面显示文章状态为模块二的"submissions needing revision"。手稿初次在杂志提交时，所有操作及投稿状态均在模块一"new submissions"中显示。针对稿件的首次提交中的主要环节，按投稿顺序依次介绍如下。

（1）"Article type selection"：进入投稿程序后，首先选择文章的类型。如果选择错误将影响后续的投稿进展和审稿。此步骤中，部分期刊要求作者关联自己的 ORCID。ORCID（Open Researcher and Contributor ID），即开放研究者与贡献者身份识别码，它给予学术研究者特定的 ISNI 识别码，该码由独立机构管理。ORCID 关联研究人员与其所有的研究活动，包括出版物、数据集、与研究机构的隶属关系以及资金支持等，进而改善信息流。ORCID 相当于一个研究者的全球学术身份证，有助于区分不同研究人员的工作，并且不容易使研究人员与其同名者的工作相混淆。在 ORCID 官方网站可以免费注册获得个人的 ORCID。

（2）"Attach files"：稿件类型选择完成后就进入文档上传环节，多数杂志要求上传"cover letter"、"manuscript file"和"declaration of interest statement"的 word 格式文档及 TIF 格式图片。其余材料根据论文需要选择性上传。在上传文档时先选择"select item type"选项框，确定材料类型，并在"description"选项框内对上传的文档命名。完成所有材料上传后，根据杂志社要求，对已上传的文档进行排序；如有文档被误传，必须在系统中先删除已上传的文档后再上传新文档。

（3）"General information"：根据手稿的研究内容，在系统中选择与此相同或相近的研究方向。

（4）"Review preferences"：完成文章内容相近领域界定后，填写推荐的审稿人信息。多数杂志要求作者在投稿时提交推荐的审稿人信息，其中包括审稿人的姓名、电子邮箱、单位、推荐理由等。作者在撰写论文过程中要不断积累与本研究相关性较高的国际同行的个人信息。

（5）"Additional information"：此部分内容主要是围绕手稿填写一般性的问题，如手稿是否属于方法学研究论文，是否同意缴纳文章出版费用，文章中是否有多位共同通讯作者，文章有关的补充材料是否随同手稿提交，作者是否同意或有条件下共享文章的数据，文章是否添加了行号，是否对文章的语法及单词拼写作了核查等问题，作者需要根据情况进行逐项回复。

（6）"Comments"：文章概貌与述评。主要针对文章的选题背景、主要研究方案、主要发现，以及创新之处给予客观评述。此部分内容的填写需要作者从评论视角向主编介绍文章的基本情况。对于母语非英语的作者，需要注意句子段落的遣词造句，在全面展示文章概貌时注意语言的表达质量。

（7）"Manuscript data"：此部分要求作者在系统中依次填写文章"title"、"abstract"、"keyword"、"authors"、"funding information"五项内容。此部分填写的所有内容要与手稿中的内容完全一致。对于文章的"authors"信息，多数杂志都要求在此步骤中填写所有列入文章作者栏中的作者姓名、邮箱和机构。完成文章所有作者信息录入后，根据系统提示指定文章的第一作者和通讯作者。多数国际期刊对"abstract"部分的字数有严格限制；当作者在填写此部分内容时，投稿系统同步进行字数计数，并在此界面显示已经录入的字数情况。摘要字数限制情况各杂志略有不同，以不超过200、250或300个单词或字符居多。因此，作者需要根据投稿须知中已经载明的摘要字数或字符数限制条款提前完成摘要撰写。手稿中的摘要字数或字符数与此处填写的必须相同，否则可能面临拒稿。此外，在录入摘要内容时要检查摘要中的特殊符号（尤其是以复制粘贴的方式录入），以防符号显示错误。最后，此步骤也要求作者填写文章所获得的研究经费资助情况，填写经费资助项目名称［如国家自然科学基金（National Natural Science Foundation of China）］、项目编号、受资助人（一般为项目负责人或项目主持人）。如该项目开展过程中获得了一个以上的项目经费资助，也应该在此处如实填写资助情况。

（8）投稿材料PDF集成与投稿确认：完成以上全部内容填写后，点击界面上的"build PDF for approval"菜单生成PDF文档。系统完成PDF文档生成后，作者必须下载该文档并据此逐项检查，如发现有误则选择该界面上的"edit submission"菜单返回前述投稿步骤，作者可以选择有误的步骤进行重新提交或填写，待完成后再次生成PDF文档并逐项核查直至无误后点击"approve submission"菜单确定提交。在同意提交前，系统要求作者勾选"accept ethics in publishing"菜单下的"I accept"选项框以视为接受杂志论文出版伦理要求。

（9）文章获取方式选择：部分期刊要求作者在确认提交稿件之前完成读者文章获取方式选择。读者获取期刊刊发的学术论文有"publish as a subscription article""gold open access"和"green open access"3种方式。①"publish as a subscription article"，即订阅式获取，是传统的学术论文出版模式，论文在线刊发后，作者不需要支付论文处理费（简称为APC，article publishing charge），读者或组织机构需要支付订阅费用才能阅读原文。订阅式获取论文，如果作者选择论文的纸质版采用黑白印刷（在线刊发时文章中的彩图均是免费刊发），同时作者也不订阅任何数量的本期杂志纸质版，则不需要缴纳任何费用，文章即可以在线和纸质版的方式免费刊发；如果作者选择针对文章中彩图在纸质版中彩色印刷时，则需要支付彩图的彩色印刷费用。如果选择订阅式刊发论文，作者需要将论文的版权转让给期刊，读者阅读论文内容需要征得出版社同意；出版社将给予文章作者一定期限内的论文免费下载链接。②"gold open access"，即金色开放式获取（简称金色OA）。金色OA允许文章出版后立即被所有读者自由和永久地访问，作者支付APC。OA（期刊以OA方式刊发全部文章）期刊或混合期刊（带有OA选项的订阅式期刊）以此方式刊发文章。

③ "green open access"，即绿色开放式获取（简称绿色 OA）。绿色 OA 出版的文章，版权通常保留在出版商或社会组织中，并且有特定的条款和条件决定如何以及何时可以在存储库中允许公开访问该文章。该方式出版的费用要比金色 OA 低。如果选择作者支付 APC 的方式刊发论文，在此步骤作者还需要完成费用发票等相关信息的填写。

（二）国际学术期刊文章状态释义

一篇 SCI 论文完成投稿后，作者需要经过长时间的等待，其间文章要经历多种状态变化，现对其中主要状态进行简要介绍。

1. "Submitted to journal" 该状态是作者在投稿系统将论文提交完毕后系统自动生成的，无须处理。

2. "With editor" 如在投稿时系统未要求作者选择编辑，则稿件会分配给主编，后由主编分派给其他编辑。这期间会出现两种状态：① "Editor assigned"：编辑指派。② "Editor declined invitation"：编辑拒绝邀请，主编会重新将文章分派给其他编辑。

3. "Reviewer(s) invited" 编辑已开始处理文章，正在邀请审稿人。该过程可能持续时间很长，如果编辑一直未找到合适的审稿人，作者可向编辑推荐审稿人。

4. "Under review" 论文正在审稿中。审稿是一个"漫长"的等待过程（期刊通常会限定审稿人审稿时间，一般为一个月或两个月左右）。

5. "Required review completed" 审稿结束，等编辑处理。

6. "Decision in process" 论文评审结论决议。

7. "Minor revision / moderate revision / major revision" 小修/中修/大修。

8. "Revision submitted to journal" 修改后重新提交，等待编辑处理。

9. "Accepted" 论文接收。

10. "Rejected" 论文拒稿。

11. "Transfer copyright form" 签署版权协议。

12. "Uncorrected proof" 等待作者校对样稿。

13. "In press, corrected proof" 文章已完成校对，正在印刷中。

14. "Manuscript sent to production" 文章已发送生产部门进行排版处理。

15. "In production" 论文出版中。

四、论文投稿注意事项

（一）熟知期刊的投稿要求

期刊对稿件内容和排版格式等均具有一定的要求，作者在投稿前仔细研读期刊官方网站上给出的"guide for authors"（投稿指南）。明确目标期刊主要收录文章的类型。严格按照期刊的格式要求一一核对论文的排版格式，如论文各部分的编排顺序、行间距（单倍行距，1.5 倍行距或 2 倍行距）、是否需要添加行号（如需要，是要求连续行号还是非连续行号）等问题。期刊对论文中的图片像素（一般国际期刊要求图片像素不低于 1000dpi）及尺寸大小有具体要求。国际期刊对提交的"abstract"、"highlights"等文档内容有字符数限制。国际期刊对手稿的语言水平也有严格的要求，投稿前要仔细对手稿进行单词拼写和语法检查。手稿写作中不允许英式英语和美式英语混用。

（二）备齐论文投稿必备材料

国内期刊对投稿材料的要求较为简单，一般要求作者提供论文手稿、单位介绍信，授权同意书等内容。国际期刊对投稿材料的要求较为烦琐，如一些期刊要求以单独文档的方式向期刊投稿系统上传"abstract"（摘要）、"cover letter"（投稿信）、"credit authorship contribution statement"（作者贡献声明）、"declaration statement"（利益冲突声明）、"highlights"（文章亮点）、"title page"（标题页）、"graphical abstracts"（图解摘要）、"original manuscript"（论文手稿）等。此外还要求作者推荐 3～5 位审稿人并提供其联系信息（如名字、单位名称、邮箱等）。

（三）客观评估研究内容

浏览近期目标期刊所刊发的文章，了解期刊对选题方向、研究深度的要求。只有稿件内容符合期刊的组稿方向才有可能被录用。客观评估自己的研究水平，选择适合手稿的期刊来投稿。切勿好高骛远，盲目自信，也不必过分低调。此外，了解期刊的发展动态、审稿周期等信息也非常重要。选择审稿周期短、发文量大、契合研究主题的期刊对论文的快速发表大有裨益。

（四）注意伦理学问题

动物实验要注意动物福利及动物伦理问题，论文中应该有此内容的陈述并提供获得的伦理审查编号。临床研究也要注意伦理学问题，必须符合《赫尔辛基宣言》，也必须经过所属单位的伦理学委员会批准。

（五）关注论文处理进度

投稿后应经常查看投稿系统和投稿邮箱，了解审稿进展情况。如果期刊有信件来询，及时回复。

（六）保持良好心态，积极看待论文评审结果

学术期刊特别是行业内主流学术期刊的投稿量始终较高，论文的拒稿率常年居高不下。因此，稿件被拒是常态，应该保持良好心态客观看待编辑部及审稿专家的意见，并对稿件做进一步完善。各期刊的偏好不同，即使研究具有较大创新性，不被采用的现象也是存在的。

（七）认真对待论文返修意见

学术论文同行评审已成为期刊稿件处理的重要方式。如果稿件经同行评审后给予作者返修机会，论文就有希望被录用。作者应准确地理解返修意见，逐条修改论文。多数期刊要求论文修改后，作者必须撰写一份《修改说明》回复编辑部。作者应该将审稿人和编辑部提出的修改意见进行归纳后逐条罗列并回复：已作修改内容的具体情况，如增补了什么、修改了什么、改进了什么等。对于某些修改意见，作者认为没有必要修改或者短时间内无法修改，可以在《修改说明》中实事求是地加以阐述，以求得到编辑和评审专家的理解。在论文返修过程中，务必本着谦虚谨慎的态度，切勿忽视、轻视甚至蔑视审稿人及编辑部的专业水平。

（八）筑牢科学精神，杜绝论文投稿中的失信行为

近年来，国际期刊对中国作者的学术论文撤稿现象频发，常见问题是在投稿过程中委托了代理公司、论文工厂，提供了虚假的审稿人及其联系方式等，对中国科研诚信造成了极大的伤害。投稿过程必须亲力亲为，提供正确、准确的信息。

（九）参考中国科学院《国际期刊预警名单（试行）》内容，谨慎选择期刊

预警期刊的识别采用定性与定量相结合的方法。通过专家咨询确立分析维度及评价指标，而后基于指标客观数据产生具体名单。预警期刊分为高、中、低三个等级，各等级关注问题侧重不同，预警风险依次减弱。高风险预警旨在抑制学术不端问题：批量论文涉及"论文工厂"。中风险预警旨在促进我国学术成果的国际传播和优化我国科研经费的使用：期刊作者群和读者群的国际化程度低，以及论文处理费不合理。低风险预警旨在提醒科研工作者，期刊发文量激增，期刊存在学术影响力骤降风险。

（十）优选国内优秀期刊，彰显民族自信

国家对高质量的中文期刊及中国杂志社出版的英文期刊建设非常重视，推出了一系列中国期刊质量建设工程。中国学术期刊的办刊质量不断提升，其国际影响力也得到了增强并逐渐成为中国学者发表重要学术成果的优选期刊。

<h2 style="text-align:center">思　考　题</h2>

1. 投稿时如何选择合适的目标期刊？
2. 论文投稿注意事项有哪些？
3. 国际期刊投稿的常见步骤有哪些？
4. 国际期刊论文投稿时提交的标题页文档包含哪些内容？

（周永江）

第十章 医学科研论文的审稿

审稿是学术期刊编辑出版的重要环节，也是决定稿件能否被采用的重要依据。通过对稿件内容进行评审，不仅可以发挥去伪存真、去粗取精的质量保障作用，更为重要的是能将单篇文章与整个学科、作者与编者紧密联系起来，可以有效发挥深挖学术成果、凝聚学术人才、汇聚学术思想的纽带作用。

第一节 期刊编委会

毋庸置疑，审稿是保障学术期刊质量的关键环节，涉及学术研究的前沿问题和专业问题，必须依靠相关领域专家的支持和帮助才能保证审稿质量，而期刊编委会（editorial board）则是联系期刊与相关领域专家的一座稳固桥梁。一方面，期刊编委实际上就是某一研究领域的学科带头人，他们比普通编辑更熟悉同行专家的研究方向和学术水平，能够更快速、更准确地判断出新概念、新方法类的稿件；另一方面，期刊编委在学术界的影响力和广泛联系使之更容易找到合适的审稿人。因此，积极发挥编委对稿件质量的把关作用，不仅能提高审稿质量，还可以扩充审稿人队伍。

一、期刊编委会组成

编委会是期刊生存与发展不可或缺的重要机构，是掌舵期刊办刊方向和学术出版质量的"守门人"。期刊编委会一般由主编（editor in chief）、副主编（deputy editor in chief）、编委（editorial board members）、各类编辑（editors）（如图片编辑、文字编辑和管理编辑等）组成，成员大多是各学科领域的知名专家，主要负责确定所编刊物的编纂方针、编纂体例、编选范围，解决编辑过程中某些重大问题，并对出版刊物的文稿作最后审定。以国内某期刊编委会为例，其主要包含顾问编委、组稿编委、审稿编委及青年编委四类编委，各类编委之间职责分明。其中，顾问编委一般由学科带头人、担任领导岗位者及科研团队负责人，或两院院士、长江学者、国家杰出青年科学基金获得者等来承担，其主要职责是把握期刊发展的大方向；组稿编委一般由在某学科领域的专家或学者担任，主要职责是保障期刊的优质稿源；审稿编委一般由学识渊博、业务精湛的中年骨干组成，主要负责稿件质量的审核、把关；青年编委一般由年轻的学者组成，主要负责稿件的初审工作，是编委会的储备力量。以上各类编委之间相互联系又互为补充，共同为期刊的发展贡献力量。编委会的国际化也是刊物国际化的重要标志之一。通过聘请国际知名学者担任编委或顾问，参与刊物的编辑和管理，可以带来国际性期刊的新理念和办刊经验，便于向国际学术界介绍和宣传刊物，也提供了更多的国际交流机会。例如，由美国胸科医师学会（American College of Chest Physicians，ACCP）创办的国际著名学术期刊 *CHEST*，其编委会成员分别来自美国、以色列、希腊、阿根廷、加拿大、德国、印度、澳大利亚、中国等多个国家。

二、期刊编委会的基本职责

（一）审稿

依据学术期刊的审阅要求和标准，对稿件的创新性、科学性、可靠性、可读性等方面给出客观评估和建议。

（二）选题策划

期刊编委的学术表现能力（由学术影响力和学术活跃程度体现）会影响到其对学科热点和前

沿的了解，进而影响其对期刊办刊方向的把握。期刊编委应及时把控期刊的发展方向，例如，定期与编委讨论选题和约稿名单，定期跟踪并适当参与国际学术会议等以把握学科方向和前沿，进而遴选策划方向、拟定专题题目等。

（三）期刊宣传

期刊编委会成员大多是活跃在科研一线、经常参加国际学术会议并接触学科前沿领域的专家，通过学术交流等形式可以增强期刊的宣传力度，从而有利于树立期刊的学术品牌形象。此外，通过建立期刊网站与编委主页、编委所在实验室主页等相互链接，可以促进期刊宣传和编委研究成果的宣传；并且开展相关专业学术活动，如举办论文撰写讲座或学术报告、期刊审读评析等活动，有利于学术交流，以提高期刊的整体水平。

第二节　稿件处理流程及审稿的基本程序

一、稿件处理的一般流程

国内外期刊稿件的处理流程大同小异，均遵循"公平、公正、合理"原则，稿件的处理过程一般是：①当审稿系统接收到投稿时，稿件先由责任编辑进行初审，初审合格后作者需按杂志社要求缴纳审稿费（有些杂志无须缴纳，具体按照杂志社要求）再请同行专家外审，若不合格则返回作者修改或直接退稿。②责任编辑按稿件所属方向确定相应小学科、小方向，并邀请同行专家，即审稿人（reviewers）评审，给出接收、修稿或拒稿的意见。③责任编辑再综合至少两位专家的审稿意见（reviewer's view）给出最终审稿结论。如果审稿人意见不一致，责任编辑有权将审稿结论提交给副主编或主编审核，或者重新选择审稿人再次审稿。④责任编辑将审稿结论递交给编辑部后，由相应学科的主编或副主编终审，如稿件尚需修改则需返回作者继续修改直至达到出版要求，反之予以退稿处理。审稿的一般流程如图 10-1 所示。

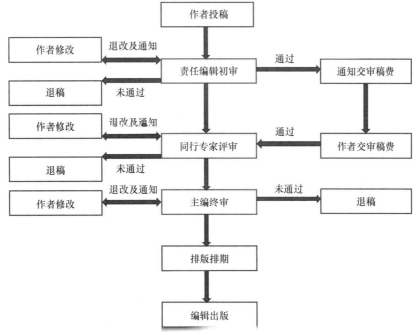

图 10-1　稿件处理的一般流程

以环境领域 Top 期刊 *Environment International* 的稿件处理为例，其流程为："submitted to journal"（提交给杂志）→"with editor"（提交给编辑）→"under review"（编辑送外审同行专

家）→"accept/minor revision/major revision/reject and resubmit/reject"（给出同行评议结果，接收，或小修，或大修，或重投，或拒稿，也可能会根据需要再进行二修，一般少有三修）→"accept/reject"（最终是否接收）→缴纳版面费→杂志安排版面和发表时间（作者也可能因为版面费或其他原因主动撤稿）→"proof"（校稿）→"online"。详见 *Environment International* 杂志"guide for authors"（图10-2）。

Statuses you are likely to see:

ℹ️ Journals can customize the wording of status terms.

Type a status here

Status	Description
Incomplete	The submission is waiting for you to complete the submission (or revision) process. The submission remains at this status until you select "Build PDF for Approval". New submissions that remain Incomplete more than 90 days will be removed.
Needs Approval or Revision Needs Approval	A PDF has been built, either by you or by the editor, that requires your approval to move forward. Locate the submission in Submission Requiring Author Approval or Revisions Requiring Author Approval, and see here for more details.
Sent Back to Author	Your new or revised submission has been sent back by the Editorial Team for changes prior to review. You should have received an email detailing the changes needed to your submission.
Submitted to Journal	You have completed the submission and approval steps, and the article has been submitted to the journal. The journal's Editorial team will check the submission and either send back to the author for action, or assign to an Editor. Most journals assign a manuscript number upon initial submission and send an automated notice to advise you of the number (if not now, the manuscript number will be assigned when the first editor is assigned).
With Editor	An Editor has been assigned, and has not yet taken an action that triggers some other status. The Editor may be reading and assessing the submission, assigning additional editors according to the journal's polices, or taking some other action outside of the system. This status will remain until an Editor takes an action in the system to change the status, usually inviting reviewers.
Under Review	Reviewers have been invited and the peer review process is underway. There are several factors that influence the time taken for review, most notably availability of article referees. Peer review times vary per journal. Note that once completed reviews for your submitted article have been received and are under evaluation by the handling Editor the status may later return to 'Under Review' if additional reviews are sought.
Required Reviews Completed	The target number of required reviews has been completed, and the Handling Editor is considering the reviews. The Editors may take time to discuss the reviews and may invite more reviewers or assign another editor, returning the submission to an earlier status. When the Editors begin to enter a decision it will move the status to 'Decision in Process'.
Decision in Process	The Editors have begun a decision in the system. The decision may need to be confirmed by multiple Editors in some journals, and the Editors may decide to seek additional reviews or assign another Editor, returning the manuscript to an earlier status. When the decision is finalized, you will receive a direct email with the overall editorial decision, Editor and/or reviewer comments, and further instructions.
Revise	The Editor has made a decision and requested you revise the submission. This status will remain until you begin the process of submitting your revision.
Completed - Accept/Reject	The submission process has completed with either an Accept or Reject decision.
Transfer Pending	The Editor has recommended the submission be transferred to another journal, and your response is needed. See How does the Article Transfer Service work for authors?
Submission Transferred	Submission has been transferred to another journal, see How does the Article Transfer Service work for authors?

图 10-2　The Status of Submission Mean in Editorial Manager
在线查看投稿状态

二、审稿的基本程序

（一）初审

初审是审稿过程中的重要一环。初审主要是编辑对稿件撰写的规范性、内容质量、发表价值等方面进行审查，以判断稿件是否符合期刊载文方向，是否符合期刊质量要求，是否存在学术不端行为。初审未通过的稿件会作退稿处理，初审通过的稿件才会进入后续流程。

1. 初审人员　期刊稿件初审者一般由责任编辑承担，他们虽达不到审稿专家的水平，但也具备较强的学识、业务能力和执行力等，且时间、精力等较审稿专家更为充裕，由他们承担稿件的初审可有效提高稿件处理的效率及质量。

2. 初审人员的职责　责任编辑的职责主要表现为：①阅读并评估所有提交材料；②决定将哪些论文发送给同行评审；③协调稿件编审过程中编辑部、作者、外审专家等各方关系；④决定接受哪些论文；⑤协同作者，确保稿件质量、内容无误等。但在稿件初审时责任编辑主要承担前两项工作职责，即完成稿件的初审以及确定论文所属的学科并选择合适的审稿人。

期刊大多有自己的审稿专家数据库（reviewers database），涉及不同国家、不同地域、不同学科领域等，需核实审稿专家的电子邮箱等信息，并经邮箱向审稿人发一封关于委托审稿的电子函件，明确审稿重点及具体要求，将稿件的电子稿和审稿单上传到函件附件中，或通过邮箱发送审稿链接，委托专家进行审稿。

3. 初审的审核内容　严谨的初审工作可以极大地提高同行专家评议的效率和质量。总体而言，初审的审核内容主要包含以下几个方面内容。

（1）思想政治审查：国内期刊十分注意思想政治的正确性，如审查稿件是否存在不当言论，是否出现敏感性话题，政治立场是否正确等。

（2）学术不端及伦理学审查：审查稿件是否抄袭和重复发表是稿件初审的第一步，当然，这也是对稿件质量要求的底线。初审时，除直接用学术不端检测系统量化去评价文章的创新性外，也可以通过查阅相关资料，客观评价论文的创新性，以协助稿件送至审稿专家之前进行充分筛选。除此之外，英文期刊比较注重以下的内容，如人群研究和动物实验中伦理申请材料是否齐全，meta 分析是否在 PROSPERO 进行了注册以免重复，使用公开数据库要进行详细描述，是否具有竞争利益声明（declaration of competing interest），共同作者的分工明细（author contributions），以及涉及国家、宗教、文化等的歧视问题。

（3）研究目的：是否与期刊的专业方向相符合是稿件审核的重点之一。有的稿件研究目的较为混杂，例如两种目的交织在一起，却未阐述清楚任何一种目的，导致研究目的不明确，初审时应该给予提醒，让作者选择真正的研究目的来阐述清楚。如"胆系结石手术病人术后并发症发生率及相关危险因素及围手术期呼吸道护理干预措施"一文，该题目混淆了好几个研究内容，且研究目的不明确，语言不通顺，两次使用"及"，稍显重复。

（4）撰写格式：文章结构是否符合期刊的一般要求是编辑初审时需要把关的内容，如医学学术期刊一般需包含标题、摘要、材料与方法、结果、讨论、参考文献等内容。同时，稿件也应当符合期刊的基本格式要求，不可采用特殊的字体、特殊的颜色等。

（5）统计学方法：有些英文期刊会专门聘请统计学审稿专家来对统计学方法进行把关，但事实上，并非所有稿件都会送审给统计学专家，基本的统计学问题还是需要编辑自己把关。如统计学方法使用是否恰当、检验水准是否合理等。例如，有些研究使用的统计分析方法错误，在统计分析过程中可能将方差分析做成了 t 检验、秩和检验做成了卡方检验等。

（6）重复率：每种期刊对于文字重复率都有专门规定，通常情况英文期刊要求重复率低于 20%～30%。

（7）创新性：除对论文基本研究内容的审核外，创新性也是重要的一部分。医学领域部分中文期刊、英文期刊均在投稿时要求上传文章在所属研究领域的创新性说明（innovation）/特点说明（key point）。文章拥有突出的创新性与特点则会加速审稿进程。

4. 初审意见与结论 初审审核意见与结论一般较为简单，对于不符合本期刊要求的来稿作"退稿后重投（reject and resubmit）"或直接"退稿（reject）"处理。一些英文期刊的出版集团，*Elsevier*、*Springer*、*Willey*、*ACM*、*IEEE*、*Frontier*、*Taylor&Francis*、*Hindawi* 等，通过相应的投稿系统如 ScholarOne Manuscripts、Editorial Manager、Elsevier Editorial System。Hindawi 发布初审结论，除"退稿"或者"退稿后重投"外，编辑还会建议转投（transfer）XX 期刊，该期刊一般是相应出版集团中影响因子更低的期刊，也可能是非 SCI 收录期刊。因此，在转投之前一定要了解清楚拟转投的期刊信息。此外，有些期刊还会根据研究质量和内容的丰富程度等建议将原创性研究论文（original research article）转化为占篇幅较小的短篇报道（short report）或研究通讯（research letter）发表。

（二）外审

外审一般采用同行评审（peer review）方式，由编辑部之外的同行专家对稿件的学术水平、研究深度、创新程度、应用价值等给出客观评估和建议。外审的核心理念是以"第三方"身份对稿件质量进行评价，是学术期刊对稿件取舍的重要参考，也是保障学术期刊质量的重要支撑。同时，外审意见因其专业性，能够就文章在专业知识领域内的缺陷、不足、错误等提出有针对性的意见，有助于作者对稿件的修改和提升，对于净化审稿学术氛围、提高期刊学术质量起着重要作用。

在这一过程中，国内外有部分期刊存在邀请不到审稿人的现象，此时编辑部需要投稿者自行推荐审稿人。投稿人应尽量避免邀请通讯作者或者论文共同作者认识的同领域学者或者专家；绝大多数国际期刊都会要求与作者（文章的所有作者）存在利益关系的学者不能作为推荐的审稿人，例如最近 5 年有直接合作的项目，或者有共同署名的发表文章等。可以选择投稿文章中引用的学者、目标期刊上发表过相关研究的学者，或者直接使用在线工具检索领域内学者。

1. 外审专家的职责 总体而言，外审专家的职责表现为以下几个方面。

（1）按时完成审稿工作：审稿人应及时完成期刊编辑分送的稿件，并予以回复。

（2）评审本领域的稿件：因评审专家来自不同的专业领域，审核稿件应符合专家自身的专业领域，对于不熟悉的专业方向应及时回复，为编辑部另选其他专家对稿件进行评审争取时间。

（3）为稿件内容保密：稿件在发表前，审稿人不能引用稿件或者是涉及稿件所描述的工作，也不能利用稿件所包含的信息来进行自己的研究。

（4）避免利益冲突：审稿人应与作者或研究资助者之间无利益冲突，当审稿人与作者是竞争或合作关系、审稿人与作者属于同一工作单位、审稿人涉及与稿件相关的经济利益等问题时审稿人应主动回避，不参与同行评议过程。

（5）给予客观、公正的评议：审稿人的审稿态度应客观、公正；如果自己不适合评价一篇稿件，应立即把稿件退回给编辑部；审稿人不应私下同作者讨论稿件。

2. 外审的审稿原则 外审必须遵循分散、对口、交叉、回避、保密、不可替代、至少两审原则。

（1）分散原则：是指期刊的审稿任务不宜过分集中，应分散到各地区、各单位、各专业的编委与专家。一个单位编委的审稿应不超过总审稿量的 35%，某一编委个人的审稿量以不超过总审稿量的 20% 为宜。

（2）对口原则：是指所送稿件涉及的内容要与审稿人的专长对口。

（3）交叉原则：是指不同单位、不同城市间要尽可能进行交叉审稿。

（4）回避原则：是指审稿人要回避审阅所有与自己有关系的稿件，尤其是作者所在单位审稿人、导师，要回避审阅本单位及自己学生的稿件。

（5）保密原则：作者与审稿人之间互不知晓，实行双盲审稿，有利于贯彻保密原则，也有利于客观、公正地处理每一篇稿件。

（6）不可替代原则：是指期刊的审稿程序不可替代，审稿人的权利不可替代。任何人为任何单位所作的鉴定、评审材料都不能替代期刊的审稿程序与期刊指定审稿人的书面审稿意见。

（7）至少两审原则：刊出的每一篇论文，至少要有两位专家的书面审稿意见。

3. 外审的审核内容　稿件外审不同于初审，同行评审通常更注重审核文章所用的方法在其专业内是否正确合理，作者专业知识是否扎实，文章在学术方面应有所进步。审核的内容通常包括学术质量即创新性、科学性、应用价值的评审，以及科研设计、数据处理和写作规范等。

（1）思想政治性的评审：①政治立场、价值取向的把关；②引领创新，去伪存真，弘扬先进文化；③是否存在反动言论或不当表达。

（2）学术质量的评审内容：①文章在研究立意、材料方法、表现形式等方面是否具有创新性；②研究内容是否新颖具有独创性，研究是否为原创或只是对前人研究成果的再验证？③研究是否具有实践意义，是否具有社会效益和经济效益；④是否对研究提出的科学问题进行了详细的讨论，是否得出让人信服的结论。

（3）科研设计的评审内容：①研究目的是否明确？研究目标能否达成？②研究设计是否合理；③研究方法是否恰当。

（4）数据处理的评审内容：①文章数据是否科学、合理？是否具备一定的重测性？②数据分析结果能否用于分析和解释所研究的科学问题？数据分析结果与其他同类型相关研究是否存在差异，若存在差异对该数据能否进行其他合理的解释？③不同的资料类型其统计指标、统计检验的方法是否使用恰当。如一般计量资料的比较应采用 t 检验，计数资料的比较采用卡方检验等；构建数学模型是否能正确反映研究内容等。

（5）写作规范的评审内容：①文章类型及内容是否属于所投期刊的领域范围？②文章的格式（包含字体、引文、图表等基本格式）是否符合期刊要求？③语言表达是否清晰，符合逻辑？④专业术语的使用是否恰当？⑤对某个概念或观点的描述是否有分歧，是否无法使人观察到有效的结论？

审稿人综合上述评审内容后，还需在科学价值、创新发现等重要方面做出总体评价。

4. 审稿结论　同行专家的审稿结论一般分为以下几种。

（1）接收（accept）：表明该研究科学价值极高，立论科学，方法可行，统计恰当，数据可靠，结论科学，论文撰写规范。论文被直接接收的情况极少，往往都要经过修稿的过程。

（2）小修（minor revision 或 accept with minor revision）：表明该研究科学价值高，方法和统计恰当，数据可靠，结论科学，但可能有些小问题，如语言表述有歧义、某些图表因尺寸原因需要重新编排、撰写方面欠规范、语法和单词拼写错误、参考文献引用不得当等，需要进一步修改。

（3）大修（major revision）：表明该研究有较高科学价值，具有一定的创新性和独特性，但是从专业角度看文稿仍存在较大缺陷，如实验设计、实验数据、研究方法，抑或是科学性、逻辑性等方面存在不足、错误或者推理不完善等。作者可以针对审稿人的意见做进一步完善，修改后进行复审。

（4）退稿并重新投稿（reject and resubmit）：表明该研究有一定的科学价值，但存在明显错误或问题，如实验设计有重大缺陷需要进一步验证等；或由于文章本身内容和版面的限制，审稿人和编辑可能会要求作者以该期刊中其他栏目的格式重新投稿。

（5）拒稿（reject）：当文章出现原则性的错误如研究不具备一定的实践意义，科学价值较小或是缺乏创新性等。例如已有一项 ×× 国家的研究报道了重金属 Cd 与妊娠糖尿病的关联，现在转向另一国家的人群中继续研究两者的关联，或者是 Cd 与其他污染物的联合暴露与妊娠糖尿病的关联以可能为几种可能性，但若仅是样本量扩大人，或重复进行研究则很大概率会被拒稿。此外，出现实（试）验方法和统计处理存在明显错误，数据和结论不合理；撰写极度不规范或与期刊研究方向不一致等都可能被拒稿。

英文杂志一般在投稿系统里可以实时追踪文章状态，而每个审稿人的评审结论只有审稿人和编辑有权限查看，但有审稿人会将评审结论写在审稿意见中，例如 "I would suggest a major revision accepting the manuscript."，编辑部最后综合各位审稿人意见后会给出总的审稿结论。除 "accept" 和 "reject" 外，对其他 3 种类型，审稿人一般都需要重新评估修改过的稿件并给出审稿意见。

（三）终审

期刊终审一般经由编委会审稿和定稿，编辑部根据审稿人意见整理出一份简明扼要、重点突出的专家审稿意见。同时，结合期刊的具体情况，协调各个学科、各个栏目文稿的质量和数量，并结合每篇稿件的学术价值，通过对稿件的政治质量、专业价值、学术价值、文字质量等进行综合评估，否决那些学术性不高，实用价值不大或科学性、前瞻性不足的论文，以进一步对论文进行剔除和整理，最终从期刊的办刊宗旨和学科发展出发，有目的地择优定稿。

终审必须遵循的原则是集体审稿、讨论审稿。且需注意以下两点：①参加终审定稿会的专家需要有足够的人数；②外审不能替代终审，多次外审不等于终审。一般来说，若出现两个外审意见均为拒稿，则默认直接进入终审（拒稿）；若出现一个拒绝、一个修改的外审意见，且未继续邀请审稿人外审直接进入终审，则很可能是编委会推荐直接拒稿。

三、审稿周期

一般而言，不同学术期刊的审稿周期相对固定，但也会有所波动，往往与文章的选题、质量以及期刊自身的研究领域和定位存在密切联系。

目前，国内学术期刊审稿周期大多为 3 个月，以医学期刊为例，国内医学核心期刊审稿周期较普通期刊更长，如中国科学引文数据库核心期刊（CSCD-C）《中华疾病控制杂志》的审稿周期为 1～3 个月，普通期刊《中国老年医学杂志》的审稿周期在 1 个月左右。而国外学术期刊因刊物运行方式与国内期刊差距较大，其审稿周期一般为 3～6 个月，如 *Nature* 的审稿周期至少为 2 个月。也有的期刊审稿时间更长，如英文版季刊，时间有的长达 1 年甚至 1 年以上。

第三节　审稿意见及处理举例

在医学期刊中，与审稿结论的处理关系最密切的是编辑。审稿意见是审稿人实事求是的修改建议，审稿人对稿件的批评、讨论和建议对于编辑而言是非常有价值的。且因同行评议有 2 名及以上的审稿人，他们之间个人阅历的差异、知识领域的局限、专业研究方向上的差异及所看问题角度的不同，对同一篇稿件也会得出不同的审稿意见，甚至完全相左。因此，需要编辑人员基于刊物的规范和实际要求，并综合稿件的质量及审稿人的审稿意见作出综合评判，尽可能地做到"用之有理，退之有据"。但是，由于审稿人对稿件的总体评价是个人意见，所以稿件的主要决定权在于编辑，而最终决定权在于主编。

一、编辑对不同审稿意见的处理方式

编辑收到至少两份审稿意见后，将根据不同情况进行处理。

（一）审稿意见一致或基本一致

当 2 名及以上评审专家所给的审稿意见基本一致或一致时，编辑通常会将审稿结论交由副主编和主编审核。

（二）审稿意见不一致

当专家所给的审稿意见不一致甚至截然相反时，编辑有权再邀请其他审稿人进行第 2 次审稿，并将审稿结论交由副主编和主编审核。

值得注意的是，经过严格审阅的文章发表后可能仍有不同的学者对研究结果发表看法，包括肯定和质疑两种。审稿人会将意见反馈到编辑部，负责该文章的编辑在收到这些意见之后，应及时反馈给作者，请作者给予答复。这种学术探讨与交流有助于深入该研究，体现其研究价值。在"三审制"的框架中，面对同一份稿件，不同评审专家可能得出一致的审稿意见，也可能因其看问题的角度有差异致使审稿意见相左，此时编辑对于审稿意见的把握则十分重要。

二、审稿意见的综合及处理举例

编辑综合审稿意见后，仍需撰写综合的审稿意见提交到编辑部以进一步审核。此审稿意见包括两部分：给上级编辑的审稿结论（comments to editor）和给作者的审稿具体意见（comments to author）。其区别在于：①审稿结论为综合审稿人意见后给出稿件的审稿结论；②审稿具体意见一般为几位审稿人意见的"原文"，编辑一般不作任何改动，而且会分别列出，如审稿人意见1（reviewer 1 comments）、审稿人意见2（reviewer 2 comments）等；③编辑自己的详细审稿意见应单独列出，在信件回复中以编辑的意见（editor's comments）呈现。

针对审稿人给出的审稿结论和审稿意见的不同，由编辑部反复审核后给出不同的审稿结论，以下举例说明。

案例1：Manuscript entitled "Early detection of MACE after PCI in patients with AMI using machine learning-based prediction models". （文章题目）

Reviewer 1 Comments:

Predicting MACE after PCI is an important and relevant research question. However, the results are questionable as the authors have not been able to build confidence in their approach and the study lacks validation. The paper also contains some errors in the data. This undermines trust in the authors.

Major concerns:

① I suspect the performance improvement of the ANN over the other methods is due to overfitting and/or data leakage.（无法证明神经网络与其他方法相比的优势）

② The authors are suggesting the study is prospective however my impression is that this study is a retrospective study. The internal validation was done with a random data split typical of retrospective studies. Did the authors register their study with a suitable service beforehand?（研究类型问题，未清楚阐释前瞻性，本研究更似回顾性研究）

③ The authors have not explicitly stated when preprocessing is done relative to k-fold cross validation as required by the IJMEDI checklist. This is a potential source of data leakage.（研究方法：未明确说明何时按照IJMEDI检查表的要求进行与k-折叠交叉验证相关的预处理）

④ Some presentation questions: In table 1 the implanted stent numbers data contains errors; Page 8: How is it determined the Q waves are pathological? Are the authors using the Fourth Universal Definition of Myocardial Infarction criteria? Page 10: Figure 3 are errors with the numbers and the wrong figure is being referred to, Also there is inconsistency between use of terminology such as sensitivity, specificity, recall, precision.（文章数据表达、语言、图表等问题）

Reviewer 2 Comments:

This is a very important study as it examined the potential of machine learning-based models in the early detection of MACE after PCI in patients with acute myocardial infarction (AMI). I recommend that the manuscript should be subjected to English language revision. The language should be corrected to enhance the proper understanding of the content of this study.

Major concerns:

Methodology: There is a clear case of data imbalance in this study (1362 cases vs 252 target). A model developed from this analysis may be suspected to be strongly biased.（均衡性问题：研究所用数据不平衡）

Results: ① The data used in this study may affect the results. For example, the positive predictive value (PPV) of RF and LR models was relatively low (approximately 50%).（本研究中使用的数据可能会影响结果）

② This sentence below can be properly explained as 128 cases + 117 cases =! 252: "A total of 252 MACEs were observed, including 128 cases of recurrent myocardial ischemia and 117 cases of myocardial infarction and reinfarction."（表达方式可优化）

Discussion: The discussion should be more tailored towards the significance of the results and how it can help in clinical practice for early prevention of the occurrence of MACE in high-risk patients. Especially, the importance of early detection.（讨论针对性不强）

Conclusion: The data used was strongly imbalanced, thus，the authors should explain in details how the imbalance was handled.（作者应该详细解释如何处理这种不平衡）

分析过程：两位审稿人的意见较为一致，均认为该研究对预测心肌梗死患者行经皮冠脉介入术（PCI）后发生不良事件的概率具有非常重要的意义，但该文在方法论和语言表达方面仍存较多不足，综合审稿人的意见，最终编辑予以的审稿结论为"major revisions"。

案例2：Manuscript entitled "Is simple reaction time or choice reaction time an indicator of all-cause mortality or CVD mortality?"（文章题目）

Reviewer 1 Comments:

Major concerns:

There are only a small number of studies included in the meta-analysis,the authors should better re-run their search strategy to include any more recent papers from 2019-2020, which may provide more in the way of measures of effect to include in the meta-analysis.（研究纳入的文献数量较少）

Minor concerns:

① Minor issues of numeric spelling need to be corrected.（拼写问题？）

② The funnel plots could improve to be bigger and clearer and can consider to combine them into one or two plots instead of the current four.（图片清晰度问题？）

Reviewer 2 Comments:

Minor concerns:

① The paper by Hagger-Johnson et al wasn't included in this research?（原始研究未被纳入的原因）

② Ambiguous statement of definition of SRT and CRT.（指标定义不清）

③ In the strength and limitations, authors could highlight that all included studies were of high quality as the strength.（未强调纳入的研究为高质量文献）

④ Include suggestions in the conclusion on how to have better studies to further define the link of SRT & CRT to mortality and highlight the need for studies to understand the pathways linking RT to mortality.（未强调此类原始研究的必要性）

分析过程：2位审稿人的意见均未涉及研究方法等原则性问题，基于审稿人的意见并结合编辑对文章内容、质量的整体把控，该文章符合期刊研究方向，且具有实际意义和研究价值，最终予以该文"minor revisions"的审稿结论。

案例 3: Manuscript entitled "Prenatal exposure to organochlorine pesticides and infant growth: a longitudinal study". （文章题目）

Reviewer 1 Comments:

This study has recruited 1039 mother-infant pairs to explore associations between prenatal exposures to organochlorine pesticides (OCPs) and infant growth in a prospective birth cohort. They found that prenatal exposures to several OCPs were associated with increased BMI z-score and higher risk of overweight in infants and these associations were more pronounced in girls. The study is generally of high quality and reported interesting results.

Minor concerns:

① Unnecessary descriptions existed in the article. For example, suggest shorten the sentence by deleting redundant literatures about the disturbed fetal growth affected by exposure to OCPs in utero which are not the focused point in this study. Suggest remove the details about quality control and process for measurements for OCPs in cord serum. It is unnecessary to repeat the details when cite the previous work. （文章描述可简洁，删除与主题无关的研究背景，引文中的检测方法无须在正文中赘述）

② The authors simply fit the generalized linear modelsfor each analysis. Considering the repeated data of infant growth, it may be very interesting if you could perform multilevel model to further explored the association overall, although I do not require it as mandatory for publication. （对统计学模型的选择提出建议以提升文章质量，但不要求一定执行）

Reviewer 2 Comments:

This very elaborate and complex study is of interest and suitable for publication. My comments are mainly to clarify the analysis and catch some edits. Two main questions are the analytic approach.

Major concerns:

① It is a longitudinal study but it seems the analysis is age-specific strata. Looking at the findings, it seems as if a true trajectory analysis would be appropriate, would minimize multiple comparisons, show the growth curve. Using all observations, or at least all at the multiple ages, the same age-specific estimates would be obtained, along with a true trajectory across age. The trajectory for infant growth is classic, and it would be interesting to know if these exposures altered it (sort of an upside down V, with peak around 6 months) （对文中主要的统计学方法提出了建议，推荐多时点的生长发育研究需要使用轨迹的方法进行分析）

② A second issue is multiple exposures; the literature is moving away from singular chemical risks and in this case the mixed exposures deserve some attention. （研究涉及多种污染物，推荐添加主流的多污染物模型进行进一步分析以避免混合暴露产生的偏倚）

Minor concerns:

① There are quite a few minor typos and grammatical/spelling errors that should be resolved. Improve the significant figures （对文中的语法、拼写和小数位数等问题提出了要求，许多编辑会根据审稿人的此类意见要求作者进行文章润色）

② Suggest some mention of how exposures compare to other research in the abstract. This information is important enough that table S1 should be in the main text （提出要丰富与其他研究的暴露水平的比较，审稿人认为污染物的暴露水平比较重要，应从附表转移至正文中）

③ Methods: need some QC information about the lab method and LODs. State the method for determining LOD, with mention of whether it is matrix, solvent, etc based. （审稿人对污染物具体的检测方法和指标较为看重，要求补充更多的细节描述）

分析过程：案例中 2 位审稿人意见不一致，审稿人 1 对该文的内容和质量给予了正面的评价，并对文中的一些细节提出了优化；而审稿人 2 则对该文的分析方法提出了不同看法和修改建议，由于审稿人 2 在统计方法上提出了较为专业和具有说服力的修改意见，最终予以该文"major revisions"的审稿结论。

思 考 题

1. 期刊编委会的基本职责有哪些，编委会的主要成员包括哪几类，他们各自的职责是什么？

2. 同行评议的作用有哪些？

3. 专家审稿意见可以归纳为哪几类，如果你在投稿过程中收到这几类意见你该如何处理？

4. 期刊编辑在综合审稿意见后，给作者发送的审稿意见应包括哪些内容，为什么要把这些内容反馈给作者？

（吴　磊）

第十一章　医学科研论文的修稿

PPT

　　修稿是学术论文投稿及发表过程中的一个关键环节。一般情况下，一篇医学科研论文在投稿时，学术期刊通常采用同行评议制度，由学术期刊的责任编辑邀请两位以上审稿专家进行审阅，并提出意见和建议，然后由责任编辑根据审稿意见作出最终的判定。通常情况下，责任编辑会将审稿意见和建议反馈给作者，并建议作者依据审稿专家的意见进行修改和解释，这一过程即为修稿。

　　修稿在医学科研论文投稿和发表的整个过程中占据非常重要的地位，是决定论文能否顺利发表的最后关键一步。需要特别注意的是，如果论文进入到修稿这一步，并不代表该论文已经被接收，或者一定会被接收。文章最终是否被接收取决于作者对审稿意见的回复，即修稿的完善程度以及审稿专家和责任编辑对修回稿件以及修回信的评估。因此，如果作者的修稿能够达到审稿专家和责任编辑的要求，则会被顺利接收；否则，即使经过了几轮修稿，也有可能最终被拒绝，这样的情况并不少见。经过修稿后，最终被拒绝发表最主要的原因是作者没有认真对待修稿的过程，使修稿未达到审稿专家或编辑的要求而不幸被拒绝。这种情况下，不仅耗费了许多精力，还耽误了宝贵的时间，延缓了文章的发表，得不偿失，应该尽量避免。

第一节　正确理解审稿意见

　　在修稿时正确理解审稿意见非常重要。修稿时常遇到的审稿意见包括接收、小修、大修、拒稿等。审稿意见通常是上述 4 种之一，有时也会遇到编辑同时给出"接收并且需要小修（accept with minor revision）"、"拒稿，但大修后可以重新投稿（reject and resubmit）"等综合的审稿意见。

一、正确理解接收

　　接收说明该杂志基本认可了作者投稿的文章的学术价值，认为该论文可以在杂志上发表。但需要引起注意的是，接收并不代表不需要修稿！通常情况下，责任编辑会要求所有作者认真阅读审稿专家的意见，并参考编辑给出的建议，对文章的格式、图表的顺序和题注、正文的字数、参考文献等一些小问题进行一些修订和优化。此时要特别注意，作者仍要认真地对待修稿的过程，要冷静地、仔细地依据修稿建议逐条修改，直到符合杂志的所有要求。

二、正确理解小修

　　小修说明作者投稿的学术论文没有被杂志直接接收，尚需对一些小的问题进行修订，在修改后通常可以被顺利接收。一般情况下，小修已经是作者能够得到的最好的审稿意见了，因为直接接收的情况是非常罕见的。这时，所有作者要仔细阅读编辑返回的审稿意见，严格按照编辑提出的要求和建议对文章进行逐一修订，并尽快将修订后的文稿和对审稿意见的回应（response to reviewer comments）提交给编辑。通常情况下，只要修稿的态度端正，对审稿意见的回应充分，修回信的语气谦逊有礼，该论文很快会被接收。

三、正确理解大修

　　大修说明审稿专家认为文章的主题和主要结论等基本符合杂志要求，但在研究设计、实验方法、数据收集处理方法、结果的解释以及讨论等方面仍存在一些缺陷，尚需要进行较多的修订。在投稿时，大修是较为常见的一种情况。尤其是对于高水平杂志来说，文章经过审稿专家评审后，没有被直接拒稿，而是将审稿意见反馈给作者，这已经是非常难得的机会了。因为此时的审稿意见往往是非常全面而且深入的，作者一定要把握这个机会，与审稿专家和杂志的编辑进行深入的讨论和交流，调整好心态，静下心来，认真谨慎地阅读审稿意见，并且组织所有作者进行讨论，逐一回复。

四、正确理解拒稿

拒稿是所有作者最不愿意遇到的一种情况。要正确对待拒稿，某些杂志即使拒稿，也会将审稿意见反馈给投稿人，此时也应该认真阅读审稿意见，仔细分析拒稿原因。如果审稿意见合理，那么要依据审稿意见对稿件进行修订后，再重新投稿。要注意，有时文章经过认真修订后，可以作为新的稿件重新提交给原杂志，不过在重新提交之前，最好联系编辑征求其意见。另外还有一种情况比较常见，某些杂志在拒稿后，会提醒可以直接转投同一出版社旗下的其他杂志。一般情况下，转投是一种相对比较节省时间的方案，因为此时往往不需要对文稿的格式进行修改，就可以直接转投。但在转投前，一定要认真确认转投的备选杂志是否是 SCI 期刊，以及该期刊的分区和影响因子等信息都要一一核实。如所有期刊信息经过核实无误，还要与所有作者进行沟通后再做是否转投的决定。

第二节　修稿的原则与要点

所有作者一定要认真阅读编辑回信和审稿意见。在开始修稿之前，通讯作者要组织所有作者对编辑回信和审稿意见中的每一条意见反复讨论、揣摩、厘清其真实意图，然后再开始对文章进行修订，并对审稿意见进行回复。如果审稿意见中只是一些关于细节的修订建议，不涉及文章的研究设计和质量的要求，那么请谨记，一定全面遵照其建议，即使有一些你不太赞同或者非常费时的修订建议，也要按照审稿意见逐一修订。如果编辑或审稿专家要求对文章的某些重要方面提出了质疑和修改建议，此时也要记住，并非所有审稿意见都是正确的，作者可以给出合理的依据坚持己见并且据理力争，但要注意回复的语气要和缓，做到不卑不亢，不要引起审稿专家和编辑的不满。

在修稿时，不仅要对文稿进行修订，同时还要准备一封对审稿意见和编辑意见的回信，在此回信中，要针对每一处建议或意见作出解释说明或针对性的回应，这封修回信同样非常重要。在修稿和准备修回信时要注意以下几个要点。

一、调整心态，谨慎应对

作者对编辑或评审专家提出的意见和建议应该认真对待，对其中正确的合理建议，虚心接受，认真修订。同时也要注意，评审意见中有时也会有不合理或者不正确的情况，这种情况下，要谨记不要与评审专家或编辑过度争辩。此时的回应原则是，充分感谢评审专家在评审时付出的精力，同时感谢他提出的建议，在一定程度上肯定他的建议的合理性；接下来话锋一转，然而，关于这个问题，我们经过和所有作者的认真讨论后，一致认为应该坚持原来文章中的描述或者原来的解释。但是，一定要把具体的原因详细列出，以供评审专家和编辑进一步地理解作者的意图，认可作者的观点。这样的回复会促使作者与评审专家进一步深入探讨和交流，需要注意的是，并不是所有的评审意见都要接受。在修稿的过程中，实际上是作者与该领域的专家之间的一次难得的深入交流和沟通的机会。如果，作者坚持认为自己的看法是对的，而评审意见是片面的，那就把充分的证据罗列出来，以供评审专家审阅。注意，此时的交流是平等的，不能带有冲突的心理，要以缓和的、虚心的语气，征求评审专家对作者提出的解释是否接受。

二、针对审稿意见中的所有问题都要逐条给予回应，不要故意回避

在对文章进行修稿和撰写修回信时，一定要针对每条审稿意见逐条进行回复（point to point response）。修稿意见中经常会有难以回复的几条建议，如果作者尝试故意忽略或者避而不谈，或者仅用一些比较空泛的感谢来回应，那么修稿很可能得不到评审专家和编辑的认可。此时，修稿的结果也不会让评审专家或编辑满意，有可能会再次退修给作者，甚至直接拒稿，得不偿失。

三、谦逊礼貌地回应

在逐条回复修稿意见时，一般要以感谢评审专家的辛苦付出和精彩建议开头，然后，有针对性地给出回应。即使针对某些不友好的建议或者明显不合理的意见，也要注意回复的语气和态度，切记不要让评审专家或者编辑觉得被冒犯。作者应该保持回复时采用礼貌和谦逊的语气，不要用争论的态度与评审专家和编辑发生争执。而且，针对这些作者认为不合理的建议的回复，恰恰决定着文章最后的投稿结局。作者可以坚持己见，但要以和缓的语气列出证据，让评审专家充分感受到与其展开讨论和商量的谦逊态度，这样有利于做进一步的深入交流，同时也有利于文章最终的顺利接收。

四、回应要翔实具体，并尽量为审稿专家和编辑节约审阅时间

与人方便，与己方便，从审稿专家的角度撰写修回信，使其在评阅修稿文章时尽可能地缩短花费的时间和精力，不但显示出作者面对修稿的认真态度，同时也为文章最后的顺利接收奠定了基础。具体做法如下：首先，在逐条回应时，要先引用修稿意见，然后在每一条修稿意见下面紧接着作者的回应，这样做有助于评审专家和编辑直接看到评审意见及作者针对性的回应。其次，在回应每条意见时，要做到有据可依，把每一个回应都用具体的实验、数据、参考文献或者其他材料都事无巨细地列举出来；并且要详细地解释针对每条修稿意见作者是如何考虑的，如何修改文稿的，并且要具体指出修改的内容在文章中的第几页第几行。这样做的目的是，便于评审专家和编辑在文章中查阅针对每个修稿意见做出的修订是否符合期刊的要求，为其节约了宝贵的时间，减轻了他们评审的工作量。试想如果我们在评审文章时，需要不断地翻阅几个文件，从中寻找修改的证据，会非常地耗费时间和精力。因此，在撰写修回信时，要从审稿专家的角度，为其节约时间，减轻审稿专家的麻烦，同时也是证明作者认真对待修稿的态度，有利于文章的顺利接收。

在撰写修回信时，有两种方式不可取：一是只列出作者的回应，没有把修稿意见同时列出。此时，评审专家在审阅修回信时还需要再次仔细回忆和翻阅之前的修稿意见，甚至还需要再次查阅原来的文稿，非常麻烦和耗费时间，这是极不可取的。二是虽然将修稿意见和作者的回应都列出来了，却将修稿意见和作者的回应彼此割裂开来，分别成段，没有一一对应起来。此时评审专家也需要耗费大量的时间，在作者的回应里去仔细寻找针对修稿意见的回复，这也是不可取的。

第三节　修稿的常见问题与应对

一、创新性不足

一般情况下，如果修稿意见中有关于文章的创新性方面的质疑，那么很不幸，作者遇到了非常难以回应的修稿意见。面对很难回应的审稿意见，有意回避或答非所问，都是极不可取的。为了回应这一难题，作者应该深入分析审稿专家得出创新性不足的具体依据，仔细剖析。然后大量阅读相关文献，进行归纳和总结，梳理出之前研究的主要发现，有哪些问题尚无定论，以及前人研究的不足等，从而引出作者目前研究的独特之处和创新点。在回应这类问题时，要尽可能多地

阅读相关参考文献，尽可能全面和客观地总结和归纳，做到证据确凿，不要无理争辩。

二、研究设计有缺陷

关于文章的研究设计方面的质疑，同样是非常难以回应的修稿意见。此时有意回避或答非所问，都是极不可取的。作者应该仔细研读修稿意见，明确审稿专家的确切目的，详细剖析审稿专家认为设计缺陷的依据，逐一进行回复。作为一般性的建议，作者就应该从该研究假设的提出，到为什么采用这样的研究设计来验证研究假设，以及在现实研究工作中有哪些具体困难，比如实验室条件不足，不具备检测仪器设备等方面，开诚布公地与审稿专家进行交流和讨论。再次强调，良好的心态和回复的语气是非常重要的，不要与审稿专家发生不必要的争辩。

三、实验方法有误或实验数据不足

有时审稿专家会提出实验方法有误或者不足以支持文章的结论，仍需补充一些实验，这是比较常见的一类修稿意见。当作者遇到此类意见时，应调整和端正心态，积极回应。如果该建议是合理的，那么就应该严格遵照修稿意见进行有关实验的补充和完善。当然，这一过程可能会比较耗时，作者可以联系编辑申请适当延长修稿期限。

有时，审稿专家要求补充的试验过多，或者建议采用的试验方法太先进或花费太多而无法实施，此时作者应该仔细分析，冷静回应，对无法完成的实验给出全面细致的理由和依据，以期获得审稿专家和编辑的理解。作者可以从以下几个方面作出回应：首先，非常感谢审稿专家的建议，肯定其建议对于提升文章的质量意义非凡，可以显著提升文章结论的证据强度。其次，坦诚地说明本研究团队目前尚不具备完成这些实验所需要的仪器设备、实验技术及实验材料等；完成该实验预计需要较长的周期，而由于某些客观原因无法在短时间内完成该实验。最后，非常诚恳地说明在未来的研究中，会优先采用该建议，完善研究设计和实验方案，并且诚恳地期望在未来的研究中与审稿专家进行相关合作或者得到审稿专家的支持和帮助。

四、数据分析方法或结果表述有误

对于数据分析方法不当或结果表述不准确的问题，作者要引起足够的重视。如果审稿专家明确指出了应该采用哪种统计学方法，或者应该如何正确表述，那么只需要虚心地接受修稿意见，认真地按照该建议重新分析，重新撰写相应结果即可。如果审稿专家并未具体地指出正确的统计学方法，那么作者最好去咨询流行病与统计学专业人士，寻求帮助。

五、前言或讨论需要补充，图表需要完善

有时评审专家会提出文章的前言或讨论部分尚需补充和完善，图表的题目或题注需要更加明确等建议。文章的核心结果往往在图表中进行展示；前言部分阐述了研究的背景、重要性以及研究目的；讨论部分则展示了作者对研究结果的理解和深入解释，是展现作者对该领域最新研究进展的把握能力，展现作者学术水平的地方；所以审稿专家一般会非常仔细地评阅前言、讨论以及图表部分。这些意见和建议往往是非常具有建设性的，认真参照这些建议对文章进行仔细修订，可以使文章的质量和清晰度得到较大程度的提升。

六、短语或语法存在误用，语言需要润色

作为非英语母语的作者在撰写英文学术论文时，可能难以非常准确地表达，也是较为常见的。审稿专家或者编辑通常会建议，将文章提交给英语母语的专家或者专业的英语润色机构进行语言的修订和润色，有时还会要求提供论文语言修订证明。此时作者需要做的只有感谢审稿专家或者

编辑的建议，并严格遵照该建议，对整篇文章的语言进行修订即可。另外，对文章语言的修改一定要在修订格式下进行，并且保留所有的修改痕迹，以方便审稿专家和编辑审阅。

修稿以及对修稿意见的回复是一门学问，需要作者团队的反复讨论和认真琢磨，才能获得满意的结果。在修稿时，切忌带有争辩和对抗的情绪，这非常不利于提升文章的质量，更加不利于稿件的接收；以谦虚坦诚的态度与审稿专家和编辑进行交流和沟通，才是提升自己并且使文章顺利接收的成功之路。

修稿完成后，需要在规定的截止时间之前，将所有修稿文件和辅助材料提交到投稿系统中。提交的具体文件因杂志而异，一般情况下要求包括以下文件：一封新的"Cover Letter"（注意不是修稿意见的回复信）、"Responses to Comments"（修稿意见的回复信）、带修订痕迹的修稿文章、接受了所有修订的干净版本的修稿文章，以及其他相关的辅助材料等。

（刘宇鹏）

思 考 题

1. 修稿过程中，在修改论文和撰写修回信时需要注意的要点有哪些？
2. 在修稿时，如果遇到非常棘手的难以回答的审稿意见，应该如何回复？
3. 在投稿时，如果遇到拒稿但同时返回了审稿意见，应该如何处理？
4. 在修稿时最常遇见的问题有哪些，应该如何针对性地回复？

第十二章　医学科研论文的发表与订购

第一节　医学科研论文的发表形式

一、公开发表

公开发表指在国内外公开发行的期刊上发表。公开发表具有两种传播形式，纸质传播和网络传播。科技论文的网络出版是指科技论文借助网络技术公之于众，分为两种情况，第一种为纯网络期刊，只在网络上发表，没有纸质版本；第二种为科技期刊的网络化，即将公开发行的纸质版期刊转化为网络版本，纸质版与网络版同时传播。

二、内部发表

内部发表指发表在未公开的内部期刊上，仅供期刊内部人员进行学术交流。例如一些尚不成熟的理论，不宜公开发表的内部探讨问题。

三、学术会议交流

学术会议交流是指在国内或国际性学术会议上宣读、交流的科研成果。学术会议交流可公开发表，通过学术专题报告或参加学术研讨会的形式出版；学术会议交流也可内部发表，仅在期刊的部门学术会上宣读。

第二节　医学科研论文的著作权

一、著作权概述

著作权即版权，是指法律授予作者对其作品在一定期限内享有的某些专有权利。依据《中华人民共和国著作权法》，中国公民、法人或非法人组织的作品，不论是否发表，依照本法享有著作权。著作权人包括作者或者其他依照本法享有著作权的自然人、法人或者非法人组织。创作作品的自然人是作者，两人以上合作创作的作品，著作权由合作作者共同享有。

二、作者权益与著作权的保护

（一）作者权益

根据 2020 年 11 月 11 日第十三届全国人民代表大会常务委员会第二十三次会议《全国人民代表大会常务委员会关于修改〈中华人民共和国著作权法〉的决定》第三次修订的《中华人民共和国著作权法》是保护作者权益的主要法律依据。著作权分为人身权和财产权，包括发表权、署名权、修改权、保护作品完整、复制权、发行权、信息网络传播权等。作者的人身权利是指作者通过创作作品获得名誉和维护作品完整性的权利，包括发表权，即决定作品是否公之于众的权利；署名权，即标明作者身份，在作品上署名的权利；修改权，即修改或授权他人修改作品的权利；保护作品完整权，即保护作品不受歪曲、篡改的权利。作者的财产权利是指作者许可他人行使或转让权利，依照约定或著作权法有关规定获得报酬的权利，其中包括复制权、发行权、信息网络传播权、汇编权等。

（二）著作权的保护

依据《中华人民共和国著作权法》，作者的署名权、修改权、保护作品完整权等人身权利的保护期不受限制，作者的复制权、发行权、网络信息传播权等财产权利的保护期为作者终身及其死后五十年内，如果为合作作品，截止至最后死亡的作者死亡后五十年。

在使用他人作品时，应尊重作者的人身权利和财产权利，即在使用前获得作者的同意，依法对作者支付报酬，否则就会侵犯作者的著作权。出现侵权行为，应当根据情况，承担停止侵害、消除影响、赔礼道歉、赔偿损失等民事责任，例如，未经作者许可，故意删除或改变作品，发表作品；未经合著者许可，将他人合作创作的作品当作个人单独作品发表；没有参加创作，在他人作品上署名；歪曲、篡改他人作品；剽窃他人作品等。作为我国公民，在进行科研工作中，要自觉遵法、学法、守法、用法，积极参与社会主义法治国家建设。

三、著作权的继承与转让

（一）著作权的继承

著作权的继承是指作者死亡后，继承者依法按照法定继承或遗嘱继承的方式，对作者著作权中的财产权利的继承。保护期为作者死亡后五十年。著作权属于法人、非法人组织的，在法人、非法人组织变更、终止后，作品的财产权利在著作保护期内，由承受其权利与义务的法人或非法人组织享有；没有承受其权利与义务的法人或非法人组织，则由国家享有。

（二）著作权的转让

著作权的转让是指作者和其他著作权人将作品的全部或部分财产权利转移给他人的一种法律行为，是著作权人行使权力的重要方式之一。我国在 1990 年 9 月颁布了专门的《中华人民共和国著作权法》，但未对著作权转让作出明确规定，直到 2001 年著作权法第一次修订时明确规定了著作权转让制度。至此，我国正式确定了著作权转让制度，对完善著作权相关法律制度，充分保护作者权利起到了重要作用。

著作权转让的方式多种多样，从转让性质上可以分为有偿转让和无偿转让，依据转让权利内容的多少分为全部转让和部分转让，依据转让时间分为有期限转让和无期限转让。著作权转让通常在作者或其他著作权人与受让人达成一致意愿后，通过合同方式，将作品的全部或部分著作财产权利转让给受让人，受让人获得部分或全部著作财产权。权利转让合同应包括作品的名称、转让的权利种类、转让价金、交付转让价金的方式与时间、违约责任和双方认为需要约定的其他内容。

为了尊重作者的信息网络传播权益，保护期刊出版单位著作权，国内外著名期刊逐渐开始与作者签署相关的论文版权转让协议，将论文的一部分汇编权、复制权、发行权等转让给出版商。在医学论文的投稿与发表中，当论文通过了同行评议并被编辑接收，决定出版后会进行版权转让。在英文论文的发表中，传统的非开放获取期刊，作者要把版权转让给出版商，然后由出版商出具校样，稿件才会出版；而开放获取的杂志由于特殊的学术传播模式，作者无须与杂志社签署版权转让协议。

四、论文的使用与引用

（一）论文的使用

在一些情况下使用作品，可以不经过著作权人的许可，不向其支付报酬，但应当标明作者姓名或者名称、作品名称，并且不得影响该作品的正常使用，也不得损害著作权人的合法权益。其中与科研论文相关的包括为个人学习、研究而使用他人已发表的作品；为介绍、评论某一作品或说明某一问题时，适当引用他人已发表的作品；为学校课堂教学或者科研研究，翻译、改编或少量复制已发表的作品，供教学或科研人员使用，但不得出版；图书馆、档案馆等为陈列或保存版本的需要，复制并收藏的作品。

（二）论文的引用

在作者创作过程中，为介绍、评论某一作品或说明某一问题时，在不损害被引用者作品著作权的前提下，可适当引用他人已发表的作品。但不可在引用过程中随意歪曲、篡改他人作品，引用一人或多人创作的作品时，引用部分不可超过本人创作全部内容的10%。引用后应根据《信息与文献 参考文献著录规则》对引用的他人作品进行标注。

五、医学论文的著作权问题及其处理

（一）署名

在医学科研论文的发表过程中，署名是最常出现著作权问题的部分，如作者署名随意、署名滥用、挂名等种种不规范现象，由此带来一系列学术道德问题、法律纠纷以及科研管理问题。对于并非综述、系统综述的临床研究总结，若为多人参与、团队成员共同成果，作者仅作为论文的撰写者，在署名时不应单个作者署名。在多人合作的论文中，署名时要求按照对论文贡献大小等合理的方式进行排序。对于研究涉及多中心、多单位合作完成的论文，要求作者署名由合作单位的研究参与者自主协商决定，署名和排序取得一致意见后再投稿，并在论文中注明合作者单位，避免发生署名争议。对于署名的著作权问题，科研管理部门应加强相关宣传与教育，增强作者依法保护自己署名权的意识，维护自己的合法权益。

（二）前言

论文的前言部分一般为作者介绍文章研究主题的国内外研究现状、既往研究成果以及现有水平和存在的问题。在论述这部分内容时，不可避免地要引用前人的作品，在引用的过程中要注意不可随意篡改、曲解原文，同一作者的部分引用内容不宜过多，否则可能会产生剽窃等法律纠纷。

（三）研究方法

在医学科研论文的写作过程中，研究所用到的方法一般会参考前人的研究，在借鉴前人的研究方法的同时，要注意不宜引用太多，并且要标明来源，不可直接转化为自己原创的方法，尤其是某些专利和实用性开发研究。

第三节 杂志社相关工作

一、投稿与约稿

（一）投稿

杂志编辑人员根据杂志预定选题或计划来组织所需要的稿件，稿件的来源分为两种，即投稿和约稿。投稿是指作者将自己享有著作权的某一未发表作品投寄各报纸杂志社、广播电视台或出版社并希望被采用的行为。投稿方式主要包括信函投稿和电子投稿，信函投稿是指通过邮寄书信的形式投稿，是过去常用的投稿方式，但投稿效率低，周期长，已逐渐被电子投稿替代。电子投稿又可细分为邮箱投稿和系统投稿。邮箱投稿需要作者通过自己的常用邮箱将文章发送到期刊指定的投稿邮箱，投稿邮箱通常在杂志官方网站或期刊页面中获得。系统投稿指作者通过杂志官方网站的投稿系统，根据具体提示与操作步骤直接将文章发出，除投稿外，与杂志社沟通交流也可通过该系统实现。

（二）约稿

约稿是指期刊杂志社邀请特定的作者撰写某一特定内容稿件的行为。期刊杂志社通过预定选题或计划筛选相关研究人员或专家，发送约稿信息以获取所需要的稿件。约稿通常包括两种方式，即统一约稿和个别约稿。统一约稿是指期刊公开发布征稿启事、信函征稿和座谈会约稿。个别约稿是指走访、面谈、信约、电话约稿等，现如今通常通过电子邮件的形式进行约稿。约稿根据是否支付费用分为有偿约稿和收费约稿，有偿约稿是指投稿人的作品发表后，期刊支付投稿人一定报酬的约稿行为。收费约稿指投稿人需支付期刊主办方一定的版面费，多见于学术性期刊。

二、初审与送审

审稿是对稿件内容作出判断、鉴定，决定稿件取舍的过程，是保证期刊质量的重要过程。审稿过程一般采用"三审制"，即责任编辑对书稿进行初审，委托同行专家进行复审，社长或总编辑进行终审。"三审制"既实现了对书稿客观、公正的评价，也可以避免由于编辑人员专业知识不足造成的失误，有助于书稿质量的严格把关。

（一）初审

初审是指责任编辑根据论文的题目、摘要、材料与方法、结果与结论判断论文是否符合期刊选题、有无出版价值和是否送审，其中期刊杂志社编审、副编审、编辑、助理编辑均可担任责任编辑。初审编辑评价的内容重点在于文章是否具有完整的结构，写作格式是否整齐、规范；是否具有可读性，即文章是否思路清晰、逻辑严谨；文章内容是否具有创新性。在英文稿件的初审中还特别注意文字加工，具有一定英文水平的编辑会对语言的逻辑、语法、修辞等方面进行审查，以确保表述准确，不存在误导性。

（二）送审

编辑初审通过后，根据"三审制"论文要接受编辑复审，科技期刊不同于一般的社科类期刊，专业性较强，医学期刊更是如此。因此，需要编辑邀请医学专家进行同行评议，从专业角度对文章的创新性、科学性和内容质量上进行把关，这个过程称作送审。在审稿人选择上，除上述要求外，还需专业水平高、掌握文献量大，英文文章审稿人须有功底扎实的英语语言基础，审稿人能够对一些专业语言的含义进行辨析，加以纠正、修改。为保证复审的公正性和有效性，一篇稿件通常同时送审 2～3 位专家。

同行评议根据作者与专家的信息是否公开分为 3 种形式，分别为单盲审稿、双盲审稿和公开审稿。单盲审稿是审稿人知道待审阅文章作者的基本信息，包括姓名及其单位信息，但作者无法得知文章审稿人信息的方式，目前大部分科技期刊都采用这种方式进行同行评议。这种方式有利于审稿人通过作者信息对稿件质量作出辅助判断，如单位、学历、基金资助等。据此，审稿人可以给出更准确的审稿意见。但这种方式的缺点也较为明显，资金资助、作者单位或学历会使审稿人在审稿时出现偏颇。除此之外，如果送审专家选择不当，审稿人可能会与作者存在某些利益或竞争关系。双盲审稿是指评审中审稿人和作者信息对双方都保密。其优势在于可有效避免单盲审稿中审稿人产生的主观影响，但这种方式的科学性还有待验证，通常无法实现完全的真正意义上的双盲。公开审稿是指作者和审稿人的信息向双方公开的形式，这种方式增加了审稿过程的透明度，对作者较公正，但当意见不一致时，双方可能会出现冲突。

三、返修或退稿

文章在经过复审后，通常编辑部会根据送审结果对于稿件作出返修或退稿的判断。返修是指论文经评审认定可以刊用，但需要根据修改意见进一步更正、补充或删减而寄回给作者的过程。

同行评议的审稿结论一般为接受、小修、大修和拒稿，编辑根据审稿人给出的审稿结论和审稿意见，进行总结后告知作者是否需要修改以及修改意见。作者在收到返修通知时，应认真阅读修改意见，对照原稿进行修改；若收到退稿通知，应查看退稿原因，认真反思论文出现的问题并积极解决。

四、修稿与终审

修稿是指责任编辑对于文稿进行文字修改，包括数据的审核、图表的规范使用、参考文献的复核等。终审是指总编审读全稿，或者根据初审、复审提出的问题部分进行抽审，对书稿的质量和形式，从全局的角度考虑是否出版。通常情况下，终审主要从政治上、政策上和科学性上来进行论文最后的把关。

五、排版与校对

在对论文结束终审，同意接受后，编辑部会对作者提交的论文最终版本进行排版，即按照期刊出版要求对文字及图表格式进行统一排版。校对是指在出版前对打印出的样稿进行最后的核对，确保论文中没有文字、图表的细小错误。一般情况下，出版机构可实现自行排版，在收到论文后经由专业的排版人员采用专业排版软件进行排版，经校对后直接打印出版。校对的方式分为编辑部专业人员校对和作者自校，通常编辑部在对论文进行统一排版后，会通过电子邮件的方式向作者发送一套校样以供作者校对，作者应尽快回复，以免影响发表。

六、印刷与发行

编辑部将排版、校对好的文稿交由专业的印刷公司输出胶片送印刷厂，经过制版、印刷和装订等步骤完成期刊成品。科技期刊的发行包括征订和投递，是体现期刊传播力和影响力的重要环节。目前期刊发行包括纸刊发行和数字化发行两部分，纸刊发行按照发行渠道又可分为邮局订阅、书店零售和个体书刊发行商。除此之外，还有一部分赠阅，是指给专家学者、研究机构、作者的赠送。目前期刊发行模式大多以数字化为主流，纸印本发行并行。

第四节　论文写作的道德伦理及保密

一、署名与致谢

依据《中华人民共和国著作权法》，署名权是作者著作权中的一项人身权利，在医学科研论文的发表过程中，署名是最常出现著作权问题的部分。署名的意义不仅仅代表了作者辛苦劳动的成果和创造智慧的结晶，也是作者对医学事业作出的贡献，并以此获得社会尊重的客观指标，也便于编辑、读者与作者进行联系，沟通信息，互相探讨。因此，论文的署名应慎重选择，作者应参与课题设计，或参与资料的分析和解释，起草、修改论文中关键性理论，能对编辑部的修改意见进行核修。仅获得资金或收集资料者，或仅对科研小组进行一般管理者不能列为作者。其他对该研究有贡献者应列入致谢部分。致谢部分既可以是对研究作出贡献的个人，也可以是提供资金援助的单位、提供便利条件的组织和个人，以及给予转载和引用权的资料所有者。在署名与致谢的部分，应充分辨析两者之间的差别，避免混淆作者和被致谢者，侵犯其权利和义务。

二、权利与义务

法律赋予作者权利，作者也不能忽视自己应遵守的责任和义务。在论文的创作过程中，首先要保证的就是真实。在研究中出现阴性结果或与前人研究结果不同时，不可出现捏造和篡改数据的情况。凡是经过缜密的研究设计，并认真完成的研究，无论其结果是否具有统计学意义，对于读者或其他同领域的研究者来说都具有重要的参考价值。因此，在研究中出现阴性结果，应如实将数据发表。在医学科研论文中误导性报道也较易出现，任何一项科学研究，在设计、实施、分析中都难免出现各种误差，影响结果和结论的准确性，因此，我们在对整个研究下结论时表述应谨慎。

三、一稿多投

作者依据著作权法对作品享有发表权，但发表权只有一次，无论任何作品都不能被两个及以上期刊刊用。因此，我国《中华人民共和国著作权法》第三十五条规定：著作权人向报社、期刊社投稿的……自稿件发出之日起三十日内未收到期刊社通知决定刊登的，可以将同一作品向其他报社、期刊社投稿。双方另有约定的除外。但若由于作者法律意识淡薄和投机心理，为达到尽快发表的目的，出现一稿多投的现象，这种行为浪费期刊编辑部人力、物力和时间，若论文被两个期刊同时刊用，则会造成两个期刊争夺发表权，由此产生法律纠纷。

在投稿过程中，一些科研人员为了提高发文数量与质量，希望尽快在影响力较高的杂志上发表论文，但一般情况下，这些杂志往往等待出版时间较长，当出现这种矛盾时，容易出现一稿多投的不端行为，作者会在多个杂志中作出取舍，若在出版阶段仍未作出取舍，最终就会导致重复发表。重复发表不仅限于字面意思上的将同一篇文章发表在两个及以上期刊上，还包括在不作任何说明的情况下，摘取多篇自己已发表文章中的部分内容，加工成一篇新的论文而发表，以及在多篇论文中使用同一次调查或实验的数据。除此之外，作者基于同一个实验或研究，每次稍加补充数据资料后发表方法和结论雷同的论文也属于重复发表。

四、隐私与保密

医学科研论文发表和出版以及其他学术性质的活动，常常要涉及病例的资料，在这个过程中存在一个问题，在使用病例资料进行学术传播时，极易侵犯患者的隐私权。根据隐私权的定义和特征，可以对患者的隐私权作出这样一个解释，即患者的隐私权指患者拥有隐瞒、利用、维护、支配自身患病情况、病史、隐私部位、身体或生理缺陷等隐私的权利。若未经同意而公布、传播以上信息，就会构成侵权。

首先，作为医务工作者，对于患者资料的保护也是最基本的职业素养。然而在进行大样本的随机对照研究时，会涉及大量的医务人员和研究对象，研究对象越多，其隐私的保密性越难保证。因此在研究设计、准备阶段，应提前指派一位研究人员对患者的个人信息以及病历资料进行专门的管理。其次，在采集研究对象病例信息前，签署知情同意书也是必不可少的步骤。知情同意是在研究对象充分了解研究目的、意义、可能的利益风险的基础上，自愿同意参加研究工作，并在知情同意书上签字的过程。最后，在医学科研论文的撰写过程中，未获得患者同意，不可暴露易于辨认患者身份的信息，如姓名、地址、性别、年龄，对于相关图片，应以患者局部为限，避免出现能辨认身份的身体特征。

我国地域辽阔，人口众多，是一个多民族的国家，具有丰富的人类遗传资源、特殊地理环境和特色医学理论，在利用我国人类遗传资源发表国际论文时，应杜绝遗传资源泄露的发生；进行特色医学研究时，如中医、蒙医等，应注意不可泄露未公开发表的关键技术与理论。医学科研工作者在进行涉及国家机密的研究时，一定要知悉相关法律，遵守伦理规范，自我约束、自我监督，避免出现违背伦理道德与保密工作的行为。

五、移植与人权

在一些医学科研中，可能会出现器官移植、干细胞研究等，这些研究在开始前必须先经过医学伦理委员会的通过。大多数期刊在投稿须知中要求，在涉及人的研究时，作者应提供该项目所在单位医学伦理委员会的审查批准，否则会被退稿。在对研究对象实施干预措施或其他行为时，不能把研究对象放在弱势或较低的地位，视为试验品，应尊重人权、尊严及自由，研究对象有权在任何阶段退出研究。

六、文献与引用

参考文献是医学科研论文的一个重要部分，它是一种用其他学者证实的论据支撑自己论证科学性的标引工具，起到引证的作用。正确合理地引用，不会侵犯其他作者的著作权，但随着愈发激烈的科研竞争，一些不道德的不良引用行为开始出现。第一类为故意漏引，是指作者出于某种目的在撰写论文时对为自己研究提供科学依据或支撑自己科研论证的文献进行引用，但在参考文献处不标明的行为。这种情况多为作者剽窃抄袭他人成果而害怕被发现，故意不标明引用。第二类为假引，是指作者把与自己论文不相关或者相关度不高的文献标于参考文献处，正文中未出现引用内容。这种情况通常是作者想要通过影响力大、科研水平高的文献来提高自己论文的可读性。第三类为滥引和过度自引，指作者在写作的过程中，抛开实际情况而过多地引用他人或自己的文章。学术论文的写作不应该靠前人的理论成果堆砌而成，也不应该为了提高自己文章的引用率而过度自引。

第五节　发表论文的订购

一、单行本的订购

单行本也称抽印本（offprint），是指将已发表的单篇或几篇文章重新印刷，制成单册销售，是科技期刊常见的出版形式。早期由于缺乏打印设备，纸质印刷品较为珍贵，期刊定价高昂，通常不会给作者寄整本样刊，则由出版商抽取文章印刷后分发给作者，以便学术传播与交流。此外，有需求的读者会向通讯作者索要文章单行本进行学习和交流。单行本在学术交流和传播中发挥了至关重要的作用。现如今，在网络信息普及的时代，期刊论文的电子文档很容易通过数据库获取，杂志社也逐渐不再为作者免费提供单行本，但销售单行本依然是医学科技期刊受益的重要来源和补充。需要单行本的作者可与杂志社联系，向编辑部表明单行本的需求，确定数量后支付费用。

二、国内期刊的订购

中文期刊作为高校图书馆重要的文献组成部分，具有出版周期短、连续性强、信息容量大等特点，而且能较好地满足高校各层次各类型的读者需求。高校图书馆以学科设置及发展趋势为基础，结合本校实际教学情况、科研需求方向等因素，统筹各学科领域中期刊种类、数量，进行合理安排与订购。期刊订购时间相对固定，订购人员根据期刊订购的需求，查阅《全国报刊简明目录》，根据期刊名和编号找出所需期刊，制订订购目录后交送邮局进行订购。

三、开放获取

在信息加速发展的时代，出现了一种基于传统订阅模式，以网络媒介为主的全新学术传播形式，即开放获取（open access，OA）。任何人都可以及时、免费、不受限制地通过网络获取 OA 杂志发表的各类文献，它是一种免费提供全文的信息服务方式。开放获取自从出现以来，国外越来越多的杂志出版商与机构加入 OA 计划，但在国内仍处于起步阶段，OA 期刊一般采用作者付费出版，读者免费获取的运作模式。对于读者来说，凡是 OA 期刊，都可以随时免费获得文献全文，对于投稿者来说，只要在论文发表之初支付相应的版面费，论文就会在发表后被读者免费获取全文，提高了文章的有效传播与被引率。也有一些杂志期刊在投稿时会让作者选择 OA 或非 OA，若作者选择非 OA，支付的版面费一般会低于 OA，文章发表后，读者想要获取全文需自行支付费用。是否选择 OA 要根据作者希望达到的文章传播效果与资金情况作出取舍。

思 考 题

1. 当作品为多人合著时，著作权是否可以进行转让？

2. 在同行评议结束时，审稿人给出的修改意见与自己的想法不一致时，应该怎么办？

3. 当发现他人剽窃、抄袭自己已发表的论文时，应该怎样维护自己的合法权益？

4. 在论文中引用已发表的科研成果，但未在参考文献中标明时，是否侵犯了被引者的著作权？

（赵灵燕）

第三篇 医学毕业论文的撰写与答辩

第十三章 医学毕业论文的概述

撰写医学毕业论文是医学生在校期间的一次科研训练，这个过程是高等院校医学生培养方案中的重要组成部分，也是获得相应学位的必需条件。通过撰写毕业论文，医学生对所学专业的理论和实践技能进行归纳总结，对在校期间完成的科研任务进行科学规范的分析和表述，对科研方法和科研过程进行系统阐述和凝练；撰写毕业论文是医学生在实践过程中对专业知识、技术运用能力的综合体现，也是医学生的创新精神和批判思维的最佳呈现。医学毕业论文的质量，既反映了撰写者的科研水平、指导教师的教学能力，也反映了医学某一领域的发展动态。医学毕业论文的内容可为医学工作者开展科研、指导医学实践提供参考。因此，学习并掌握医学毕业论文的性质、撰写意义、分类、撰写要求等尤为关键。

第一节 医学毕业论文的性质及撰写意义

一、医学毕业论文的性质

毕业论文（graduation thesis）是学生毕业前在导师的指导下集中进行科研训练所获取的科研成果的文字记录，也是检验学生对知识的运用程度、对问题的分析和解决能力的一份综合答卷，同时也是提交一份有一定学术价值的文章，从总体上考查学生学习所达到的学业水平。

医学毕业论文通常聚焦于医学学科中的某一问题，用自己的研究成果加以回答；或是凝练前人的结论，并提出自己的见解；抑或是通过实践，验证学科中某一问题。这个过程涉及提出研究问题、收集整理资料、统计分析、问题讨论和阐述结论等。

毕业论文是学术论文的一种，具有学术论文的多元属性。

（一）科学性

科学性是医学论文的核心，是衡量医学论文水平的重要条件，论文设计要合理，在解决问题过程中应恰当地使用科学研究方法，并科学地对结果进行解释与说明。

（二）专业性

医学毕业论文围绕医学科研、医学实践工作中的问题展开，具有鲜明的医学专业属性。随着医学的不断进展，研究领域的拓展，医学毕业论文一般可以明确归属于某一下属学科的专业领域，或为数个特定领域的交叉，如临床与工程技术的交叉，公共卫生与管理学的交叉等。

（三）学术性

医学毕业论文有别于医学科普文章，在研究过程及总结中都体现了鲜明的学术性。在撰写过程中应以学术视角对研究成果加以阐述与解读，在写作上应以医学科学术语进行规范化描述。具体规范可参照《科学技术报告、学位论文和学术论文的编写格式》。

（四）理论性

毕业论文必须有自己的理论系统。医学毕业论文应对收集的大量事实、材料进行分析、论证研究，使感性认识上升到理性认识，从而形成对研究事物的规律性认识。

（五）创新性

毕业论文涉及的内容应在不同程度上对该领域具有创新性的贡献，可以是通过阅读、设计、调查、实验、分析、推理、归纳等方式发现一个未知现象，也可以是一个既往研究没有关注到的新问题，或为原有问题提供了新的解决方法或理论支持。

（六）实践性

毕业论文的选题、论点、论据等均来源于医学实践，而论文又可以反过来指导医学实践。对医学生而言，其毕业论文所研究的问题多来源于健康或疾病相关工作，其成果均为促进人群健康服务，因此实践性更为突出。

除学术论文的基本属性外，毕业论文作为学生学习阶段的总结，还具有自己的特点。①指导性：毕业论文是在导师指导下独立完成的科学研究成果。导师对于论文选题，实施方法和撰写规范等，均给予必要的指导。在学生完成毕业论文的过程中，教师要启发学生思考，引导学生独立进行工作，注意发挥学生的主动创造精神，在遇到困难时，解答疑难问题。②习作性：医学生的培养是一个连贯的过程，各种知识体系及各种研究技术也要在学习中承上启下。毕业论文作为学生学习阶段的最后训练，必须基于前期学习所获得的扎实的知识和技能。因此，学生应按照教学计划，在学习前期集中精力学好本学科的基础理论、专业知识和基本技能，在毕业阶段集中精力，进行有关科学研究和医学实践，这也是很好的学习性写作过程。

二、撰写医学毕业论文的意义

1. 撰写毕业论文是医学生科学精神和求真务实科学素养的重要体现。

医学生毕业后将从事救死扶伤、促进人类健康的神圣事业，必须不懈地探求新知、追求真理。撰写毕业论文是对当下医学科技知识的进一步学习，是对科学思辨的最佳训练，毕业论文所产生的科学成果会对促进卫生事业的发展有积极的推动作用。

2. 撰写毕业论文是检验医学生在校期间学习成果的重要环节，也是实践所学知识和技能的重要措施。

通过撰写毕业论文，可以检验医学生了解医学科学研究的程度，包括利用图书馆，检索文献资料的能力；掌握收集、整理和利用材料的能力；掌握科研仪器的操作和实验技术的能力；精准收集数据、进行数据分析的能力；对素材的归纳总结能力。通过毕业论文的撰写，学生直接参与了医学科学研究工作的全过程，是一次系统的、全面的实践，可以促使学生将基础理论知识转化为科研能力。

3. 撰写毕业论文既是医学生本人学习工作的总结，同时在一定程度上也反映了本学科学术成果，并体现学科的工作进展及发展方向。

毕业论文所涉及的方法、结果及论点的详细陈述，可为相关学科工作者提供参考和借鉴。高质量的毕业论文提出的创新性发现和创新性技术，对专业学科发展具有积极的推动作用。

4. 撰写毕业论文对于人才培养单位而言是提高教学质量的重要环节，是保证培养高素质、高层次医学人才的重要途径。

撰写毕业论文是高校的重要教学内容，除考查学生的能力外，毕业论文的质量也是考察指导教师、学校的重要标准。因此，认真指导学生撰写毕业论文，提高毕业论文质量，无论是对于学校培养和输出人才，还是对于提高学校的教学质量和教师的教学能力，都具有重要意义。

第二节　医学毕业论文的分类

毕业论文是学术论文的一种形式，为了进一步掌握毕业论文的写作规律和特点，需要对毕业论文进行分类。医学毕业论文依据研究目的、研究领域、学科内容、研究方法、作者的层次、表现方式的不同有多种分类，现主要介绍两种分类方式。

一、根据内容性质和研究方法分类

根据研究论文涉及内容性质和研究的不同方法，可以把医学毕业论文分为理论性论文、实验性论文、科研综述论文和调查报告四种。

（一）理论性论文

根据已有的研究文献来构建理论的论文，其内容包括对已有的理论进行分析，指出其不足之处加以优化；或在既有理论体系上提炼、综合，并形成新的理论。理论性论文是按内在逻辑关系而不是根据研究进展来编排的，具体又可分为两种：一种是以纯粹的抽象理论为研究对象，研究方法是严密的理论推导和数学运算，部分也涉及实验与观测，用以验证论点的正确性；另一种是以对客观事物和现象的调查、观察所得观测资料以及有关文献资料数据为研究对象，研究方法是对有关资料进行分析、综合、概括、抽象，通过归纳、演绎、类比，提出某种新的理论，或对既有理论进行修正、补充，或对既有理论提出不同的阐释。

（二）实验性论文

写作素材主要基于实验性研究获得。根据研究目的，运用相应的实验技术，借助一定的物理设施（如实验仪器、设备等），为检验某一科学理论或假说，或为创造发明，或为解决实际问题，进行有计划、有目的的实验，然后如实地将实验过程和结果加以归纳分析。实验性论文的撰写注意事项为：①明确实验目的。具有明确的实验目的是实验性论文撰写成败的关键。首先应充分考虑开展实验的科学性和其现实意义。同时，应鼓励学生从专业需求点或兴趣出发拟定研究目的。实验目的应该高度凝练、准确，紧密围绕实验假设确定。②严谨开展研究。实验性毕业论文以真实性为前提，绝不允许凭主观判断或个人好恶随意取舍素材，甚至修改实验结果。论文撰写时对实验开展的各部分均应详细、准确地阐述，包括实验设备的信息、实验过程及所获得的各阶段结果。③科学阐述实验结果。在撰写论文时，一种情况是，实验结果符合一般科学规律，此时应给予充足的讨论，阐述实验背后的科学原理。另一种情况是，出现和现有认识不一致的结果，此时应首先反思实验的设计与过程，如果不存在问题，则应考虑结果产生的可能原因，或提出进一步研究的计划。应坚持科学性，避免就结果论结果，也不应随意夸大结果，对结果的阐述应谨慎，避免过度推论。

（三）科研综述论文

顾名思义即对大量原始研究论文中的数据、资料和主要观点进行归纳整理、分析提炼而形成的论文。综述专题性强，具有一定的深度和时间性，能综合反映某个专题或学科领域研究的情况。撰写科研综述论文，需要查阅大量国内外近期文献，经过理解、整理、融会贯通、综合分析、归纳、提炼、评价而形成综合见解。综述的目的是反映某一课题的新水平、新动态、新技术和新发现，应从该课题的发展历史、现存问题以及发展趋势等方面进行全面和系统地介绍，并以此形成相应的评论。综述论文应既有"综"又有"述"，对阅读纳入的大量文献所得出的观点，不应直接照搬，而是应在凝练后以作者的语言加以叙述。更高的要求是用客观、中立的视角从遴选的文献中提取尚未解决的问题及不足之处。科研综述论文是学术思想的继承，对前人的文献进行系统回顾及评论，不仅是对前人贡献的一种尊重，更是对后续研究的启发。

（四）调查报告（观察性论文）

调查报告是在获取大量现实和历史资料的基础上，通过对资料的整理、分析，用叙述性的语言实事求是地反映某一客观事物。充分了解实情和全面掌握真实可靠的素材是写好调查报告的基础。主要运用观察、采集、询问等形式和方法围绕某一综合性或是专题性问题进行分析、归纳、整理，在充分思考的基础上归纳材料的内部联系，发现事物的本质，并在此基础上得出科学的结论。调查报告类论文可以起到了解、揭示事物的本质及其发展趋向的作用。常见的医学类调查报告包括个案调查、筛查、抽样调查及典型调查等，可以反映个体、群体以及具有代表性的群体的某些医学研究问题的特征。

二、根据作者层次分类

根据学生的不同层次，可以把毕业论文分为四类。

(一)普通毕业论文

普通毕业论文指与学位授予无直接关系的论文，如大专毕业生，某些特定专业医学本科生撰写的论文。论文要求医学生能运用已有理论知识和技能表达对某一课题的见解。

(二)学士毕业论文

学士毕业论文是部分医学本科毕业生撰写的论文，论文用于获得毕业证书和申请授予学士学位。该论文要求体现医学生在本科学习过程中具备从事医学科学研究工作或医疗工作的初步能力，能总结所学专业领域某一课题的研究结果。论文的质量需要满足该学术机构对该专业本科生的基本培养要求，经过专家评阅，最终决定是否达到申请学位的论文水平。

(三)硕士毕业论文

硕士毕业论文为攻读硕士学位的研究生撰写，用于获得硕士毕业证书和申请授予硕士学位的论文。根据《中华人民共和国学位条例》第五条，只有通过硕士论文答辩的学生，才允许授予硕士学位。医学硕士毕业论文能反映出医学生广泛而深入地掌握了本专业基础知识，具有独立进行科研的能力。硕士毕业论文工作一般在硕士生完成培养计划规定的课程学习后开始，其工作内容因学科的性质不同而有所差异，一般包括文献阅读、开题报告、拟定并实施工作计划、研究实施（如开展科研调查、实验研究、理论分析），并最终形成文字总结。硕士毕业论文必须有一定的工作量，在课题确定后，论文正文一般不少于 3 万字，用于论文工作的时间应不少于 1.5 年。

(四)博士毕业论文

博士毕业论文为攻读博士学位的研究生撰写，用于获得博士毕业证书和申请授予博士学位的论文。根据《中华人民共和国学位条例》第六条，只有通过博士论文答辩的学生，才允许授予博士学位。博士学位论文应能体现作者在本门学科上掌握坚实宽广的基础理论和系统深入的专门知识；具有独立从事科学研究工作的能力；在科学或专门技术上取得创造性的成果。一般而言，论文正文字数应不少于 5 万字，博士生用于学位论文研究和撰写时间应不少于 2 年。

第三节 医学毕业论文的撰写要求

毕业论文是评价医学生学术水平的重要依据，也是获得学位的必要条件之一。因此，对于撰写毕业论文有明确的要求和写作规范。毕业论文应是本人在导师指导下独立完成的研究成果，不得抄袭或剽窃他人成果。合格的医学毕业论文应能够较好地反映作者掌握本学科、本专业的研究方法和技能，学术观点必须言之有理、持之有据，论文内容应层次分明，数据可靠，文字简练，推理严谨，立论正确。现将医学毕业论文撰写的基本要求介绍如下。

一、对作者的要求

（一）注重抄读，注意本专业资料的积累

学科知识的积累不是一日之功。在学习期间应注意培养随时抄读文献的习惯，这有助于加强对本学科知识的理解。在阅读时注意接触各类型的资料，包括医学文献、书籍、报告等。抄读文献可以帮助医学生凝练本专业学术问题，在前人研究的基础上进行创新，并可在不断地学习中掌握一定的论文写作技巧。

（二）广泛阅读，围绕科学研究问题丰富素材

丰富的素材是充实论文的基础，同时可以更加广博、有深度地体现论文所研究的方向和观点。作者应通过广泛的阅读，包括大量阅读与本学科相关领域的书籍、文献，拓展知识面，扩大本专业知识的外延，为撰写毕业论文打好基础。例如，一名麻醉学专业的研究生，在充分学习麻醉的基础知识的同时，需要通过麻醉领域的书籍、文献了解麻醉领域的最新发展；此外还要了解人体结构、生理、药物使用、技术、设备、卫生统计等其他相关学科的知识。

（三）勤于训练，扎实本专业研究方法和技能

毕业论文是反映医学生掌握本专业研究方法和技能的镜子，因此在开始毕业论文写作前，医学生应该已熟悉掌握相应的研究方法，如文献研究法、观察法、个案分析法、实证研究法、定量分析法、定性分析法等；以及掌握用于支持研究的相关技能，包括实验室技能和统计分析技能。在撰写毕业论文前，可以通过预研究对这些方法和技能先行运用，以保障毕业论文撰写过程中运用的准确性。

（四）勤于思考，充分讨论与交流

毕业论文的选题、方法的选择、结论的凝练都离不开充分的思考。在撰写毕业论文的过程中遇到问题，解决问题，是毕业论文撰写的必经之路。对问题进行深入思考，并通过思考寻求解决问题的途径，也是对医学生的训练。但医学生本人因受限于自身所涉猎的知识、技术，以及工作学习阅历，思考往往不能做到全面，对问题的讨论有时欠缺深度。因此，对于毕业论文撰写工作中的选题、方法学、解析等，应与导师及同学展开反复且深入的讨论，反复思考、讨论的过程有助于提升论文的质量，同时学生可以养成勤于思考的习惯，培养与人交流、讨论的能力。大量思维劳动而提出的学术性见解或结论，往往具有一定的独创性。

（五）加强理论，注重理论联系实际

科学研究的目的在于揭示事物运动的规律性，并用这种规律性的认识指导人们的医学实践，推动社会的进步和发展。撰写毕业论文应在一定理论指导下开展，同时坚持理论联系实际。只有深入到实际中去，同客观事物广泛接触，获得大量的材料，然后运用科学的逻辑思维，对这些材料进行筛选、去伪存真、由此及彼、由表及里地加工制作，才能从中发现有现实意义而又适合自己研究的课题。随着医学的不断发展，在实践中新问题不断涌现，需要研究的问题涉及医学各个学科，且不断变化。只有对现实问题具备浓厚的兴趣和高度的敏感性，才能捕捉到那些生动而具有典型性的现实资料，继而从中提炼出既有科学性又有实践性的问题。

（六）加强写作训练，提高文字表述能力

毕业论文的写作具有较高的文字需求，论文所要求的结构严谨，表达简明，语义确切，并非一日之功。论文的每句话要表达明白，无空泛、笼统、含混之词；内容架构先写什么，后写什么，要按逻辑顺序来安排；句子之间要上下连贯，互相呼应，段落之间承上启下。为了能按时高质量

地完成毕业论文的撰写，平时就应勤于练习。通过日常撰写综述、科研学术论文等方式，不断提高文字表达能力，为毕业论文的写作打好文字基础。

（七）熟悉论文写作范式，提升规范性

毕业论文有一定的体例要求，包括论文的整体架构、关键要素，以及文后参考文献的著录格式。因此，在撰写毕业论文前，需要根据研究类型和所在学校，提前明确毕业论文的写作要求，并按照要求梳理论文结构，进行论文撰写。熟悉论文写作要求可以提升写作的规范性，一方面体现医学生对待论文工作的严谨态度；另一方面也可以减少不必要的重复劳动，事半而功倍。

二、对内容的要求

（一）科学性

毕业论文的科学性是指文章的基本观点和内容能够反映事物发展的客观规律。文章的基本观点必须是从对具体材料的分析研究中产生出来，而不是基于主观臆断。一篇论文的价值大小，主要取决于文章观点和内容的科学性。文章的科学性首先来自对医学具体问题的周密而详尽的调查研究；其次，作者应秉持实事求是的科学态度进行分析，不能人云亦云，夹杂个人偏见，力争做到如实反映事物的本来面目；最后，作者需要有扎实的理论基础和专业知识，并在前人研究的基础上，运用前人积累的科学理论去探索新的问题。

（二）真实性

毕业论文中引用的材料和数据，必须真实可靠，经得起推敲和验证。获取第一手材料时要客观公正，要经过反复证实。对引用的资料要追根问底，明确原始出处，并深领其意，不可断章取义。在数据、实验结果的处理上，要实事求是，杜绝以"结果为导向"，虚报、漏报、随意对数据进行篡改。

（三）创新性

毕业论文的创新是其价值所在。从根本上说，人们进行科学研究就是为了认识那些尚未被人们了解的领域。因此，毕业论文的内容要有自己的独立见解，不能简单地重复前人的观点。创新性主要体现在对医学现实工作中的问题做出新的科学说明或提出新的解决方案；但即便只提出需要引起人们注意和思考的新现象、新问题也不失为一种创新。为保证论文的创新性，选题应从本学科的热点、需求点出发。虽然各个层次的毕业论文要求不一，但仟何层次的毕业论文的定位均应力求站在学术的最高点。

（四）批判性

毕业论文的批判性是医学生批判性思维的体现，尤其是对创新结果的判读和对研究局限性的总结，是衡量论文价值的重要标准。医学生在撰写论文中，经常遇到"为创新，而创新"的现象，例如使用多个"首次"、"首创"来阐述成果。而经过谨慎、批判性的思考，这些"成果"可能并不具备突出的学术价值。因此，医学生应当对研究内容的实际科研和社会价值进行衡量，同时，批判性地总结本次工作的缺陷与不足。

（五）伦理考量

医学毕业课题多涉及人群或者动物，而这些研究工作品小验性研究过是观察性研究都需要对伦理进行考量。必要时，研究需要首先得到所属机构的伦理委员会批准后，方可开展。在实施过程中需要严格遵循伦理方案，如给予受试者应有的照护、补偿、获取知情同意等。不符合伦理要求的研究内容是不允许开展的，这样撰写出的毕业论文也是不能使用的。

三、对写作的要求

（一）规范性

规范性是评价毕业论文质量的重要指标之一。论文写作均有规范性标准，同时形成了规范性语言，可以减少信息传递及交流的失误，真正起到总结、记录、交流、传播学术信息的作用。因此，撰写格式和表达方法有极为严格的要求，医学毕业论文的撰写要符合文题、摘要、关键词、正文、参考文献等内容和格式的写作规范，可参照我国颁布的国家标准《科学技术报告、学位论文和学术论文的编写格式》(GB/T 7713-1987)。

（二）逻辑性

一篇优秀的毕业论文，要严密、富有逻辑性，这样才能使文章具有说服力。从文章全局来说，作者提出问题、分析问题和解决问题，要符合客观事物的规律，符合人们对客观事物认识的程序，使人们的逻辑程序和认识程序统一起来，全篇形成一个逻辑整体。从局部来说，对于某一问题的分析，某一现象的解释，要体现出较为完整的概念、判断、推理的过程。从写作角度，有逻辑性地书写可以帮助论文各个章节更好地衔接，也可以帮助审阅人和其他阅读者跟随撰写人科研探索的思路了解论文所阐述的科研问题。

（三）翔实性

毕业论文有别于期刊发表的学术论文，其重要一点即在于毕业论文的论据、叙述、讨论的翔实性。期刊论文往往用精练的论据、有限制的篇幅、简明的图表形成针对某一更为具体的科研问题的论证。期刊论文的字数，以及表格、文献的数量都有明确的限制。期刊论文往往从毕业论文中凝练产生，但是其内容为高度压缩后的成果。作为毕业论文，则要充分展开描述。

1.论据要翔实　一篇优秀的毕业论文需要以大量的论据材料作为自己观点形成的基础和确立的支柱。每确立一个观点，必须考虑：用什么材料做主证，什么材料做旁证；对自己的观点是否会有不同的意见或反面意见，对他人持有的异议应如何进行阐释或反驳。而要使自己的观点能够得到别人的认可，就必须有大量的、充分的、有说服力的论据来证实自己观点。但同时，一篇论文中不可能，也没有必要把全部研究工作所得及古今中外的事实、事例，进行全方位论述；所有的实验数据、观察结果、调查成果等一一罗列，而是要取其必要者，舍弃可有可无者。论据为论点服务，材料的简单堆积不仅不能证明论点，反而使文章拖沓、杂乱。引用应当适度，且应在前人研究的基础上，加入自己的思考，根据思考组织论据。

2.叙述要翔实　毕业论文在叙述研究背景时，应对该领域的现有研究成果进行翔实梳理，避免主观选择性叙述与自己研究假设一致的部分，而对前期研究提出的不同声音避而不谈。在介绍方法时，应体现研究方法中的必要细节，通过细致且精准的文字，充分体现研究方法的整体过程，其目的是他人可遵循作者的毕业论文完整重复研究。在呈现结果时，也必须翔实叙述所得结果，不要故意隐瞒或者遗漏撰写某些事实，尤其是那些不符合作者预期的结果。

3.论证要翔实　在对毕业论文的科研问题进行论证时，应基于上述翔实的论据、翔实的叙述，对结果所反映的内涵、意义、机制进行充分论证。论证时，注意用辩证的思维来讨论问题，不应以个人喜好和研究结果的一致度来作为论证的方向，而是充分汇总各方思想来形成对研究问题的解析和论证。

思　考　题

1. 毕业论文与期刊论文有何不同？
2. 当实验研究得出的结果和预期相反时，学生应该怎么办？

（赵　艾　李福军）

第十四章 医学毕业论文的选题及撰写前准备

PPT

毕业论文是研究生结束学业的标志性和综合性独立作品，是反映研究生专业基础、实践技能和科研素养的重要依据。完成毕业论文，须经过选题、收集、整理与分析材料、撰写初稿和修改等一系列复杂的、严谨的过程。毕业论文的价值首先取决于选题，可以说选题对于论文最终能否达到学位水平有着至关重要的意义。此外，论文撰写前的充足准备，可为顺利写作奠定基础。为帮助医学研究生顺利完成毕业论文写作，本章围绕毕业论文的选题及撰写前准备展开说明。

第一节 医学毕业论文的选题

一、选题的概念及意义

（一）选题的概念

选题（choose a scientific problem）是科研工作的首要环节，也是毕业论文工作的开端，指明毕业论文的研究方向。所谓"选题"，是指选择所要研究的科学问题，是关于一篇论文要阐明的研究目的。选题的"题"字涵盖课题（subject）、论题（topic）和题目三层意义。因此，在确定选题时，应厘清课题、论题和题目这三个概念。三者虽同属于某一学科方向的学术问题，但有所区别。课题是在一个比较广泛的学科领域集中关注的问题，是研究者对某一科学问题的理论认识或实践手段的概括。课题的范围比论题大得多。论题则是论文中要论证的主题。一个论题通常需要多项研究来进行论证。例如，肥胖是近年来儿童健康问题领域的热点课题，其中包含了许多论题，如儿童肥胖的遗传易感性分析、"致肥胖环境"探讨、肥胖的运动干预效果评价等。题目是指一篇论文的标题，反映论文的主要研究内容，其研究范围小于论题。例如，某论题是探讨儿童肥胖的遗传易感性，那么可以选择很多具体的题目来撰写论文，如"儿童肥胖的全基因组关联研究"、"基于候选法的 MC4R 通路遗传变异与儿童肥胖易感性的关联研究"等。

（二）选题的意义

1. 选题决定论文撰写的主导思想 毕业论文的写作需考虑两个关键问题，一是"写什么"，二是"如何写"。选题是解决毕业论文"写什么"的问题，即确定研究目标和选定写作的主题。一旦明确选题后，文献阅读的范围、研究方案的设计、论文的结构框架即可相应确定。

2. 选题决定毕业论文的研究价值 毕业论文是科学研究成果的总结形式之一，应体现研究价值，即理论价值和实用价值。论文的研究价值如何，首先由选题所决定。正如我国著名哲学家张世英所说："能提出像样的问题，不是一件容易的事，却是一件很重要的事。"对于选定的题目，如果毫无研究价值，即使可行性强、容易完成，即使花了许多精力、论文语言再精美，科研与毕业论文也只是重复性工作，只会造成资源浪费。而当确定了一个有研究价值的问题时，若无支持研究开展的条件，对于该选题也只能是不可企及的。因此，选择一个既有价值又与客观条件及研究者能力相适应的科学问题，是确保毕业论文有学术价值且能顺利完成的先决条件。

3. 选题过程是提高学生发现问题、提出问题和分析问题能力的重要环节 选题不是简单地规定科研范围和给论文定个题目，选定一个"好"的问题，并不是轻而易举的事情。选题实际上就是提出问题，提出好的问题相当于解决了一半问题。解决问题可能是运用已有的方法、技术或手段去收集、整理和分析资料。提出新问题则是意味着新的可能性，从新的角度去思考已有的问题，需要有创造性的想象力，标志着科学的真正进步。选题是综合思虑、相互对比、精心策划的过程，选题的过程就是科研实践的第一步。通过选题策划，研究生能对某一个科研主题相关的历史、现状与进展获取比较全面的认识与了解。在选题过程中，研究生需要大量阅读相关文献，将专业知识条理化和系统化，并在知识的横向对比和科学信息理论的提炼过程中，锻炼自己的逻辑思维能力，提高发现问题、提出问题的能力。通过选题，研究生还可以了解自己知识的不足，激发学习的积极性，加强主动学习，从而提高知识水平。此外，在选题过程中，研究生的文献检索能力、语言表达能力、综合判断能力等均可得到锻炼，帮助提升分析问题和解决问题的能力，为下一步资料的收集、整理、分析和论文撰写奠定基础。

二、选题的原则及注意事项

如前所述，研究生毕业论文的选题是进行科学实践的第一步，是毕业论文工作的起点，是决定论文内容和价值的关键，也是毕业论文成败的决定要素。毕业论文选题是按一定价值标准或依据对可供选择的课题进行对比和评价之后作出抉择的过程。这一过程中所参考的价值标准或依据，即是选题原则。许多学者都对选题原则作出过概括，如李景隆在《应用写作》中提出了两大原则，即"要选择有科学价值的课题，要选择有利于展开的课题"；余鑫炎提出"有意义、有兴趣、有基础、有条件"的课题，即"四有原则"。这些关于选题原则的观点虽不尽相同，但都体现了科学研究和论文选题应遵循有研究价值及适合客观条件和个人能力的原则。

（一）选择具有研究价值的课题

毕业论文的选题十分广泛，各个医学领域方向的问题都可以成为论文的题目。然而科研资源是有限的，应把有限的资源投入到具有研究价值的医学课题中去。因此，研究价值是毕业论文选题的基本原则之一。研究价值包含了理论价值和实用价值。前者指论文的学术水平与科学意义，表现为理论上的新发现或突破，或丰富和完善已有理论；后者包括经济效益及技术意义，即对疾病防治实践活动的实际指导意义和促进作用。研究价值原则体现在创新性、需求性和科学性 3 个方面。

1. 创新性　创新是科学研究的固有特性。"文贵创新"，适用于所有的写作，医学论文也是如此。可以说，创新是毕业论文的灵魂，是衡量论文研究价值高低的标尺。创新即是在认识世界中有新发现和新突破，在改造世界中创建了新理论、新技术与新方法。按创新的水平来看，创新首先是意味着"前所未有的开创性"工作，在人类尚未涉足的领域提出新观点与新发现，如发现遗传学中心法则和孟德尔遗传定律、提出表观遗传学等，这些发现可以说是世界范围内公认的具有"独创性"价值的创新。然而，"前所未有的开创性"并不是大多数科学研究所能达到的程度，科学研究也不应苛求前所未有。科学研究常常是站在前人已有高度向更高的科学高峰攀登。在前人已有成果的基础上继续突破，在理论、方法和技术上有新发现或革新，用已有的方法在前人研究基础上补充新视角、新见解、新规律、新内容，或者对研究思路或方法技术上的改进，其实都是创新。只要选题蕴涵了这些创新意义，即具有较高的学术水平，而非"无意义的重复"。

2. 需求性　医学科研工作要解决的科学问题并不是空中楼阁，而应是防治疾病与促进健康的医学实践中遇到的现实问题，如心血管疾病、恶性肿瘤、艾滋病等重大疾病的病因、发病机制、预防措施与治疗手段等。在医学领域中，无论是基础性研究还是应用性研究，都是医学科研实践的根本需求。基础性研究，重在学术理论价值；应用性研究，重在实践价值。基础性研究与应用性研究各有侧重，但相互关联、相辅相成。从需求性原则出发，基础性研究应致力于将理论与实践相结合，注重选择对学科理论发展有重要支撑作用的研究问题，为应用性研究提供依据与指导；应用性研究则应关注具有广泛性、紧迫性的选题，这些选题往往是对重要基础研究成果的验证、丰富与发展。

3. 科学性　是科研选题和设计的生命。无论是毕业论文的选题还是研究内容，均应符合科学性。论文选题的科学性体现在研究方向正确，以事实为根据，运用科学的原理与方法去解决医学领域里存在的问题。论文选题不能与实践检验过的科学原理相违背，应与已确立的科学理论、规律相一致，实事求是，不主观臆测。如果选题缺乏严密的科学性，那创新性就没有了基础，实用价值也会失去意义，无法产生可靠的科研成果。

（二）选择可行性强的课题

可行性是毕业论文选题的第二个关键原则，这一原则体现于选题与主、客观条件是否相适应，决定了研究工作能否顺利开展以及所选科学问题能否被解答。选题必须依据实际具备的和经过努力可以具备的主观、客观条件来确定。在进行毕业论文选题时，应分析科研的客观条件，并根据自己现有的能力来评估是否可以在规定时间内完成选题相应的研究内容和论文撰写。

科研的客观条件通常包括资料来源、实验环境、设备条件、科研时间、经费支持、人力物力、技术方法等方面。其中，资料是医学科研选题最重要的条件。科学研究不能凭想象虚构结论，可靠的结论只能建立在坚实的资料基础之上。没有足够的资料，医学研究只会是无源之水。医学领域中的研究资料包括人群流行病学资料、患者临床信息、实验室检测指标数据等。选题应考虑相关资料的可获得性、准确性与完整性。例如临床流行病学科研选题，首先应考虑是否有足够的研究样本，能否收集到准确的病人临床资料等。除此之外，其他的客观条件也对可行性有重要影响。例如，在基因功能研究中构建基因敲除动物模型是先进技术手段，利用该技术开展研究通常可取得有价值的成果。但基因敲除模型的制备常需要2~3年的时间，对于利用基因敲除模型技术的课题而言，所需时间已超过硕士研究生培养时间，因此这样的一个课题并不适合作为硕士生毕业论文选题。研究生的毕业论文选题应考虑所在课题组的资源和平台条件，选择与客观条件相适应的课题是毕业论文顺利完成的重要保障。

选题的主观条件包括研究生的知识结构、研究能力、研究经验等。研究生通过专业学习、实践锻炼与科研训练，往往储备有一定的理论知识，并具备一定的研究设计、实施、分析论证等多方面的实践能力。但每个个体的知识结构、能力层次、专业特长均有所不同。有的研究生知识广博，有的善于思辨，有的擅长考证。有的研究生对调查类研究感兴趣，有的则更喜欢实验性研究。古语云"知人者智，自知者明"。研究生应了解自己的主观条件，选题时做到"量力而行"、"扬长避短"，选择符合自己主攻方向的、适应自身专长与研究兴趣的、通过努力可以完成的课题。

毕业论文的选题来源广泛，有广狭、大小之分。选题可以大到需要众多研究生协力合作，也有小到只评价某一指标。只要研究足够深入，能够提出新观点、采用新方法、产生新发现，小题目亦可以产生大的学术影响，有较高的研究价值。对于研究生毕业论文选题，从可行性角度去考虑，适宜"小题大做"，忌讳"大题小做"。如选题范围太大，课题研究既受时间限制，也受研究经验和学术能力的制约，往往做得不深入、不透彻。即使题目"大"，论文也并未见得有好价值，且由于内容宽泛而容易写得浮浅。反之，小题目可以在研究纵向上深入挖掘，可以在有限的时间里将这一科研"故事"刻画得"小而精"。因此，对于初入科研之道的研究生，应培养刻苦钻研的学术作风，从"小题大做""小题深做"开始，脚踏实地、稳打稳扎，"只要功夫深，铁杵磨成针"。

三、选题的步骤与方法

选题是撰写毕业论文的第一步，它实际上是确定"写什么"的问题，也就是确定论文论述的方向。选题是论文撰写成败的关键，要做好毕业论文选题，在了解选题原则的基础上，还应掌握选题的步骤与方法。

（一）选题的步骤

一般来说，毕业论文选题有4个基本步骤，首先确定选题方向，然后进行文献调研，根据初步结果明确选题范围并初步论证，最后通过论证，明确研究题目。实际上，选题过程是先选课题，然后从课题中选定论题，最后从论题中确定题目来进行科学研究及论文撰写。

1. 选题方向（课题）的确定　每个专业都有许多未知或空白的领域，究竟选哪个领域来进行研究，这是首先要确定的选题方向。需要注意的是，这仅仅是一个大致的研究方向或者范围较大的课题，而不是最终的研究问题。例如，对于儿童健康问题，有很多值得研究的领域，如儿童肥胖、青春期发育提前、心血管健康问题、心理健康问题等。在选题的第一步中，可以根据上述选题原则从中确定一个研究方向，比如儿童肥胖的病因学问题。

2. 文献调研　在确定选题方向后，应查阅国内外期刊论文、会议论文、毕业论文及专著等相关资料，了解该选题方向的研究历史、现状及发展趋势，掌握前人对有关课题已做了哪些工作，得出什么结论，以及哪些问题尚未解决、哪些问题还有争议、问题的关键在哪里，以便在新的起点上进行选题，从而进一步缩小选题范围。例如，关于儿童肥胖的病因学问题，已有较多研究通过全基因组关联研究或候选基因策略研究探讨肥胖的遗传易感机制。通过文献阅读，发现关于向心性肥胖或局部脂肪分布的病因机制研究较少，考虑到向心性肥胖或内脏脂肪对心血管的危害更大，此时可将研究方向进一步缩小至儿童向心性肥胖或局部脂肪分布的遗传易感性机制。

3. 选题范围（论题）的确定　确定选题方向并查阅与分析文献后，若已有几个备选的论题，则需要进行分析、比较和筛选，了解它们是否属于学科理论或医学实践领域迫切需要解决的问题，评估其研究价值。科学研究不仅需要提出有价值的问题，也期望能够通过研究找到解决问题的答案。因此，研究生还需从资料来源、实验条件、科研时间、经费支持、技术方法等客观条件以及自己的知识结构、研究能力、实践经验、研究兴趣等主观条件来考虑选题范围，即进行可行性分析。若主、客观条件均比较优越，下一步可以从选题范围里选择难度大、科学价值高的题目。

4. 题目的论证与确定　在上述步骤基础上确定的选题范围，还需经过进一步的论证，凝练出最终的研究题目或研究问题。在论证选题时，可以使用"三问"法：问专家、问同伴、问自己。在"问专家"环节中，尤其要注意与导师的交流和沟通。通常导师对研究领域的现状与进展有充分认识，并有丰富的研究经验，导师可以给予最直接、最中肯的指导。不少研究生的选题方向均与导师的研究方向基本一致，或者在导师提供的候选题目中选择其中一个进行研究，这样做可以在研究过程中少走弯路。除选题外，导师对课题研究的实施、资料整理分析和论文写作等也会给予系统的指导。研究生多与导师交流毕业论文工作，从中获益匪浅。此外，研究生也可以通过各种渠道，如参加学术会议、邮件等，向同领域内的专家进行咨询。"问同伴"的方法即是研究生向正在进行类似研究的高年级研究生请教。最后，也需要"问自己"是否已充分了解研究问题的背景知识，是否具备相关的理论基础与技术经验等。

通过"三问"论证后，根据导师、同行专家、同伴的意见和建议，再次阅读文献，或者开展预实验来初步验证所提出的科学假设，然后根据预实验结果对初步拟定选题进行调整与完善，以确定最后的研究题目，并设计研究方案和撰写开题报告（thesis proposal）。

虽然选题通常按上述四个基本步骤进行，但实际上这四个步骤并非绝对的递进关系，而是在选题过程中多次反复实施的四个环节。例如，文献查阅与分析其实贯穿了课题方向选择→选题范围明确→题目论证与确定的整个过程，在选题的各个环节中也常常需要与导师、专家、同伴反复交流，通过充分查阅资料、认真论证、不断交流，才能确定论文题目。

（二）毕业论文选题的方法

在了解毕业论文选题的原则及步骤后，为顺利完成选题工作，还需掌握选题的方法。

1. 浏览捕捉法　顾名思义，此方法是通过"广泛浏览资料"和进一步"整合分析资料"来捕捉所要研究的问题。其中，浏览资料是在集中的一段时间里对大量文献资料进行全面阅读，在此基础上通过认真思考、对比分析，发现问题、提出问题。宋代著名学者朱熹指出"读书有疑，所有见，自不容不立论。其不立论者，只是读书不到疑处耳"。在阅读资料时，不仅要做到大量阅读，更为重要的是要进行独立思考和客观分析，才会发现有价值的问题线索。

对于浏览捕捉法选题，具体的步骤首先是在自己熟悉的或感兴趣的范围内广泛查阅文献，在阅读中做好笔记，随时记录下文献的主要观点、设计思路、研究方法和核心发现等，同时在阅读过程中自己的体会也应作好记录。应注意，作文献阅读笔记并非是照搬原文，需学会梳理文献思路和提取其中的核心信息。在此过程中，最好借助一些文献管理工具来整理笔记。

在文献阅读的基础上，进一步对阅读笔记、文献关键内容进行整理、归类、排列，以便从中寻找选题。对于某一研究方向的文献而言，通常可以按照发表时间梳理研究方向的历史演进、研究现状和发展趋势，通过反复思索、对比了解，从中寻找研究方向上的空白点、薄弱点或有争议的焦点，这些往往就是具有研究价值的选题来源。

2. 借鉴移植法　借鉴往往是创新的开始，通过借鉴他人研究，是选题成功的快速路径。它山之石，可以攻玉。将某一专业、方向、领域的先进理论、方法或思路等借鉴移植到另一研究领域，往往可以形成新的研究生长点，产生新的突破。例如，研究发现 m^6A 甲基化影响肿瘤细胞的更新分化、增殖凋亡、侵袭转移等过程，因此参与 m^6A 修饰的关键蛋白有可能成为肿瘤治疗药物研发的潜在靶标。随着现代科学技术发展，学科之间界限被打破，相互渗透融合，为借鉴移植法选题提供了良好基础。研究生要善于发现不同学科或不同领域之间方法和思维的联系，从其他研究中获得启发，升华自己的构思，找到属于自己的研究问题。

3. 追溯验证法　该选题方法是先有设想或科学假设，通过逆向思维，回溯文献或开展预实验来寻找理论与实践矛盾之间的根源，再来明确选题。要注意，这里的设想绝不是凭空捏造，而是以现有证据为依据提出的科学假设。实际上，很多研究生的选题都是在团队既往研究的基础上作进一步延续和扩展，提出研究问题。但此类研究问题其实不一定是最终的选题，还需通过文献查阅与分析，与其他研究对比，了解相关的研究现状和局限性，明确自己所设想的研究问题是否有研究价值，是否具有可行性。例如，某课题组前期研究发现抑郁症可能导致身体活动减少，经查阅文献发现，身体活动不足与抑郁症风险之间可能存在双向因果关系，但研究结果并不一致。因此，可将"通过双向孟德尔随机化研究验证身体活动与抑郁之间的因果关系"作为选题。

4. 选题要素改变法　毕业论文选题的三要素包括研究对象、研究因素和研究结局。在前人研究的基础上，尝试改变其中任何一个因素，都可以形成一个新的选题。例如，近年来维生素 D 的骨外效应是慢性病领域的热点研究方向之一，已有不少研究探讨维生素 D 与成人心血管病之间的关系。对于维生素 D 的骨外效应研究，可以变换研究对象，比如在儿童青少年群体中，探讨维生素 D 与心血管健康之间的关系；又或者可以改变研究结局，探讨维生素 D 与感染性疾病进程之间的关系。

5. 地区特色结合法　该方法是针对不同地区的气候环境、民族因素、当地突出的卫生与健康问题等开展选题。参考地区特色选题，既能体现区域特色，同时又能突出选题的创新之处。不同地区有不同的气候条件、民族遗传背景、环境特点，在选题时应充分考虑这些地方特色，针对与其他地区分布不同的疾病类型进行选题，才能帮助解决地区疾病问题，丰富区域性医学研究成果。例如，在少数民族地区开展某些遗传度高的疾病研究有助于揭示疾病的遗传易感机制；在西藏等高原地区可以研究高原缺氧对心血管疾病的影响；在某些恶性肿瘤的高发地开展病因学研究，有助于丰富肿瘤的病因理论，并可促进当地肿瘤防控工作。

（三）毕业论文选题的一些技巧

实施科技创新、建设世界科技强国，是我国"十四五"时期发展具有战略性的伟大事业。新时代的"四个面向"为我国科技创新作出了科学规划和顶层布局。研究生是国家科技创新中最为活跃的生力军，要坚定坚持"四个面向"、服务国家战略和社会发展的信心。研究生应紧密结合"面向世界科技前沿"、"面向经济主战场"、"面向国家重大需求"和"面向人民生命健康"开展选题及科学研究。以"四个面向"为指引，可从以下这几个方面去实践选题工作，帮助选出有研究价值的问题。

1. 选择热点课题或亟待解决的科学问题　在各个小的科学专业领域中，都有一些备受关注或亟待解决的科学问题。有的是医学领域的基础理论问题，对学科方向发展有关键意义，例如阐明 AMP 活化的蛋白质激酶（AMPK）这一高度保守的代谢调节剂对代谢进程的影响机制，对于代谢相关疾病的防治研究有重要推动作用。有的可能是预防或临床实践工作中面临的重要问题，是疾病防制工作急需解决的问题。这些问题也常常是国家和省部委支持的科研攻关方向。例如，老龄化社会带来沉重的疾病负担，对社会发展提出严峻挑战。以"人民健康为中心，关注生命全周期、健康全过程"的健康中国建设战略为指导，以主动健康为导向，以健康风险评估与健康自主管理为主攻方向，构建新型健康评估、干预与管理技术体系，开发一批主动健康促进关键技术和产品，是促进健康老龄化、遏制老龄化加重疾病负担必须解决的科学问题。

2. 选择争议性强的科学问题　当某个方向的研究之间存在较强的不一致或争议时，选择这一争议性问题，通过分析研究现状中存在的不足之处，在此基础上去突破或改进，提出新论点和新见解，通常也是创新性的选题思路之一。例如，对于维生素 D 与老年性骨质疏松症之间的关系，一直存在争议。此前研究一直认为维生素 D 的补充可以有效预防老年性骨质疏松症，但近年有不少研究通过随机对照试验证实，维生素 D 补充只在维生素 D 缺乏者中对骨质疏松有预防作用，而在维生素 D 充足者中无法预防骨质疏松症的发生。

3. 选择学科交叉的课题　伴随现代科学技术的发展，传统学科界限越来越模糊，不同门类的学科之间相互交叉、渗透与融合，形成新的学术增长点，出现许多新的研究方向。以解决科学问题为中心的多学科合作，目前已成为推动各个科学领域发展的重要模式。可以说，交叉学科领域是毕业论文选题的藏宝之地。回顾 20 世纪医学领域的重大成就，许多就是学科交叉融合的成果。选择多学科交叉的课题，一是从学科之间的"无人区"中寻找问题；二是运用多学科理论解决现实存在的科学问题；三是运用某一学科的理论和方法解决另一学科的问题。例如，艾滋病患者由于免疫功能缺陷容易发生恶性肿瘤和心血管疾病，由此可以引出艾滋病、恶性肿瘤、心血管专业之间交叉的课题。又如，近年人工智能正经历爆炸式增长，"人工智能+医疗"这一学科交叉点已成为热门领域，涵盖监测与调控、健康管理、诊断、治疗等研究方向，其中就蕴藏着大量需要解决的问题，且多为创新性较强的问题。

除上述选题方法之外，医学科研选题也可以从各级各类科研项目申报指南中获得启发。通常科研项目申报指南会明确指出优先资助的研究范围和重点考虑的研究领域，认真解读指南，可以帮助掌握领域内的研究热点和方向动态。但也要注意，项目申报指南通常所列的范围和内容都比较笼统，从中获得启发后，还应结合自己的专业方向，进一步查阅文献资料，提出有价值且兼具可行性的论文选题。无论是通过何种方法确定的选题，都应该有充分的理论依据、较高的科学价值以及基本的条件支撑。

第二节　医学毕业论文撰写前准备

毕业论文撰写是一项艰苦、复杂而细致的工作。在面对这样一项具有挑战性的工作时，研究生首先要树立信心，做好充分的思想准备。进入毕业论文设计阶段的研究生往往已掌握一定的专业理论和基本的实践技能，已具备一定的分析问题和解决问题的能力。其次，开始撰写前，要做好充足的行动准备。"工欲善其事，必先利其器"。准备越充分，撰写将会越顺利。一般来说，毕业论文撰写前的准备包括制订研究计划（research plan）、开题答辩、收集与整理材料、论点的确定等工作。

一、制订研究计划

选题确定后，在毕业论文撰写前，需通过科学研究对选定的研究问题进行回答。为保证整个研究工作有条不紊地进行，需制订研究计划。科学、严密的研究计划对整个研究工作的顺利开展起着关键作用，是为毕业论文撰写提供准确、可靠材料的核心保障。研究计划是关于如何开展课题研究的具体设想。通过制订研究计划，可以使研究目标、研究内容、范围、方法、程序、步骤等更加清晰和明确。初步规定研究各方面的具体内容和步骤，可以使研究内容更加具体化、可操作化。研究计划是课题研究由选题、构想走向实际工作的桥梁，是研究行动的指南。

研究计划主要是要讲清楚"如何开展研究"。研究计划的内容包括研究目标、研究内容、具体的研究方案、预期结果等。其中，研究目标是解决选题中的研究问题以及研究问题解决后的效果和意义。研究内容则是把研究问题进一步细化为若干小问题之后，与研究目标对应的具体、可操作性的各个研究点。研究方案是研究计划主体，医学科研中的技术方案概括起来就是在什么样的研究对象中，用什么方法收集哪些资料，以及如何分析资料。研究方案包含对选题三要素（研究对象、研究因素和研究结局）的设计、研究方法和关键测量技术等内容，是对研究具体实施步骤的详细描述，反映研究目标是如何逐步实现的。研究计划也要说明对研究资源的合理配置，包括研究人员组织、研究进度安排、经费预算等。其中，研究进度安排是把整个研究工作划分为多个阶段进行，明确每个阶段的时间范围以及具体的研究任务。研究进度安排可以帮助研究生更加清晰地知道哪些研究任务工作需要在什么时间范围内完成。

以"维生素 D 缺乏与儿童高血压之间关系的队列研究"这一选题为例，研究目的是明确维生素 D 缺乏与儿童高血压之间的关系；研究内容是采用队列研究设计，分析维生素 D 缺乏与儿童高血压发病风险之间有无统计学关联、关联方向以及关联强度如何。具体的研究方案包括研究对象的选择、样本量的估计、队列的基线和随访时血压的测量、问卷调查、血液样本采集和血清 25(OH)D 水平检测，以及选择何种统计方法进行资料分析等。计划进度则是预计在什么时间范围内开展队列基线调查和随访，什么时间范围内进行实验室检测工作，什么时间范围内进行资料的整理与分析等。研究预期结果是明确维生素 D 缺乏与儿童高血压发病之间有何关联，对儿童高血压的防治工作有何意义。

二、开题答辩

在毕业论文课题实施前，研究生还需进行开题报告答辩。开题报告是指所拟定的毕业论文题目通过审核前的专题书面报告。选题及研究计划制订实际上是属于开题环节的工作内容，开题报告即是对所选题目及研究计划等进行阐述。开题报告内容通常包括：①初定论文题目；②选题依据；③研究目标、研究内容及拟解决的关键问题；④研究方案及进度安排；⑤研究基础及条件；⑥指导老师的审核意见等（图 14-1）。开题报告的撰写可促使研究生进一步理解选题的构思，明确方向和厘清思路，一份优秀的开题报告是后续课题实施、材料整理与论文撰写顺利进行的有力保障。

开题报告

拟定论文题目：

一、选题依据（包括研究意义、国内外研究现状、本研究的创新点等。参考文献请另附页）

二、研究目标、研究内容、拟解决的关键问题

三、研究方案（拟采取的研究方法、技术路线、实验步骤、可行性分析、可能出现的技术问题及解决办法）

四、研究基础及条件（包括已经做过的相关研究工作，本单位或外单位可供使用的仪器设备和实验条件等）

导师对开题报告的具体意见：

导师签名：　　　　　　年　月　日

图 14-1　开题报告模板参考

在开题报告撰写完成后，研究生需要进行开题答辩，向有关专家陈述开题报告内容。开题专家对研究生的论文选题、研究思路与计划方案进行审核。开题答辩一旦通过，意味着论文选题及研究方案被正式确定，接下来研究生需以开题报告为参考开展论文材料的收集与整理工作。

三、收集与整理材料

所谓"巧妇难为无米之炊"，缺少材料，对于毕业论文写作而言，就像工厂没有原料无法生产一样。收集和整理材料是毕业论文写作必不可少的准备和基础。

（一）材料的收集

收集材料是毕业论文写作之前的一项极其重要的准备工作。医学毕业论文材料的收集主要分为两类：直接材料的收集与间接材料的收集。

1. 直接材料的收集 直接材料又称为第一手材料，主要指在课题研究实施过程中获得的原始数据和资料，包括问卷调查获得的流行病学信息、临床诊疗过程收集的患者资料、实验室检测获得的实验数据等。第一手材料是支持论文论点的关键证据，没有充分的第一手材料，就无法提出明确的论点。

医学科研可以分为观察性研究和实验性研究。观察性研究是指不施加任何人工干预的观察研究。实验性研究指在研究中对研究对象施加某种干预因素，观察干预因素对结局的影响。实验性研究又可以分为基础医学实验（如细胞实验、动物实验等）以及人群中开展的流行病学实验。无论是通过哪一类科学研究获取直接材料，收集资料的工作应尽早开始，在严谨的研究方案指导下，开展课题研究实施工作。在研究过程中，研究设计方法、调查方式、实验技术、统计手段等要应用恰当，要有充分的偏倚控制措施，确保收集的材料真实可靠。

2. 间接材料的收集 间接材料主要是指研究生在校期间所学的专业理论资料、与课题相关的文献资料等。相对于研究生在课题研究中收集的第一手材料，间接材料属于第二类材料。这类材料在毕业论文撰写时作为参考和佐证。实际上，从选题开始，到研究计划制订及论文撰写，毕业论文设计工作中的各个环节都贯穿了间接材料的收集与整理。间接材料可以帮助研究生了解专业领域内的研究现状与进展，明确研究选题，分析研究中的关键问题和提出有效的解决方案。在论文写作过程中，间接材料为撰写论文的前言部分及讨论部分提供理论基础，为解释研究结果、推导论文论点提供重要论据支持。缺乏间接材料的支撑，论文仅仅是直接材料的表达，只能称其为实验报告，即使有新颖的观点和有价值的思想，也很难准确地表现出来。

专业理论资料主要是通过教学获得，或通过研究生自主学习补充；其他间接材料主要是研究生通过检索期刊论文、会议论文、毕业论文、专业书籍等获得。在间接材料收集过程中，可以遵循"准、全、新"原则。"准"是指在明确论文题目后，资料收集要有确定的方向。俗语说"什么都想知道，结果什么都不知道"。收集间接材料要围绕论文选题方向，对材料的取舍做到有的放矢。"全"指间接材料的收集力求全面，只有在大量资料的基础上去作归纳、分类、对比和分析，才能为论文写作提供充分的佐证。"新"指要掌握最新的研究动态。针对毕业论文的选题，不仅要收集过去学者对这一选题的观点和了解历史，还要收集现在有关的研究成果和了解现状，更要注意收集目前有关的研究进展情况。这就要求研究生要不断积累、更新和追踪相关的学术材料。

（二）材料的整理

收集到数量可观的直接材料和间接材料后，接下来就需要对材料进行筛选、分类，确认材料的可靠性、真实性，使材料条理化、系统化，才能掌握这些材料并从中发现对论文写作有用之处。

1. 直接材料的整理 对研究实施获得的直接材料或第一手材料，首先需要辨别来源、鉴定真伪，辨析材料是否具有代表性与新颖性，判断是否足以支持论点等。如发现所收集的材料有所短缺，应及时补充收集材料。之后，对直接材料进行统计整理与分析。在这过程中，首先仔细检查这些原始资料的完整性和准确性，进行逻辑纠错等，以提高原始资料的准确性。然后按照相关专业需要，结合研究设计，对原始资料进行划分组别、归纳汇总、制订整理表等。最后进行统计学分析，包括统计描述与统计推断过程，在此过程中计算各种指标，绘制统计图表以及作出统计推论。

2. 间接材料的整理　主要是对间接材料进行筛选与分类。首先需要对文献等间接材料进行阅读，然后通过辨析选出有用的间接材料。毕业论文要在规定的时间内完成，对所有的材料都进行详细阅读是不可取的。因此，在对文献等间接材料进行阅读时，需要采取泛读与精读相结合的策略。其中泛读是对所有的材料快速浏览一遍，对材料有大致了解，区分出相关的、无关的材料，以及重要的、次要的材料。泛读通常是阅读文献的标题、关键词、摘要及结论；对论著等书籍，先读书名，再看目录，从目录中挑出相关的章节阅读。在泛读之后，选出与论文题目有关的、有价值的重要文献、书籍进行精读，尤其是重要的观点、论据，通常需要反复地认真阅读。通过精读，掌握材料的内容实质，理解作者的论证思路、论点及相应的证据。在此基础上，去进行思考、对比、分析，评价文献等材料是否真实，作者的观点是否合理，论据是否充分，自己从中获得哪些有价值的信息，发现了哪些新问题。

在间接材料的阅读与筛选之后，更重要的是把可用的材料进行分类。对于间接材料的整理，通常采用主题分类法进行归类，即按照材料综合而成的观点或自己拟定的观点，对所有材料进行大类划分，每一大类下再按论点、论据、论证等进一步细分，最终形成一个树形结构，将文献、论著等材料提供的信息条理化和系统化，便于从中发现问题和提取有用的信息。间接材料的整理也可以采用项目分类法，即按照信息的属性进行归类，如可以按照基本概念、经典理论、最新进展、研究间争议之处等对材料进行归类。

四、论点的确定

论点是指在分析客观事物基础上得出的本质性、规律性知识。论文的论点是论文作者对某一问题的看法和观点，是作者通过对实验性研究或观察性研究所获得的数据进行分析、论证而得出的结论。在毕业论文落笔之前，研究生应先问问自己以下几个问题："研究问题是什么"、"如何解决研究问题"、"获得哪些结果"、"结论是什么"。这些问题就分别对应着论文的选题、论证过程、论据以及论点。针对有研究价值的选题，通过严谨的、客观的论证过程，由充分的、确凿的论据推导出明确的、有说服力的论点，才有可能形成一篇优秀的毕业论文。

思　考　题

1. 简述选题的概念及意义。
2. 请以您所熟悉的某个课题为例，简述选题应遵循哪些原则？
3. 请以您所熟悉的某个课题为例，简述选题有哪些步骤？
4. 请举例说明研究计划应包含哪些内容？
5. 请举例说明如何收集与整理直接材料？

（刘　丽）

第十五章　医学毕业论文的撰写

第一节　概　　述

一、毕业论文的基本要求与原则

毕业论文是毕业生在教师指导下独立完成的学术论文，用以申请毕业证书或申请授予相应学位。高职专科（大专）学历层次学生按照培养方案独立撰写完成合格毕业论文后被授予普通高校毕业证书。本科学历及以上层次学生在导师指导下独立撰写完成学位论文，用以申请授予相应学士、硕士或博士学位。

学位论文归属于毕业论文，应展示学业攻读过程中从事科学研究工作取得的研究成果。与普通毕业论文不同，按照当前人才培养单位的规定和要求，用于申请学位的毕业论文在撰写完成后通常需要提交同行专家评阅和考核。申请不同学位的毕业论文需要达到相应的要求。《科学技术报告、学位论文和学术论文的编写格式》（GB/T 7713.1—1987）指出，申请不同学位的学位论文应达到的基本要求：

学士论文表明作者较好地掌握了本门学科的基础理论、专门知识和基础技能，并具有从事科学研究工作或承担专门技术工作的初步能力。

硕士论文表明作者在本门学科上掌握了坚实的基础理论和系统的专门知识，对所研究课题有新的见解，并具有从事科学研究工作或独立承担专门技术工作的能力。

博士论文表明作者在本门学科上掌握了坚实宽广的基础理论和系统深入的专门知识，在科学和专门技术上做出了创造性的成果，并具有独立从事科学研究工作的能力。

尽管不同学历层次对于毕业论文的要求不尽相同，毕业论文作为医学生申请学位、获得毕业证书所需最重要的学术成果，应遵循一定的原则进行设计和撰写。首先，毕业论文应实事求是，遵循医学伦理及学术规范。毕业论文的资料收集、分析、讨论和结论应基于实际工作得到的资料、客观的观察或试验结果，不可为获得预期的结果而擅自改动。同时，利用试验动物和基于人群开展的毕业论文研究必须获得所在单位或具有相关资质单位的伦理审批。其次，毕业论文应体现学生在攻读学位期间的学业和工作成果。论文的结论和观点应来自对论文工作的客观分析和总结，并体现学生自身发挥的作用。特别是毕业论文是利用现有数据或资料，或从属于某个大型课题时更要注意陈述学生个人在其中的工作内容。另外，毕业论文的结构、体例和叙述应遵循所在人才培养单位和学术著作的一般准则。通常人才培养单位均对学位论文的结构、体例有着明确的要求和规范。所在单位的教务或学位管理部门会在网站或以其他途径告知学生。毕业论文的叙述方式及文字表达需符合书面语言规范、简明准确的要求，文章结构应具有逻辑性。最后，毕业论文应注重阐述相关的研究意义，博士毕业论文应体现研究的创新性。

二、论文组成部分

毕业论文既能够体现学生专业素养、学业教育和科学研究的成果，更可用来衡量学生的培养质量。因此，毕业论文应力求完整、准确、真实，符合一般学术论文规范。毕业论文主要包括以下几个部分：论文封面，版权声明，中英文摘要和关键词，目录及图表目录，主要符号对照表，正文，参考文献，附录，致谢，原创性声明及授权使用说明，作者简历及攻读学位期间发表的学术论文与主要成果，答辩委员会成员信息等。

上述毕业论文的各部分采用分页符隔开，每部分另起一页。下文详述撰写各部分的注意事项。

（一）论文封面

毕业论文封面必须使用学生所在培养单位所规定的统一封面，分为中文封面和英文封面。一般毕业论文封面可以直接从单位教务或学位管理部门网页下载。各个人才培养单位模板也不尽相同，一般封面上印有各校校徽、校名，主要内容包括毕业论文题目、申请学位的学科门类、姓名和学号、院系、专业、导师或指导教师姓名、完成年月等具体信息。

1. 毕业论文题目 应力求言简意赅，精准、简明扼要地高度凝练和概括毕业论文的主题、核心观点和内容。题目字数以 20～25 个汉字为宜，可分两行排列。断行应合理，应保持术语和词组连续。英文题目应与中文标题精准对应，尽量简短并准确地进行翻译，一般以不超过 150 个字母为宜。如标题过长或主标题难以言明主题，可另加副标题辅助说明，主标题和副标题之间采用破折号连接。缩略词、首字母缩写词、字符、代号和公式等元素原则上不得在题目中出现。

2. 申请学位的学科门类 应注明申请不同类型博士研究生、不同类型硕士研究生、本科生学位或专科生专业所在的学科门类。

3. 姓名和学号 一律以学生信息管理系统为准，并准确填报，不得出现错别字和错误学号。需关注所在单位的英文姓名书写规范。例如，英文姓名可参照《中国人名汉语拼音字母拼写规则》（GB/T 28039—2011），英文封面中的姓和名应分开书写，即姓写在前，名写在后，姓和名之间用一格空格分开；姓与名均需写全拼，开头字母须大写等具体要求。

4. 院系 即学生所属培养院系全称，不可使用简称或缩写，院系名称前通常不必再写所属大学名称。

5. 专业 学科名称应参照国务院学位委员会批准的学科专业目录中的学科（专业）名称，以颁布的专业名称为准。所在学科若已获一级学科授权，专业填写一级学科名称，否则填写二级学科名称，不得随意增减文字。

6. 导师或指导教师姓名 须以学生信息管理系统中的导师姓名，空格一格后标明"教授""副教授""研究员""副研究员"等导师职称。通常情况下，导师栏只写一名指导教师姓名。如有副导师（须经培养单位正式批准、并已在培养单位学位办公室备案通过），则将副导师姓名和职称写在主导师之下，分行署名。专业学位学生毕业论文的导师除主要责任导师外，一些培养单位要求有来自实践领域的专业导师或行业导师共同指导，则专业导师或行业导师署名在主导师之下，分行署名。

7. 完成年月 填写完成并提交毕业论文的年月，通常使用中文数字标注，不使用阿拉伯数字标注。一般夏季申请学位的论文标注六月，冬季申请学位的论文标注十二月，如二〇二一年六月，二〇二一年十二月。

（二）版权声明

版权声明指权利人对自己创作或获得许可作品权利的一种口头或书面主张，一般包括权利归属、作品使用许可方式、责任追究等方面的内容。如北京大学毕业论文的版权声明内容如下：

本部分内容通常由所在人才培养单位教育处或研究生院提供统一的模板、格式及内容。

（三）中英文摘要和关键词

毕业论文的摘要是论文整体核心内容的浓缩和简要摘抄，包括中文摘要和英文摘要两部分。摘要概括论文行文与建构的精华和核心内容。通过阅读摘要，读者可迅速掌握文章重点，了解毕业论文研究的主要目的、研究方法、主要创新性结果及其应用价值等要素。读者通常依据摘要内容来判断是否进一步检索、查阅论文全文。因此摘要撰写对于呈现毕业论文的主要结果、体现论文的科研价值具有重要的作用。

《科学技术报告、学位论文和学术论文的编写格式》（GB 7713—1987）中指出："论文关键词，是为了文献标引工作，从论文中选取出来，用以表示全文主题学术信息的单词或术语。"一般将全文中最能代表论文课题的核心内容进行概括与总结。关键词为文献标引工作提供重要信息，应具有语义性并在论文中有明确的出处。

1. 中文摘要和关键词 中文摘要的标题应为"摘要"。摘要内容通常包括研究背景、研究目的与研究意义、研究方法或研究方案、研究获得的主要创新性结果、研究结论与展望。摘要部分要重点阐述研究的创新性成果、论文选题的学术价值与成果转化应用价值，切忌夸大。专科、本科、硕士研究生论文摘要应当体现学术论文的主要发现和结论，而博士研究生论文摘要则应当突显学术论文的创新性。摘要中禁止出现图形、表格、公式及任何插图资料，也禁止标注参考资料。摘要不宜过长，如专科、本科、硕士论文摘要字数可以参考 500～1000 汉字（符）的范围，博士论文摘要字数 1000～2000 汉字（符）。

摘要后另起一行，列出论文关键词。关键词选择得恰当与否，直接影响着论文的被检索率。关键词数量一般以 3～5 个为宜，左顶格，关键词间用逗号隔开。关键词应从论文中选取体现论文特色和核心内容、具有明确出处的词汇。应尽量采用《汉语主题词表》、《医学主题词》词表上提供的规范词汇。

若学术论文的主要工作受到特定基金资助，如国家自然科学基金、省（市）自然科学基金等，需在摘要第一页的页脚处标注，并在括号中注明基金编号。

2. 英文摘要和关键词 英文摘要部分的标题为"Abstract"，摘要内容与中文摘要对应。英文摘要内容应包含英文题目、作者姓名和专业（专业用括号括起）、指导教师姓名（格式为"Directed by..."）、"ABSTRACT"、英文摘要内容和"KEY WORDS"（关键词）。

摘要下一段另起一行，顶格写关键词："KEY WORDS"，应与中文摘要部分的关键词一一对应。关键词之间用半角逗号间隔。

（四）目录及图表目录

目录是论文主体内容各组成部分的索引和提纲，同时展示论文组成部分小标题与页码。目录包括章节序号、标题名称和页码三部分。目录只列出论文的三级结构标题，次级标题要依次缩进 1 格。根据《科技文献的章节编号方法》（CY/T 35—2001）的要求，章节序号采用阿拉伯数字进行编号，采用下级章节序号引用上级章节序号的方式，在不同级别章节号之间加圆点"."，如 1.1.1 表示第一章第 1 节第 1 小节。目录通常只展示到三级标题,（如 1.1.1）即可。详细编排格式参照《学位论文编写规则》（GB/T 7713.2—2022）执行。

目录内容从论文第 1 章或引言部分开始，目录之前的内容及目录本身不列入目录内。目录应包括论文正文中的全部内容的章节标题，以及参考文献、附录和致谢等部分，但中英文摘要不应编制成目录。目录页理应单独编页，采用分页符与上一页隔开。

毕业论文中如图表较多或确有必要制定时，可在论文主要目录后另起一页设置图表目录。题目为"图表目录"，与主目录一致，图表目录应设置有图表序号、题目、页码。

（五）主要符号对照表

主要符号对照表是对论文中出现的符号、标志、缩略词、计量单位、术语等元素的注释表，通常为非必须项。如果论文章节中出现较多的符号、标志、缩略词、专门计量单位、自定义名词和术语等，应提供"主要符号对照表"便于读者参考。若上述符号等出现或使用次数不多，可不单独设此部分，但须在论文中首次出现上述符号时加以注释或说明。

"主要符号对照表"一般置于目录和正文之间，即置于正文之前、目录之后。格式上"主要符号对照表"同章节标题，内容同正文格式。

（六）正文

正文是毕业论文的主干部分，是论文篇幅最大部分。正文结构应具有逻辑性，表述言之有据，论据严谨可靠，论点客观真实，全文严格遵循本学科国际通行的学术规范。

正文主要内容包括论文的研究背景与立题依据（引言）、研究目的、论文的研究方法、主要研究结果阐释、讨论、结论与研究展望。博士毕业论文还应阐述论文的创新性和应用价值。论文正文按章节展开，整体书写结构应力求层次分明、逻辑严谨、数据真实可靠、图表制作规范、文字简明凝练、结论客观准确，全文应避免使用文学性质、带感情色彩或具口语化性质的非学术性词语。论文正文每一章之间应另起一页，章与章之间采用分页符隔开。

1. 标题 合理制订论文标题对于梳理和理解论文内容及逻辑具有重要意义。论文标题要简明扼要，重点概括每个标题下内容，提纲挈领。

2. 引言和研究目的 引言是论文的引子，其目的在于介绍研究背景、研究现况、写作目的三要素，为论文的展开作好铺垫，引导读者理解和阅读全文。引言是最难把握和写作的部分，需要高度凝练和总结研究问题。通过引言的介绍，让读者明白本论文的研究问题和论文研究的价值和意义所在。引言中需要交代为什么要开展相关研究，研究问题是亟待解决的科学问题吗？相关研究对医学研究或人类健康有怎样的推动作用或实践应用价值？明确文章是对前人研究不足的补充和发展完善，还是解决目前国内外尚待研究的新课题，是对理论、方法学的创新性研究，还是研究结果的创新。上述问题都应在引言部分充分阐述。对于博士研究生而言，研究的创新部分是引言重中之重的内容，围绕研究的创新之处，应阐明前人研究的缺陷或不足之处，明确自身研究思路和方案。在评价前人研究成果时，切忌无中生有或夸大他人不足，应公正客观地评价他人研究和自身研究。

研究目的的表述应用简洁凝练的语言交代研究主题，提出本研究的主要假设，阐明要解决的问题。在叙述研究目的时应简要介绍本研究拟采用的研究思路、研究设计和研究内容，重点是突出本研究的特色和创新点。

3. 研究方法 是实施研究方案的具体操作，介绍毕业论文研究所采用的具体方法。研究的结果是否真实、结论是否可靠，取决于研究所采用的方法是否科学、合理。同时，详细描述研究方法还能为其他研究人员复现或改进类似研究提供参考依据。在研究方法中，依照不同的研究对象（人、动物或细胞等）、人群的个体差异、实验数据、数据分析方法等差异，方法的撰写和注意事项也不尽相同。研究方法部分的内容大致包括研究对象（包括人、动物、细胞等）的基本信息、数据的收集或检测过程（包括药品、试剂、材料、仪器、设备等）、变量或指标的选择及定义、统计分析方法、伦理审查、质量控制等几部分。研究方法部分整体结构要有逻辑性，内容的叙述要完整、客观、真实，文字应简洁规范。

4. 研究结果 是经过人群研究或动物实验等收集到的数据经过一定的处理和统计分析所获得的结果，是研究者研究思维和逻辑的具体体现。研究结果是论文的核心主体，是实施研究方法后得到结果的呈现，是讨论部分和研究结论的依据。研究结果部分是整篇研究论文最详尽、篇幅最长的部分，通常占整篇论文的1/4。按照研究者的研究思路和最初提出的研究目的，分层次、有逻辑地展示研究的主要结果，可通过次级标题、图表等形式将结果进行分层分类展示。次要结果或补充性材料可不放在正文，置于附录部分进行补充。基于原始数据和一定的统计分析方法获得的原始结果，无论是否符合预期都应在结果部分如实报道，客观真实地描述。研究结果的潜在意义、可能机制以及与同类研究的比较应在讨论部分展开。

5. 讨论 本部分最能体现作者理论知识水平与逻辑思维能力，反映作者的专业水平积累和研究问题的深度和广度，因而也是最难撰写的部分。讨论中要突出自己研究的创新和突破之处，充分说明本研究的重要性和贡献。一般来说，讨论部分需要与引言相呼应，归纳、总结研究的主要发现，并与国内外的同类研究进行比较，凝练出优势和不足之处。讨论需阐明本研究与其他研究结果差异的原因，重点讨论本研究的创新性发现，阐述可能的生物学机制以及潜在的应用价值，提出进一步研究的方向以及待解决和改进的问题。

6. 结论与展望　毕业论文的结论与展望部分虽然在整个论文中占领篇幅不长，但却是整篇论文的点睛之笔，不可或缺。结论是对论文整体的总结、凝练和升华，反映的是作者对于研究的深层次的理解与阐释，着重体现研究结果的应用价值和科学意义，为未来进一步完善和改进研究提供建议和展望。

（七）参考文献

《信息与文献　参考文献著录规则》（GB/T 7714—2015）中规定参考文献是指"对一个信息资源或其中一部分进行准确和详细著录的数据，位于文末或文中的信息源"。参考文献是毕业论文的必要组成部分，一般位于正文之后。在毕业论文的撰写中，凡是引用他人的观点、公式、图表、数据等信息，均需在文中注明来源，并在文末列出参考文献列表。

在编制毕业论文的参考文献列表时，需要注意以下事项。

1. 参考文献应采用统一的标准著录格式　参照有关参考文献格式规范的要求进行写作。毕业论文的参考文献著录项目和著录格式遵照《信息与文献　参考文献著录规则》的规定执行。若所在人才培养单位对参考文献的编排格式另有要求，则参照培养单位要求和标准执行。为减少毕业论文中参考文献著录不规范问题，可使用参考文献管理软件进行规范管理。文献管理软件可帮助快速查找所需文献、自动生成或更新所需参考文献格式，并可以自定义文献格式、便捷增减参考文献或变更参考文献顺序等。论文写作中常用的参考文献管理软件包括 EndNote、Mendeley、Zotero、NoteExpress 等，可自行选择合适的参考文献管理软件。

2. 撰写毕业论文时应尽量选择引用权威的、最新的文献　最好是近 5～10 年内的文献，体现国内外本研究领域和研究内容的最新研究进展，引用的文献必须是毕业生本人阅读过的文献。

3. 著录参考文献必须实事求是，遵守科研诚信原则　引用过数据、观点、图表等信息的参考文献必须著录，未引用过的文献不得编制进参考文献列表。参考文献为研究者的论证和工作提供了佐证及信息来源，也是尊重他人知识产权，遵循《中华人民共和国著作权法》的具体表现。

4. 只列出公开发表的文献　未公开发表的文献、保密或内部期刊等不作为参考文献列出，尽量不引用仅有摘要的文献。

5. 引用的观点、数据、图表等信息源须准确无误，切忌张冠李戴　引用参考文献时需核实引用的观点、数据、图表等信息，避免断章取义和以讹传讹。

6. 参考文献的作者人数为≤3 人时需全部著录，大于 3 人可只著录前 3 人，后接"，等"，西文用"，et al"，不必用斜体　各个作者姓名间用逗号分隔，西文作者名字可缩写，姓可全部大写。中文著者名字不能缩写，其汉语拼音写法参照 GB/T 16159—2012 的规定执行。如 WANG Yanying 或 Wang Yanying。

7. 参考文献列表置于正文之后，以分页符隔开另起一页，但不得作为独立章节著录　引用外文文献直接使用外文原文著录即可，不必译成中文。

（八）附录

附录主要汇总与论文内容和主题密切相关、但放置在正文又会影响整篇论文篇幅和逻辑性的补充性说明文件，如问卷、地图、辅助性统计表、复杂的数学推导过程等。附录是对论文内容的重要补充，对读者理解论文内容能起重要引导作用。附录并非论文的必需内容，可根据不同论文主题需要设置。通常置于附录内的内容可以有：①复杂的公式推导，置于正文可能会影响读者观感；②有助于论文阅读和理解的辅助性说明工具或表格；③亚组分析等与正文部分重复较多的数据和图表；④非常必要的程序说明和全文；⑤关键调查问卷或方案等。

附录的格式参照正文设置，通常采用大写字母A、B、C……对附录进行编号，如附录A，附录B等。若论文中只有一个附录，则也需编制为附录A。附录需提供标题，便于识别。参照章节标题格式，附录序号与标题之间空一格。如"附录A　调查问卷"。

附录中若有图表、数据、公式、参考文献等，也应编制序号，采用阿拉伯数字编码，并于数码上冠以附录编号。如"图A.1"，"表B.1"，"式（C-1）"等。

（九）致谢

致谢是论文完成后毕业生表达对在毕业论文开展和完成过程中提供过帮助的组织或个人予以感谢的文字，通常置于附录之后。致谢的语言要真诚简短。致谢中主要感谢指导教师的帮助和指导，以及对毕业论文完成有直接贡献和帮助的人员及机构。致谢用词应谦虚诚恳，实事求是，切忌用浮夸与庸俗之词。篇幅不宜过长。

毕业论文一般致谢的对象有：①指导或协助指导完成论文的导师；②国家自然科学基金、省市科学基金、资助基金、资助或支持论文工作的企业、机构或个人；③协助完成或促进论文工作进展或提供论文开展条件的个人或机构；④在论文完成中提出完善建议或提供帮助的人员；⑤给予转载和引用权的资料、表格、图片、文献等材料的所有者；⑥其他应感谢的组织和个人。

致谢篇幅以不超过一页为宜。

（十）原创性声明及授权使用说明

1. 原创性声明　作者关于论文内容未侵占他人著作权的声明，通常置于致谢后面。毕业论文的原创性说明与授权使用说明统一采用固定模板，从本校教务处或研究生院相关网页上下载或由本科生、研究生培养办公室提供。论文完成后，研究生需根据原创性声明要求全面审查自己的毕业论文，审查其是否遵守《中华人民共和国著作权法》有关规定，是否对他人知识产权或文献引用的情况都进行了清楚标记或合理引用。在确证无误后慎重署名并填写日期。北京大学毕业论文的原创性声明如下：

> "本人郑重声明：所呈交的毕业论文是本人在导师的指导下独立进行研究工作所取得的成果。尽我所知，除文中已经注明引用的内容外，本论文不包含任何其他个人或集体已经发表或撰写过的研究成果。对论文所涉及的研究工作作出贡献的其他个人和集体，均已在文中以明确方式标明或致谢。"

2. 毕业论文授权使用声明　由所在人才培养单位提供统一的模板，提交时作者和导师须亲笔签名。北京大学毕业论文的授权使用声明如下：

> "本人完全了解并同意遵守北京大学有关保存和使用毕业论文的规定，即根据学校规定送交毕业论文的打印本和电子版本，校方有权保存已送交毕业论文的电子副本，并允许该毕业论文被检索，也可以根据学术研究公开原则和维护著作权的原则公开该毕业论文的全部或部分内容，可通过影印、缩印或其他复制手段保存、整理本毕业论文。
>
> 涉密及延迟公开的毕业论文在解密或延迟期后适用本声明。"

原创性声明及授权使用说明需另起一页，单独设置一页。标题和页眉内容均为"毕业论文原创性声明及授权使用说明"。

（十一）作者简历及攻读学位期间发表的学术论文与研究成果

作者简历包括作者姓名、性别、出生年月、籍贯、专科、本科或研究生就读单位及就读专业，获奖及发表论文等信息。

1. 攻读学位期间发表的学术论文　应根据学生学术论文发表的时间顺序，列出作者本人在攻读学位期间发表或已录用的学术论文清单（格式参照参考文献）。可分以下三部分按顺序分别列出，每部分之间空 1 行，序号可连续排列：

（1）已刊载的学术论文（学生本人为第一作者，或者共同第一作者）按照参考文献格式书写，并在其后加括号，括号内注明该论文检索类型、检索号等信息。如果该论文未被检索，在括号内注明期刊级别、检索源期刊等信息。

（2）尚未刊载，但已正式录用并收到正式录用函的学术论文（学生本人为第一作者，或者共同第一作者），按照参考文献格式书写。在每一篇文献后加括号注明该刊已被录用，并注明期刊名称、期刊级别、检索源期刊等信息。

（3）其他在学期间发表的学术论文（除上述两种情况以外的）必须是已刊载或者收到正式录用函的论文。

2. 研究成果　可以是在学期间参与的基金项目、申请获得的专利、参与编写的书籍、在学期间获得的奖项等。基金项目请注明基金名称、项目名称、基金编号、项目展开年份；获得专利请注明专利名称、作者、专利号；奖项请注明获奖名称、颁奖部门、获奖时间及个人在获奖者中的名次。

（十二）答辩委员会成员信息

通常论文最后一页为答辩委员会成员信息，作者可以直接从人才培养单位教育处、研究生院官方网站或学位综合管理平台下载电子版。根据实际情况如实填写即可。答辩委员会成员信息页一般包括毕业论文中文题目，作者姓名，专业，研究方向，导师姓名，论文评阅人姓名、职称和单位等信息（除匿名评阅外），毕业论文答辩委员会主席及成员姓名、职称和单位信息，毕业论文答辩日期等。

应采用"*"标注出毕业论文评阅人。

第二节　论文的写作要点

作为学业工作的主要评价成果，毕业论文除在表达形式和格式上需要遵循一定规则外，在内容和写作方面也需更加规范和严谨。通常毕业论文围绕一个主要主题展开分析，针对发现的不足和待解决的问题进行深入探索，基于翔实严谨的数据得到可靠的结果和研究结论。各类主要群体研究方法，如有相关行业标准或报告规范，可参照其内容撰写论文的各个部分。在毕业论文的语言及表达，以及论文题目、摘要、引言、正文章节、结论与展望等部分的写作要点如下：

一、毕业论文的语言及表达

毕业论文是学术成果的具体表现形式，要准确、规范、朴实、客观，因此其表述要严谨简明，重点突出。论文整体要做到立论充分、观点客观正确、结构层次分明、数据真实准确、文字简明凝练、结论严谨客观。在论文的语言及表达方面，需要注意以下几个要点。

（一）毕业论文的语言表达应通顺可读

毕业论文语言表达正确和通顺是基本要求，也是学生科研态度和学术水平的具体体现。毕业论文的书写应避免基本语法错误、错别字、语言表达拖泥带水、标点符号使用不规范、语义不清等基本原则性问题。同时，论文主题各章节编排应体量平衡，即论文各章核心篇幅应大致相等，结构内容具有逻辑性，形成内容和形式的完美统一。

（二）毕业论文语言表达应客观、科学、严谨

学术论文的用词不宜使用具有文学性质的、带感情色彩或口语化的非学术性语言，避免华而不实的表述。毕业论文应具备科学性、逻辑性和理智感，用客观的书面语言论证观点，强调用客观数据、事实说话，符合论证逻辑。章节之间、论点与论据之间相互作用、互相影响，应当用逻

辑串联起来形成一个完整的证据链条或证据网。论点链与论据链相互交织形成富有逻辑的文章证据网络。论文中如出现一个非通用性的新名词、术语或概念，在第一次出现时应予以注释。在论文写作中，"一定"、"必须"等确定性词语及"可能"、"大概"、"也许"、"应该"等不确定性用词都应避免。用词需严谨，确保论文语句的明确性和科学性。

（三）毕业论文语言表达应谦虚谨慎，切忌言过其实

学术论文的撰写强调用数据和事实说话，切忌夸大，不可使用夸大成就的词。如"推进相关研究领域的进展"、"填补研究空白"等用词可能言过其实，片面夸大了研究的意义与价值。学术论文的写作应谦虚谨慎，客观陈述论文的创新性与不足之处。毕业论文的研究主题应避免过于庞大，要聚焦于某一具体科学问题上。若研究的问题范围过于宽泛而不够深入，则很难通过一本毕业论文充分研究清楚。

（四）毕业论文语言表达应避免词不达意或言之无物

学术论文的写作用词应准确，详略得当，不可表达空洞，言之无物。专业用词应与国际或国家标准接轨，通篇用语保持一致。句与句之间、段与段之间要层层递进，富有逻辑，做到言之有物，言之有据。

二、论文题目的写作要点

研究生毕业论文题目是论文的"眼睛"，具有重要的标识作用。论文题目蕴含的关键信息为在文献数据库检索相关论文提供了重要信息和线索，因此论文题目应充分反映研究的核心内容和关键信息，切忌宽泛笼统。论文题目有以下写作要点。

（一）论文题目应体现论文核心内容

论文标题应包括三要素，即研究对象、研究行为、研究目标。论文题目是对研究内容和研究结论的高度概括，为读者了解研究内容和研究结论提供"指明灯"作用。因此，论文题目不仅应明确展现论文研究的核心问题，也可概括展示研究结论。

（二）论文题目表达形式需简洁明确

题目应以最简明的叙述表达论文的研究主题，规范语言，避免使用缩略词、字符、代号和公式等。论文题目需明确简练，不宜过长显得烦琐累赘，字数限制在20字以内为佳，便于记忆与引证。标题用词也不能过于抽象和空洞，令人百思不得其解。题目需新颖独特，简明、准确、明晰表述和反映论文的研究范畴及内容深度。

（三）论文题目可分主标题、副标题

一般情况下，论文只有主标题。如确有必要可加副标题，主标题和副标题之间用破折号连接。副标题是对主标题的内容进行补充和说明，可用以强调毕业论文的研究对象、研究内容和研究目的，也可用于强调论文的某个侧重点，揭示论题研究重点。

（四）论文英文题目应简短准确，与中文意思相对应

论文英文题目应与中文题目相一致，翻译言简意赅，完整概括论文主题。若一行文字无法写完，可另起一行，也可以作成主标题与副标题的形式。英文题目不宜超过150个字母，必要时加副标题。

三、摘要的写作要点

毕业论文的摘要，是对论文内容不加注释和评论的简短陈述，通常采用结构化形式浓缩总结

和高度概括核心内容。主要包括以下几部分：研究背景和目的、研究方法、主要的研究结果、简要概括研究结论及展望等内容。摘要应力求简洁，重点突出，具有自明性，凝练总结成简短但意义、内容及结构完整的小文章。论文摘要的写作应遵循以下要求。

（一）摘要应简明扼要，充分概括内容

通过阅读论文摘要，读者大致能够对论文的整体设计、研究方案、研究结果及结论有所了解，因此摘要的写作和陈述应力求准确简明。尽可能开门见山，让读者浏览完摘要即可掌握论文主要信息。

（二）摘要写作应尽量结构化，精炼浓缩

论文摘要应为结构化摘要，按照研究背景和目的、研究方法、主要的研究结果、简要概括研究结论及展望等内容一一展开。不应写成全文的提纲形式，特别是不能写成"第一章……；第二章……；……"这样流水线章节内容堆积的陈述方式。

（三）摘要撰写语言应规范严谨

摘要部分禁止出现图表、公式、示例、参考文献等内容。尽量采用文字叙述，不宜陈列大量文中的数据于摘要中，仅展示最重要的数据或指标即可。摘要应力求简洁，尽量不写意义不大的词语或数据，但也切忌矫枉过正。如在英文摘要中必要的冠词如"a"、"an"、"the"等词语应予以保留，否则将影响摘要的可读性和语义。

四、引言的写作要点

毕业论文的引言一般为论文的第一章，是论文的开场白，其主要任务是提纲挈领，介绍研究背景和研究目的，勾勒出全文的主要内容和研究轮廓，引导读者阅读和理解全文。毕业论文的引言部分主要包括以下几个内容：提出研究问题、选题背景、文献综述、研究方法、研究目的、论文主要内容和结构安排。需注意的内容如下。

（一）引言的总体要求

引言是展现学生对于所研究学科领域的了解和熟悉程度，展现学科发展前沿和最新研究进展，总结前人研究成果和已经解决的问题，指出前人未解决的问题或发现的新问题，引出自己的研究问题。引言应包括研究背景、重要名词的定义、相关领域的发展现况，对前人的成果进行综述，提炼科学研究问题，引出研究目的。语言应简洁凝练，篇幅不宜过长。

（二）提出研究问题

应明确研究要解决的科学问题，在文献综述过程中应有探索和创新意识，选择有研究意义、亟待解决、新颖的研究问题，应避免选择一个难以构成科学问题或者与前人已经研究过的问题完全一致或大体一致的主题进行研究。提出研究主题时亦需要考虑可行性，投入的时间和完成的工作量符合不同层次毕业论文的完成周期和工作要求。在基于一个大型科研项目选择学生毕业论文研究课题时，应重点考虑学生所参与的具体工作和所作的贡献。围绕该问题，提出自己的研究假设，并有针对性地进行背景知识的补充和文献综述。

（三）选题背景

采用简练语言阐明选择这个论文题目展开研究的理由，介绍研究领域的背景、其研究意义和潜在的应用价值，阐明该问题对学科发展的贡献、对国民健康的促进价值。选题背景与意义篇幅不宜过长，但应突出重点，语言凝练，不拖泥带水。

（四）文献综述

文献综述重点阐述既往研究发现，总结研究进展与不足。若既往类似研究较多，可简略介绍研究史，同时应选择性地摘取部分最新发表、最为权威的代表性文献进行重点阐述，而非长篇累牍地全部列出。若所选择问题较为新颖，类似研究不多，则应尽可能将所有相关文献进行详细介绍和述评。在述评时应对本研究主题范围内的文献详略结合地进行综合述评，篇幅应注意有所侧重，但不应是文献的简单堆积。文献综述应不单局限于"综合"，同时注意应有"评述"的部分，着重指出现有研究情况以及现阶段仍存在哪些尚待解决的问题，还有哪些值得未来深入探索的新颖内容。值得注意的是，在进行文献总结和评述时，不宜对他人工作进行不合理或毫无依据的否定，单论其研究不足之处，不可为找不足而强行捏造不足。同时，不可对文献的文字、段落、图表等信息照搬引用。文献综述应是在充分阅读和熟悉文献的基础上，对前人的工作要点进行整理、归纳和总结，并融入个人观点和思考，仅简单引用易导致抄袭或不正确引用。

（五）既往工作采用的研究方法

在综述文献研究进展的过程中，除对研究现况、研究的不足进行总结外，还应总结概括既往研究所采用的研究方法，让读者了解既往研究是如何实现和展开的，为本课题将使用的研究方案和研究方法作铺垫。

（六）研究目的

基于前述的研究背景和研究意义、相关研究领域进展以及当前的研究存在的问题与不足，针对所研究的问题，提出毕业论文的研究目的。设立研究目的时，仍需考虑毕业论文相关工作的工作量和周期，使得研究在确保科学性、创新性的同时兼具可行性。研究目的的文字表述应简洁，具有针对性、具体准确，切忌空洞。研究目的一般分为2~3个为宜，不可太多，目的与目的之间应层层递进，具备内在逻辑关系，形成完整的证据链或体系以说明和论证研究问题。

（七）论文主要内容和结构安排

在研究背景和研究进展综述以及研究目的的引出过程中，穿插介绍本论文的写作内容结构安排，为后续的正文章节作铺垫。

五、正文章节的写作要点

正文章节是毕业论文的核心内容，包含毕业论文研究、分析、论证以及形成学术见解的所有过程。已在引言的文献综述部分展开叙述的内容，在正文章节不再赘述。正文章节各部分之间存在有机联系，紧紧围绕研究主题和研究目的，环环相扣，符合逻辑顺序。正文反映的是学生在毕业论文完成过程中学习、研究、整理的材料，经过系统整理和概括，加以研究而形成的结果和观点。因而正文章节的行文形式，可根据个人课题主题和表达需要，灵活掌握。由于医学学科研究对象涉及的各个具体学科、选题、研究方法、论证过程和结论等方面可能存在差异，因此不对正文主体内容作统一规定。但在主要内容的写作方面仍有一些注意事项。

（一）研究方法的写作要点

研究方法部分是毕业论文的重要组成内容，准确地描述研究过程，正确、严谨地阐述研究设计方法、研究对象信息及其纳入排除标准、数据收集或检测方法、变量的选择和定义，以及统计分析方法和伦理审查等信息，描述实践和操作的具体信息，便于他人重复和验证。研究的类型不同，研究方法部分的撰写也存在很大差异，但大体上可分为研究对象（包括人、动物、细胞等）的基本信息，研究设计或实验方法，数据的收集或检测过程（包括药品、试剂、材料、仪器、设备等），变量或指标的选择及定义，统计分析方法，伦理审查，质量控制等几部分。

1. 研究对象及纳入排除标准　毕业论文的研究对象是指研究内容关注的对象、指标或现况。学术研究需要明确界定研究对象，注重选择与研究问题密切相关的研究对象。需明确研究对象的招募过程和来源，要注意研究对象的代表性。如为人群的临床试验研究，应尽量选择：预期事件发生率较高的人群；容易随访的人群；选择干预措施对其有益或至少无害的人群；选择依从性好、易于接受并可获益的人群。并提供研究对象的来源、病例和对照组数目、性别、年龄、职业等个人信息；疾病病程、疾病诊断分型标准等信息。若研究对象为实验动物，应该注明动物名称、种类（品种、品系）、数量、来源；动物的性别、年龄、身体长度、体重等具体体格信息；实验动物分组方法与标准等信息。明确研究对象的纳入排除标准，确定每一步排除对象的数量和依据。

2. 研究设计或实验方法　以群体为调查对象时，如开展人群研究或采用试验动物利用群体研究方法开展实验，需要阐明研究设计方法，如观察性研究（包括横断面研究、队列研究、病例对照研究等）或实验研究（如临床随机对照试验、社区干预试验、现场试验等）。以医学试验为主的毕业论文，应明确所采用主要的试验方法及原理。

3. 数据收集或检测过程　研究对象的数据质量决定了研究结果的真实性和可靠性，因而在数据源头应说明数据收集或者实验室样本检测过程操作，以便给读者提供更多信息。在论文写作中，需要阐述数据来源、收集方式、数据质量控制等信息。如若涉及生物样本，应说明生物样本的采集、运输、保存、检测等过程中的条件、器械、流程等，确保研究过程清晰。不同类型研究的数据收集重点和要点有所不同，观察性研究、实验性研究等数据的收集和检测流程等需依据学科特点和研究主题而异。

4. 变量选择及定义　在医学毕业论文的数据分析中，可能涉及自变量、因变量、中介变量或调节变量、控制变量等变量的选择和定义，在论文中应明确说明所涉及变量的选择和定义方法。自变量和因变量是医学研究中的关键变量，在论文中应明确说明变量的收集、检测以及分组和依据。若既往证据显示只有自变量作为解释变量难以解释研究结果时，鉴于现实中自变量与因变量关系错综复杂，还应考虑中介或调节因子在其中发挥的作用。针对被解释变量，其解释的因子即控制变量通常需结合专业知识和既往文献设定。对于控制变量，需说明在模型中调整的变量类型（分类变量、连续变量）。连续变量若不符合正态分布须进行正态性转换，分类变量需要说明分组及分组依据。对于任意被解释变量，控制变量如混杂因素、独立影响因素均应进行调整，因此控制变量的选择需参考既往研究并结合专业，兼顾考虑控制变量间的内生性问题。

5. 统计方法　统计分析方法是实现对收集的数据进行整理、分析、归纳的主要途径，在毕业论文中虽然篇幅不长，但精准、详细地描述毕业论文中所使用的统计方法是至关重要的。正确的统计分析方法是对最终获得严谨、真实可靠的研究结果，进而获得可信结论的重要保障。如描述不妥，可能导致读者质疑统计方法乃至推翻研究结果和研究结论。

在统计分析中，首先应进行数据清理和预处理确保数据质量。论文中应详细报告数据清理过程中数据缺失情况及缺失值的处理方法。医学论文应报告处理原始数据的方法及依据，详细描述原始数据的预处理过程，如基于原始数据构建衍生变量，将连续变量拆分为分类变量或将分类变量的不同类别进行合并等。在统计分析过程中，连续变量可能作为分类变量纳入统计分析，因而需阐明如何分组、分组界值以及分组依据。

在统计方法部分，针对不同的统计方法类型需要的注意事项也不同。首先需要对于变量的分布特征进行描述，这是决定研究选取何种统计分析方法的基础。应根据研究设计类型、研究目的和研究核心内容、统计分析目的和数据实际特征选择恰当的描述性分析方法。此外，论文中的主要分析是指针对研究结局的统计分析，这部分分析工作将为研究论文提供核心证据和主要结果。实验性研究的统计方法部分应明确主要结局和次要结局，并分别指明主要结局和次要结局对应的统计分析方法。多因素统计模型是观察性研究中采用的主要统计分析方法。分析时需明确定义因变量、自变量及潜在的混杂变量，详细描述变量转换方法和变量筛选的过程，在报告结果时需指出由何种统计模型获得。对于混合效应模型，需清楚阐述研究中设定的固定效应变量以及随机效应变量。对于 Cox 回归模型，需阐明不同模型调整的变量及其分组等，以便于其他研究人员根据数据即可复现统计分析结果，确保研究结果的真实性和可靠性。对于复杂、新颖或读者并不熟悉的统计分析方法，应以简短篇幅介绍该统计分析方法的原理，以便于读者更好地理解和解读研究结果和结论。若研究在主要分析之外还补充了其他辅助分析以验证结果的稳健性和可靠性，如敏感性分析或亚组分析，应在统计分析方法部分给予充分说明。

此外，除应用常规统计方法外，还应考虑多重比较的问题。统计检验的 I 类错误概率（单/双侧）、研究采用的统计分析软件、预设的统计学显著性 P 值等要素也应在毕业论文的统计分析部分予以说明。例如，研究数据采用 R 4.0.2 软件进行统计分析，所有检验均为双侧检验，$P < 0.05$ 为差异有统计学意义。应注意的是，P 应使用大写斜体，如 $P > 0.001$，应直接报告 P 值的精确值。

6. 伦理审查 是研究型论文不可或缺的一部分，在毕业论文中也需进行说明。《涉及人的生物医学研究伦理审查办法》第三十一条规定："在学术期刊发表涉及人的生物医学研究成果的项目研究者，应当出具该研究项目经过伦理审查批准的证明文件。"该办法规定："凡是涉及人的生物医学研究，无论是前瞻性研究、横断面研究、回顾性研究，还是在人体上或使用取自人体的标本等进行的研究，抑或是采用心理学、流行病学、社会医学方法对人群进行的调查研究，都需要得到受试者的知情同意并通过伦理委员会审批。若是前瞻性临床试验还需在世界卫生组织国际临床试验注册平台一级或二级注册机构上进行临床试验注册。"

以上是涉及人的生物医学研究的伦理审查要求。动物实验研究则应遵循国际兽医学编辑协会发布的《关于动物伦理与福利的作者指南共识》。凡是动物实验研究，都需要提交实验动物伦理审查委员会审批。此外，meta 分析等"特殊"类型的文章也需进行伦理审查说明。一般来说 meta 分析应该不需要进行伦理审查，但 meta 分析研究中必须明确说明最终所纳入原始文献的伦理审查情况。此外，涉及细胞系的研究通常都需进行伦理审查，著名的"海拉细胞系"引发的伦理问题可作为参考。

毕业论文的伦理审查通常写在方法部分最后面，建议格式为：

> "本研究方案经由学校伦理委员会（若为动物实验研究论文，则为实验动物伦理委员会）审批（批号：123456），所有研究对象均签署知情同意书"。

若在临床试验机构注册，还应注明机构名称和注册号。

7. 质量控制 毕业论文的质量控制是指按照规定的流程规范，在论文方案设计、方案实施、数据收集和管理、数据分析过程中应有完善的质量控制措施确保数据的真实性和可靠性。在毕业论文中，应详细描述在研究方案设计、数据收集过程、试验过程、数据处理和分析过程中的质量控制执行措施及质量控制结果，让读者确信研究质量从而认可研究结果。在研究设计阶段，可通过国内外相关文献的阅读综述、咨询导师及专家意见，确定选题的科学性及可行性。在现场实施和实验室检测阶段，应设置严格的质量控制体系。以人群调查为例，应从调查员培训、考核进行层层质控，建立并完善质量控制体系，同时确保各项操作规范执行，并进行现场督导，确保收集到的研究信息标准统一、内容真实。应制订严格明确的研究对象纳入排除标准，确保纳入的对象都能提供所需的信息，且不同组别的研究对象具有一定的一致性和可比性。为确保数据质量，研究数据通常采用平行双录入，在分析数据前按照统一标准进行数据的清理和复核。在数据分析过程中保留运行程序或语句及运行的中间结果，以备纠错核查。数据分析结束后，请专人独立撰写分析语句进行复核等。各类主要群体研究方法，如有行业标准或报告规范，可参照其中质量控制的部分撰写论文相关章节。

（二）研究结果的写作要点

研究结果是毕业论文的核心部分，其整体水平标志着该论文的学术水平或技术创新的程度，也是作者科研能力和学术水平的重要体现。研究结果的撰写需要注意以下事项。

1. 毕业论文的研究结果应实事求是，客观真实，用数据说话　撰写毕业论文研究结果总体要求为：实事求是、客观真实、准确地阐述和呈现研究的重要成果或发现，可采用规范图、表、公式等说明性材料进行展示。文字描述需合乎逻辑、层次分明、简练可读。在结果部分，须客观地描述自己的研究结果，是基于数据的事实，而不要附加个人的观点。结果部分一般不引用参考文献，以陈述说明研究主要结果为主。结果的与作重往往简练、客观、平实，少用转折，写的时候应使用易于理解的简单句型。

2. 毕业论文的研究结果写作应层次分明，重点突出　毕业论文的研究结果通常很多，为表达清楚，往往需要分类别、分层次、分段来写，并突出重点研究结果，做到分类清晰，层次分明。一般应介绍研究对象的基本情况，之后列出主要研究结果。首先，一定要突出关键数据，突出具有科学意义和代表性的研究结果。其次，研究结果的撰写需保持均衡，做到：第一，研究结果的内容应当与研究方法保持一致，确保每一条结果的内容都应当有对应的研究方法实现，以便于他人运用同样的方法也能复现出一致的结果；第二，研究结果的文字描述应当与图表展示的结果一一对应。需要注意的是，描述结果的文字表述不应简单重复图表内容，而应对图表内容进行高度凝练，突出重点内容。比如用文字来指出图表中资料的重要特性或趋势，做到文字概括、总结或解读重要研究结果，图表提供对研究结果的细节支持。

3. 研究结果仅客观真实陈述主要发现或成果，要与讨论部分区别开　在结果部分一般只描述结果，而不作过多的解释或比较。对结果的解释和比较一般在讨论部分。讨论部分是对结果的深度解读，综合既往研究文献资料结合个人观点来作出推论。讨论部分对结果的引用类似于对文献资料的引用，应视作在推理过程中可使用的论据。

（三）讨论部分的写作要点

毕业论文的讨论是在已有研究结果基础上，归纳其内在联系，通过与同类研究的比较，展示研究结果的科研意义与应用价值，是作者学术水平和逻辑思维的集中体现。毕业论文的讨论应与引言前后呼应，归纳总结研究的主要发现，充分展示作者对学科理论知识掌握程度与创新思维能力，凝练和升华研究结果。讨论部分的写作需要注意以下事项。

1. 讨论部分的内容陈述需有逻辑性，切忌杂乱无章，缺乏重点　讨论部分是对毕业论文的结果展开讨论和深度剖析，应按照一定逻辑和顺序展开，切忌跳跃式杂乱无章展开讨论。在讨论部分，一般讨论的内容可包括：简要总结研究结果；与既往研究进行比较，阐明可能的生物学机制；说明研究的创新点和研究意义；点出研究的优势和局限性，并对未来可能的前景或亟待解决的问题进行展望。在讨论部分，一般不要过度重复描述所有结果，而是有选择性地对部分关键结果进行深入分析讨论来得出有意义的观点。其中，与既往研究的比较应为讨论部分的重点内容，重在讨论结果而不是重述结果，比较研究与既往研究结果的异同，衬托出本研究的价值与意义，并探讨结果差异可能的原因和机制。

2. 讨论部分的语言表达须客观谨慎，公正准确　讨论部分在将论文结果与历史的、横向的、国内外的同类研究结果进行比较和评论时，应力求客观、严谨，用数据和文献说话，避免引起争议。科学的魅力在于其不确定性，对不确定或没把握的问题的解读和阐述不应过于绝对，避免歧义和错误。在总结研究的优势和局限性时，切忌过分夸大。任何研究都不是完美的，需简短指出研究的不足之处，提醒读者需谨慎看待和解读论文结论。

六、结论与展望的写作要点

结论与展望是对研究主要内容和结果的进一步凝练和升华，是整篇毕业论文的总论点。毕业论文的结论与展望有以下写作注意事项。

（一）结论应概括重点，突出亮点

结论是对论文主要结果的进一步归纳、总结和升华。除总结研究结果外，结论应在引言的铺垫、正文论证的基础上着重反映研究结果的科学意义：总结对学科的科研推动价值、潜在的实用价值及其适用范围，并提出有针对性的建议或改进方向。

（二）结论用词需准确严谨，切忌夸大

当毕业论文工作为某个科研项目的一部分时，应严格区分本论文取得的成果与毕业论文所属科研项目主体取得的成果，应重点阐述学生个人在其中的工作量和贡献。凡是归结一个结论或肯定或否定一个观点，均应有对应的研究结果和数据支持。在评价论文的价值或意义时，应客观真实，"首次"、"填补空白"、"推动研究领域进展"等绝对性用词不宜在论文中使用，完全空白的领域几乎不存在。结论部分用词不应模棱两可、含糊其词，应避免使用"大概"、"或许"、"可能是"等不确定性用词。

（三）展望或建议应具有针对性，切忌泛泛而谈

展望或建议，是在总结研究工作和现有结论的基础上，对该领域今后的发展方向及重要研究内容进行预测，同时对所获研究结果的应用前景和社会影响加以评价，从而对今后的研究有所启发。论文的政策建议要以论文的研究结果为基础，要有针对性，避免泛泛而谈。

第三节 书写规范

一、论文的字数要求

毕业论文的字数一般无统一规定，不同学位授予单位可根据学科专业特点对毕业论文字数提出具体要求。如北京林业大学学位论文指南中规定：

"博士研究生用于论文工作的时间应不少于一年半工作量，论文字数原则上在 3 万字以上。全日制及非全日制专业学位硕士的学位论文字数原则上在 3 万字以上，在职专业学位硕士的学位论文字数原则上在 2 万字以上。"

二、文字、标点符号和数字

（一）文字

毕业论文是用书面语言来表达自己观点和学术成果的一种特殊应用文体，因而毕业论文的文字和语言表述必须规范准确、通顺流畅，符合语法规则。毕业论文的英文摘要、英文关键词和英文参考文献采用英文书写，其他部分一般应采用国家规范中文简化汉字。汉字书写应参照《通用规范汉字表》，规范书写汉字。外国来华留学生及医学外语专业学生根据学院和专业要求可自行规定毕业论文撰写的主要语言，但应提供详细的中文摘要。外语专业的毕业论文应采用所学专业相应的语言撰写，摘要应使用中文和所学专业相应的语言对照撰写。

撰写毕业论文的文字采用宋体简化汉字，西文和阿拉伯数字设置为 Times New Roman 字体样式。年代或年份等不宜用中文数字，应用阿拉伯数字书写，不能缩写。例如，19 世纪 70 年代；1898 年不能写成 98 年。论文中所使用的专业术语、符号等，全文均需规范写作并保持统一。所有公式均需标注公式号，公式号用圆括号结合阿拉伯数字表示，按章编排，论文中出现新的专业术语、定义、缩略词、习惯用语时，需予以注释或说明。若为国外新引入用词或缩略语，则须在译文后用圆括号注明原文全拼，不能缩写。学术论文中所使用的量纲及符号应遵循《中华人民共和国计量法》、国家标准《量和单位》（GB 3100～3102—1993）有关量和单位的规定。

（二）标点符号

用以表示语句的停顿、语气以及标识某些词语的特定性质和作用的辅助文字记录语言的符号，是书面语言的重要组成部分。学术论文和研究报告写作均应正确规范使用标点符号，避免误读和误解。标点符号的用法参照《标点符号用法》（GB/T 15834—2011）。

（三）数字

主要包括阿拉伯数字、罗马数字和汉字数字。数字用法参照《出版物上数字用法》（GB/T 15835—2011）规定，统一和规范使用数字。

三、论 文 正 文

毕业论文的正文部分内容主要包括引言或研究背景、研究目的、研究方法、研究结果、讨论、结论与研究展望。在整体结构方面，正文部分的结构主要包括正文段落文字、章节标题、各级各类序号、名词和专业术语、量和单位、图和表、表达式（公式）等结构。正文的各个部分均应遵照相应书写规范或按照所属培养单位的相关规定设置，确保提交一份规范、完整、科学的毕业论文。

（一）正文段落文字

正文的段落文字是论文创造性成果和工作量的集中体现，是毕业论文篇幅最大的部分。因此正文部分需采用合适的结构层次，采用若干个自然段或用若干个小标题来论述。应注意各层次之间要富有逻辑性，各部分的先后次序、篇幅长短等均应考虑逻辑顺序和表达主题的需要做到详略得当。全文正文段落格式设置字体、字号、对齐等均应保持一致，可在文档中设置统一的正文样式，确保论文整体美观、可读性强。

（二）章节标题

各章一级标题，分章节撰写时每章应从奇数页另起一页，以分页符分隔。章节标题中应避免采用英文缩写词，若无法避免使用时应统一规范采用所属行业的通用缩写词。标题中一般不使用标点符号。引言或研究背景、研究目的、研究方法等各部分应分别单独成为章节并作为章节标题使用。

除章节标题外，为使文章层次分明，可采用节标题进行分节，如一级节标题、二级节标题、三级节标题，通常不建议使用三级及以上节标题。

（三）各级各类序号

1. 标题序号   论文标题分层设序，有关论文的章、节编号可参照《科技文献的章节编号方法》（CY/T 35—2001）和《学位论文编写规则》（GB/T 7713.1—2006）的有关规定执行。层次以少为宜，根据实际需要选择。各层次标题均采用阿拉伯数字连续编号；不同层次的数字之间均统一用小圆点"."隔开，末位数字后不加点号，如"1.2"，"1.2.1"等；章的标题居中排版，各层次的序号均左起顶格排，后空一个字距接排标题。

2. 图表、公式等编号   论文中的图、表、公式、附录等，一律用阿拉伯数字分章依序编排序号。其标注形式应易于区别，例如，图 1.1 表示第一章第 1 个图；表 3.2 表示第三章第 2 个表；式（3.5）表示第三章第 5 个公式；附录 A 等。

（四）名词和专业术语

在毕业论文写作中，除需规范语言文字的写作外，还应规范相关专业名词和术语的写作，应采用国家标准或全国自然科学名词审定委员会规定的术语或名称。标准中未规定的术语应统一采用行业通用术语或名称。全文名词术语必须统一。特殊的名词或新名词应在首次出现时加以说明或注解。采用英语缩写词时，除本行业广泛应用的通用缩写词外，文中第一次出现的缩写词需用括号注明英文原词。

（五）量和单位

量和单位要严格执行《量和单位》（GB 3100～3102—1993）有关量和单位的规定。量的符号一般为单个拉丁字母或希腊字母，并一律采用斜体（pH 例外）。规范使用量和单位，能够规范学术写作，加强和促进科学技术的交流和应用。

（六）图和表

毕业论文经常需要借助图表来阐述具体问题。图和表可高度形象地概括表达内容，避免大量的文字解释，增加文章的逻辑性和可读性。在毕业论文的写作中，图和表格的编制应注意以下问题。

1. 图　毕业论文中最常见的图主要是根据统计分析结果制定的图或具体展示研究对象形态样式的图，可包括直方图、森林图、线图、框图、流程图、地图、照片等，宜插入正文适当位置。若图形非原创须注明来源。具体要求如下：

（1）图应具有"自明性"：自明性即读者通过看图、图题和图例，不阅读正文文字，亦可理解图表所表达的意思。应对每一张图进行命名和规范编号，图名简短确切，编号应易识别，图号和图名置于图下居中。

（2）若图内容还需标注额外的符号标记、代码及实验条件等，可用最简练的文字横排于图框内或图框外的某一部位作为图例说明，这部分文字的设置格式和位置全文应保持统一。

（3）若为照片图，则要求主要显示部分的轮廓鲜明，便于制版；即便图片进行放大、缩小也必须清晰，反差适中，照片上应有表示目的物尺寸的标尺。图片大小可根据图片量及排版需要按比例缩放。

2. 表　表的编排一般是内容和测试项目由左至右横读，数据依序竖排，应有自明性，引用的表必须注明来源。具体要求如下：

（1）三线表：医学论文中最常见的是三线表，只保留顶线、横线表头和底线。表格内容应简明易读，具有自明性，即只通过看表题、表头、表身和表注即可明了表格意图。表格的设置应规范、准确、完整。

（2）题名：论文中任一表格均需标注简短确切的表名，并编制表序号，置于表上居中。与图类似，若表格还有额外的符号、标记、代码及其余事项需进行说明，应采用最简练的文字阐述，横排于表下作为表注。整本论文中的表号、表题、表头、表身、表注的格式均应保持一致。

（3）数字和义字：表内每一列数字和文字必须上下对齐，数字保留的小数点位数应全文保持一致。除表头外，表内不宜出现"〃"等符号，一律填入具体数字或文字，表内"空白"代表未测或无此项，"—"或"…"代表未发现，"0"该表实测结果为零。表格中的数字一般不带单位，单位应置于横表头或纵表头中。表中的术语、符号、量和单位应全文保持一致。

（4）表格应统一和谐：表格尽量用"三线表"，三线表的底线和顶线应为粗线，其余为细线。表格应避免出现竖线，同时避免使用过大的表格。表格太大跨页时，续表表头上方应注明"续表"，并重复列出表头。表身文字不应大于表头文字，表头文字不应大于标题文字，整体表格应统一和谐。

（七）表达式（公式）

论文中的表达式需另行起，原则上应居中。如有两个以上的表达式，应用从"1"开始的阿拉伯数字进行编号，并将编号置于括号内。编号采用右端对齐，表达式与编号间用"…"连接。表达式较多时可分章编号。若表达式较长必须转行，则只能在+、−、×、÷、<、>等运算符之后转行，序号编于最后一行的最右边。

四、参考文献

各学科可根据需要制定相应的参考文献格式规范，参照国际刊物通行的参考文献格式，或者参照《信息与文献 参考文献著录规则》（GB/T 7714—2015）执行。

如对应学科群尚未规定相应的参考文献格式规范，推荐参照《信息与文献 参考文献著录规则》（GB/T 7714—2015），参考文献可使用著者-出版年制或顺序编码制著录。"顺序编码制"是指正文中索引文献时，用顺序编号的方法标注文献。以"顺序编码制"索引文献时，其参考文献应按索引对应编号顺序著录。文献序号放"[ ]"内，以上标方式标注在索引位置。"著者-出版年制"是指索引文献处用文献著者和出版年度标注引用来源。一般将作者名称和出版年度放"( )"内，以逗号分隔，标注在索引位置。以"著者-出版年制"索引文献时，参考文献应按文种分类著录，按著者字母顺序排序，中文文献放前方。中文刊名应用全称，西文刊名可参照《信息与文献出版物题名和标题缩写规则》的规则缩写。

目前《信息与文献 参考文献著录规则》（GB/T 7714—2015）规定的是顺序编码制和著者-出版年制两种标注参考文献的方法任选其一，但在同一篇论文中应保持一致。采用顺序编码制如在同一处引用多篇文献时，文献序号应在 [] 中全部列出，采用逗号分隔。若引用文献序号为连续序号时，序号间采用起止号进行标注（"-"）。同一篇文献在文中多次被引用时，各处序号应与首次出现的序号保持一致。

尽量将同一条文献的内容写在同一页内。如有被迫分页的情况，可通过"留白"或微调本页行距的方式调整至一页。"参考文献"四个字的格式与章标题的格式相同。参考文献的正文部分字体和行距可参考如下设置：五号字，汉字用宋体，英文用 Times New Roman 体，行距采用固定值16 磅，段前、段后分别空 3 磅、空 0 磅，标点符号用半角。

按顺序编码制的几种主要参考文献著录编排格式如下。

（一）期刊文献格式

[序号] 主要作者名. 文题 [J]. 期刊名, 年, 卷号 (期号): 起止页码.

示例：

[1] 陈曦, 王斯悦, 薛恩慈, 等. 基于家系数据的罕见变异关联分析方法研究进展 [J]. 中华流行病学杂志, 2022, 43(9): 1497-1502.

[2] Wang M, Huang J, Wu T, et al. Arterial Stiffness, Genetic Risk, and Type 2 Diabetes: A Prospective Cohort Study [J]. Diabetes Care, 2022, 45(4): 957-964.

（二）专（译）著格式

[序号] 主要作者 (译者). 书名 [M]. 出版地: 出版者, 出版年: 起止页码.

示例：

[1] 张林峰, 黑飞龙. 医学研究生学位论文规范撰写指南 [M]. 北京: 化学工业出版社, 2021: 110-112.

（三）毕业论文格式

[序号] 作者. 文题 [D]. 授予单位所在地: 授予单位, 授予年份.

示例：

[1] 孙蕊. 大型医疗设备机房建设项目质量管理研究 [D]. 北京: 北京建筑大学, 2019.

（四）专利格式

[序号] 专利申请者. 专利名: 专利国别, 专利文献种类, 专利号 [文献类型标志]. 公告日期或公开日期 [引用日期]. 获取和访问路径.

> 示例:
> [1] 邓一刚. 全智能节电器: 200610171314.3[P]. 2006-12-13.

（五）技术标准格式

[序号] 发布单位. 技术标准代号 技术标准名称 [文献类型标志]. 出版地: 出版者, 出版日期.

> 示例:
> [1] 中华人民共和国国家卫生健康委员会. WS/T 428-2013 成人体重判定 [S]. 北京: 中国标准出版社, 2013.

（六）电子文献格式

[序号] 主要作者. 题名 [文献类型标志]. 出版地: 出版者, 出版年 [引用日期]. 获取和访问路径.

> 示例:
> [1] STEVEN H. DNA Methylation Age Calculator[EB/OL]. (2020-06-12)[2019-8-26]. https://DNAmage.genetics.ucla.edu/.

第四节　排版与印刷要求

　　毕业论文作为人才培养单位学生用以申请授予相应学位的重要学术著作，需具有规范的论文格式并按照所属单位的规定和要求进行印制。论文正文排版及印刷规定应严格参照所属单位的相关规定，下文描述均为举例说明，是通常情况下毕业论文可依照执行的设置，仅供参考。

一、纸张要求和页面设置

（一）纸张大小

　　标准 A4（21.0cm×29.7cm）尺寸。

（二）页边距

　　上下左右、装订线的页边距分别为 3.0cm，2.5cm，2.5cm，2.5cm，0cm，装订线位置: 左侧。页边距左右对称。

（三）页码

　　封面及版权声明不标注页码。中英文摘要、目录等部分的页码采用大写罗马数字（Ⅰ，Ⅱ，Ⅲ……）单独编排，页码位于页面下方居中。从引言部分页码开始按阿拉伯数字（1，2，3……）连续编排，页码应位于每页的相同位置，右页位于右下角，左页位于左下角。

（四）页眉和页脚

　　页眉距边界 2.0cm，页脚距边界 1.8cm。页眉、页脚文字均设置为小五号宋体。

（五）页眉内容

　　从摘要部分开始，奇数页上应标明"摘要"、"Abstract"、"目录"、"引言"等题目作为页眉。

正文之后的部分即参考文献、附录、致谢等部分的页眉，奇数页标明"参考文献"、"附录"、"致谢"等等同章节标题的内容，偶数页上标明"××大学学士学位论文"、"××大学硕士学位论文"或"××大学博士学位论文"等。页眉用五号宋体，居中排列。格式为页眉的文字内容之下画一条横线，粗0.75磅，线长与页面齐宽。

（八）页脚内容

毕业论文的页脚内容设置为页码。但封面和原创声明页均不设页码。"摘要"部分开始至"目录"（或图表目录、主要符号对照表）部分结束，页码统一采用罗马数字"Ⅰ、Ⅱ、Ⅲ……"连续编号；从正文"第一章 引言"开始至论文结束，页码用阿拉伯数字"1、2、3……"连续编号。页码居中设置于页脚中部，采用Times New Roman五号字体，数字两侧不加修饰线。

（七）文字要求

一般中文文字设置为宋体，具体字体大小应视内容而定。英文、数字、罗马字符等一般采用Times New Roman字体，按规定应采用斜体的文字应设置为斜体。

经学位办公室批准的英文论文格式要求同上，但须用中文封面。

二、封　面

封面一般由人才培养单位提供固定模板，限于一页内填完。封面上居中填写论文题目、姓名、学号、院系、专业、导师、完成年月等信息。

题目一般不宜超过20个汉字（符），采用一号黑色字，居中填写，一行写不完可以分两行填写。若有副标题，在主标题和副标题之间用破折号间隔。

作者及导师信息部分使用三号仿宋字体。

完成论文日期用三号宋体汉字，如"二〇二二年六月"，不用阿拉伯数字。

如需英文内封的，可以紧接中文封面之后，项目内容和中文封面一致。英文字体采用Times New Roman字体。

三、书　脊

毕业论文的书脊用黑体小四号字（可根据论文厚度适当调整），建议行距为13～18磅，如题目字数过多可自行调整。上方写论文题目，中间写作者姓名，下方写所在单位名称，最下面写毕业论文完成年份。书脊距上下边界均为3cm左右。

四、摘要和关键词

中文摘要部分的标题为"摘要"，用黑体三号字，居中书写，单倍行距，段前空24磅，段后空18磅。摘要内容用小四号宋体字两端对齐书写，段落首行空两个汉字符，行距为固定值20磅，段前空0磅，段后空0磅。关键词一般设置3～5个，每个关键词之间用逗号间隔。关键词放摘要页最下方，从新的一行撰写。

英文题目设置为Arial三号字体，居中书写，单倍行距，段前空24磅，段后空18磅。作者姓名、专业名称和指导教师姓名居中填写，采用Times New Roman小四号字体，设置固定行距20磅，段前、段后空0磅。"ABSTRACT"摘要设置为Arial小四号字体，居中书写，固定行距20磅，段前、段后分别空8磅、6磅。摘要内容和KEY WORDS（关键词）用小四号Times New Roman字体书写，两端对齐，标点符号用英文。固定行距20磅，段前、段后空0磅。"KEY WORDS"大写，其后的关键词第一个字母大写，关键词之间用半角逗号间隔。关键词放英文摘要页最下方，从新的一行撰写。

五、目　　录

目录页一般放在奇数页上起排，独立成页。

目录包括论文中的一级、二级标题、后记、参考文献、附录以及各项所在的页码。目录中的章标题左对齐顶格编排，一级标题行缩进 2 个字符，二级标题行缩进 4 个字符。

目录正文，包括编号、标题及其开始页码。标题与页码之间用"……"连接。页码右对齐顶格编排。目录中的章标题行采用黑体小四号字，固定行距 20 磅，段前空 6 磅，段后 0 磅；其他内容采用宋体小四号字，固定行距 20 磅，段前、段后均为 0 磅。

六、正　　文

毕业论文的正文是论文的主体，从引言开始，至结论与展望部分结束。论文正文分章节展开，每个章节从奇数页另起一页，用分页符分开。论文正文的格式、字体要求应按照所属人才培养单位的相关规定设置，下文中在涉及格式和字体、字号等具体要求时均为举例说明，仅供参考。

（一）各章标题

章节序号采用中文数字写法，章节序号与标题之间空一格。例如，"第一章　引言"。具体格式应按照所属人才培养单位要求设置，例如，字号和字体设置为黑体三号字，居中书写，单倍行距，段前空 24 磅，段后空 18 磅。目录中和章平级的其他标题也用这一格式。

（二）一级节标题

章节编号用阿拉伯数字表示，前边数字为上级章节的序号，后一数字为本节的序号。数字间用半角小点"."连接。节标题序号与标题名之间留一空格。例如，"3.1 研究对象与纳入排除标准"。字体可设置为黑体四号字，居左书写，行距可为固定值 20 磅，段前空 24 磅，段后空 6 磅。

（三）二级节标题

例如，"3.1.1 研究对象纳入标准"。设置为黑体小四字体，居左书写，行距为固定值 20 磅，段前空 12 磅，段后空 6 磅。

（四）三级节标题

例如，"3.1.1.1 一阶段研究对象纳入标准"。可设置为黑体小四号字，居左书写，行距为固定值 20 磅，段前空 12 磅，段后空 6 磅。

（五）段落文字（正文）

小四号宋体，英文和阿拉伯数字用 Times New Roman 字体，两端对齐书写。段落首行左缩进 2 个汉字符。行距设置为固定值 20 磅（段落中有数学表达式时，可根据表达需要设置该段的行距），段前空 0 磅，段后空 0 磅。

（六）图序、图名、图注

图序置于图的下方，空隔一汉字（符）后接图名。图序和图名加粗，字体为宋体五号居中，英文用 Times New Roman 体，固定 1.5 倍行距，段前 6 磅，段后 12 磅。图注位于图名下方，标题加粗，左缩进两字符，续行悬挂缩进左对齐。

（七）表序、表名、表注

表序置于表的上方，空隔一汉字符后接表题。表序和表题加粗，字体设置为宋体五号，英文用 Times New Roman 字体，设置居中，固定 1.5 倍行距，段前段后 6 磅。表注位于表的下方，标题加粗，左缩进两字符，续行悬挂缩进左对齐。

（八）表达式

表达式居中排，序号加圆括号，宋体五号，右顶格排。

十、其　他

（一）主要符号对照表

标题字体字号等同论文各章标题，说明部分：宋体五号（英文用 Times New Roman 字体），单倍行距，段前段后 0 磅。

（二）参考文献

"参考文献"四字格式等同论文各章标题，字体设置黑体四号，并加粗居中。著录部分：宋体五号（英文设置 Times New Roman 字体），1.5 倍行距，段前段后 0 磅；中英文均采用正体；续行缩进两个字符，并设置左对齐。

（三）附录

标题格式等同论文各章标题，内容部分：宋体小四号（英文用 Times New Roman 字体），两端对齐书写，段落首行左缩进两个汉字符。段前、段后分别 0 磅，1.5 倍行距（段落中有数学表达式时，可根据表达需要设置该段的行距）。

（四）致谢

标题要求同各章标题，正文部分：宋体小四号，1.5 倍行距，段前段后 0 磅。

（五）作者简历及攻读学位期间发表的学术论文与研究成果

标题要求同各章标题，正文部分：宋体小四号（英文用 Times New Roman 字体），1.5 倍行距，段前段后 0 磅，学术论文书写格式同参考文献。

八、印刷及装订要求

（一）用纸

毕业论文应使用 A4 标准纸（210mm×297mm）打印、印刷或复印，按照论文结构顺序装订成册，不得手写。

（二）印刷

自中文摘要起双面印刷，中文摘要之前部分及原创性声明、个人简历单面印刷。

（三）封面

统一用印有人才培养单位校徽和校名的"学术型硕士研究生毕业论文"、"专业型硕士研究生毕业论文"、"学术型博士研究生毕业论文"、"专业型博士研究生毕业论文"等表明学位类型文字的封面。封面上各栏目须认真准确填写，不得有误。

（四）章节

毕业论文的章节包括中文摘要、英文摘要、目录、论文正文、参考文献、附录、致谢、作者简历及攻读学位期间发表的学术论文与研究成果等均须另起一页，由右页开始，确保页眉与每个章节标题能一一对应。

（五）符号及公式、图表

确保印刷论文字迹和标点符号、公式、量纲等内容清晰、工整、准确，图表清晰、可复印和微缩。

（六）装订

毕业论义必须用线装或热胶装订，不得使用订书钉进行装订，并一律在左侧装订。

（七）封面用纸

毕业论文封面用纸应不低于 200g 标准，同时需保证论文封面印刷质量，字迹和图形清晰、不脱落。

（八）印刷数量

毕业论文应按人才培养单位学位培养办公室要求，按导师、论文评阅人、答辩委员会成员、研究生院以及其他有关人员所要求论文纸质版数目，确定打印或复印的论文册数。

（九）涉密论文

涉密毕业论文应到指定的地点进行装订，其余要求同普通毕业论文。

思　考　题

1. 毕业论文撰写的基本要求与原则有哪些？
2. 毕业论文的组成部分包括哪些？
3. 毕业论文撰写的语言及表达有哪些注意事项？
4. 毕业论文不同组成部分有哪些写作要点？
5. 毕业论文的书写规范有什么意义？具体有哪些要点需要注意？
6. 毕业论文的参考文献规范需要注意哪些事项？
7. 毕业论文的排版与印刷需要注意哪些事项？

（彭和香　吴　涛）

第十六章　医学毕业论文的评阅

第一节　毕业论文评阅的基本要求

撰写毕业论文是高等医学院校的本科生及研究生教育的一个重要环节，要求学生在毕业前在指导老师的指导下撰写一篇毕业论文，主要是针对某一专业领域的问题进行探索和研究，并将其研究结果以论文的形式呈现出来，并需要通过相应学科的教师或专家评阅。医学研究的领域及方向非常广泛，按其研究问题的性质可分为诊断、治疗、预后、病因、预防、临床经济学等研究。因此，不同论文中所研究的问题不同，相应的研究方法也不相同，评阅论文的方法和侧重点也有所不同，其评阅的条目及关注点也会有所不同。但总的来说，评阅的具体内容和基本步骤是相对固定的，评阅的目标仍从医学科研论文所具备的思想性、科学性、创新性、适用性和可读性几个方面来评阅。其中科学性、创新性和适用性是评阅的 3 个核心要素，评阅的同时也要对科研过程的各个环节进行全方位的评价。

一、毕业论文评阅的基本步骤

（一）毕业论文的评阅规则

1. 对评阅人资质的要求　医学毕业论文的评阅人应具备一定的资质。硕士学位论文的评阅人应当具有副教授或教授职称，具备硕士生导师资格。博士生论文的评阅人应当具有教授职称（正高级），且具备博士生导师资格。其他毕业论文的评阅人的资格则由各高校各院系专业相应组织决定，聘请有一定资格的人员作为评阅人。硕士论文的评阅小组通常由 3～5 人组成，博士论文的评阅小组通常由 5～7 人组成。学位申请者及该论文的指导教师不能作为该论文的评阅人。

2. 毕业论文的送审　目前国内部分高校的博士或硕士生学位论文会报送至教育部学位中心的论文评审平台，或报送至其他权威专业评阅平台，由该评阅平台组织相关专家对某一学位论文或毕业论文进行评阅。为保证评阅的客观与公正，评阅一般采用匿名方式进行。也有部分高校的论文不报送至这些专业评阅平台，直接由院系组织聘请校内及校外相关领域专家进行评阅。

（二）医学毕业论文的评分

论文报送至教育部学位中心评审平台后，或报送至其他权威评阅平台后，或提交至学校组织的评阅人手中后，评阅人需要对论文进行审阅，以确定论文水平是否达到要求。评阅人认为该论文的水平已达到毕业论文的要求，或达到硕士或博士生毕业的水平，可准予其参加答辩。如果评阅人认为该论文的水平没有达到毕业论文的要求，或没有达到硕士或博士生毕业的水平，可准予其修改后答辩，或不准予其答辩。对于将要毕业的学生来说，后一种情况会影响该生的毕业期限或影响其学位的取得。通常情况下，评阅人对于论文的评阅通常会按照评阅的条目或要求，给予定量的评价，并附以对论文的评语。一般可划分为几个等级：优秀（90 分以上）、良好（80～89分）、一般（70～79 分）、及格（60～69 分）及不及格（60 分以下）。由于不同评阅人对于论文的观点或评阅平台的标准存在差别，评阅结果也会存在差别。教育部学位中心对医学学位论文的评分标准见本章第三节。

（三）毕业论文中重复率检查

毕业论文的撰写需要遵守学术规范和道德，不得有抄袭、剽窃或弄虚作假的行为。如在毕业论文中存在此种行为，则会被视作学术不端，论文可能会被直接否决，无法参加毕业答辩，还可能会受到相应的纪律处分。目前对于学术不端行为的检查方法一般是使用网络系统对论文进行重复率检查。如果重复率高于某一数值，则被认为可能存在抄袭，会被退回修改，严重的可能会取消答辩资格。不同的学校对于重复率的要求不同，通常要求重复率低于 20% 或低于 30%。要求严格的可能会要求重复率低于 10%。一般情况下，毕业论文撰写完成后，需要检查论文的重复率。只要作者是独立完成论文的写作，能以正确的方式引用文献，一般情况下重复率不会超过标准。

毕业论文的重复率检查是通过计算机系统完成的，国内各大高等院校大多通过中国知网（CNKI）、维普和 paperpm 这三大论文查重网站进行重复率检查，其中使用中国知网较多。中国知网拥有大量的研究生论文资源、学术论文资源、研究生论文联合比对库及学术论文联合比对库，可发现绝大部分论文中存在的重复情况。

二、论文评阅的基本要求

对于毕业论文的评阅可分为方法学评阅和报告评阅。方法学是指研究过程中遵循科学的原则和标准，设计合理、研究方法正确、有效控制偏倚、结果在一定程度上真实可靠。符合科学性、创新性和适用性的特征。报告评阅是指毕业论文的内容在撰写方面应做到逻辑性强、语言流畅、可读性好、系统完整及符合毕业论文规范等，符合论文的可读性特征。其中，方法学评阅是毕业论文评阅的核心。

（一）确定评阅目的

毕业论文评阅的目的不同，评价的内容、侧重点及对论文水平的要求也不同，可以侧重于规范性要求、可以侧重于方法学或侧重于质量要求。多数情况下是综合考虑兼顾质量与规范等。例如，评阅硕士毕业论文与博士毕业论文时，对论文质量的要求不同。

（二）明确研究设计的类型

医学科研按研究的问题可为病因研究、诊断研究、治疗研究、预后研究、预防研究、临床经济学研究等，针对不同问题及研究目的，其设计方案也不相同。不同的研究方案有其各自的优势与特点。研究者往往需要根据自己的研究基础、人力、物力基础及研究目的选择合适的研究方案。因此，在对论文评阅时应根据论文中所针对的研究问题和所采用的研究设计方案准确判定其类型。

（三）合理选择评阅标准

由于研究的问题不同，研究方案不同，纳入的研究对象也不相同。针对其评阅的标准、内容和侧重点也应有所区别。目前大多数的研究方案涉及的研究方法通常有系统综述、随机对照试验、队列研究、病例对照研究、横断面调查、诊断试验、临床经济学评价等，这些方法有共性，也有不同，评阅时应根据论文中使用的研究方法使用对应的原则或标准。

（四）科学性是评阅的核心

一个良好的科研设计，可反映其科学性。评价其科学性可从 3 个关键方面来看：首先应正确恰当地确定研究因素，并对影响研究结果的影响因素采取了有效的控制措施；其次是正确选择了实验动物或试验（观察）人群，即合适的研究对象、较好的代表性，有足够的样本量；最后是选择了最佳的研究结局、关键的有代表性指标，并对指标进行客观准确的测量。

第二节　毕业论文评阅的内容

医学科研研究的问题是多方面的，其方案的设计、研究方法等也各不相同，各有侧重或互相融合。针对不同的研究设计或研究方法，其评价的标准或侧重点也有所不同，但都集中在科学性、创新性、适用性及可读性方面，尤其以科学性、创新性、适用性为论文评阅的重点，其中科学性是论文评阅的核心。

一、毕业论文的科学性评阅

毕业论文的科学性是论文的生命，一篇论文失去了科学性，就失去了价值。根据不同类型的研究，其评阅的侧重点不同，具体的条目可参照表 16-1。下面就科学性的评阅要点加以说明。

表 16-1　评阅不同研究类型论文的主要条目 *

研究类型	评阅论文时主要关注的内容
横断面研究	1. 论文研究的目的是否与横断面研究的应用范围相符
	2. 为何种类型的横断面研究（普查或抽样调查），抽样对象是否有明确的定义
	3. 采用何种抽样方法选取调查对象，调查对象的代表性如何
	4. 调查是否在相对较短的时间内完成
	5. 采用何种方法收集调查资料、调查表的选用或设计是否科学合理
	6. 是否考虑到研究中可能出现的偏倚（选择偏倚及信息偏倚）及其解决办法
	7. 所采用的研究指标及统计分析方法是否恰当
病例对照研究	1. 论文研究目的是否与病例对照研究的适用范围相符
	2. 是何种类型的病例对照研究（如匹配与非匹配、巢式病例对照研究）
	3. 是否说明病例与对照的来源、诊断标准及选取方法，样本量及代表性如何
	4. 若为匹配设计，是否说明匹配条件，匹配因素的选择是否合理
	5. 暴露资料收集内容是否完整、可靠、所用指标是否恰当
	6. 统计学分析意义如何、是否反映出联系强度（OR 及 95%CI）
	7. 是否考虑到研究中存在的偏倚（选择偏倚、信息偏倚及混杂偏倚）及影响
	8. 研究结论是否客观可信
队列研究	1. 论文研究目的是否符合队列研究的适用范围（如有无明确的病因假设）
	2. 是否有明确的暴露因素和结局变量，对于研究暴露因素和结局变量是否有统一的测量方法及标准
	3. 是否说明研究对象（暴露组和对照组）的来源、样本量，是固定队列还是动态队列，其代表性如何
	4. 采用何种对照，对照（非暴露）组与暴露组是否具有可比性
	5. 随访时间是否足够长，是否随访收集并报告了全部研究对象的暴露和结局资料
	6. 是否考虑研究对象的依从性及随访过程中出现的失访偏倚
	7. 所收集的结局资料是否客观，是否需要采用盲法
	8. 资料分析中率的计算（累积发病率与发病密度）及联系强度指标（如 RR 及 95%CI、AR、AR%、SMR 等）的应用是否正确
	9. 在研究结论中是否同时考虑到了统计学意义和实际的生物学意义
临床试验	1. 研究对象的诊断标准、纳入标准、排除标准是否明确
	2. 研究对象的样本量及代表性如何
	3. 研究对象的分组方法是什么，是否真正随机化分组
	4. 采用何种对照（有效对照、安慰剂对照、自身对照、交叉对照）
病因学研究	1. 是否采用了认证强度高的研究设计方法（如描述性研究、分析性研究、实验性研究）
	2. 参照相应的研究设计类型进行评价
	3. 满足下列哪些因果关系判断标准
	（1）致病因素的因果效应时序性是否明确
	（2）病因学因果关系的联系强度（OR、RR 等）及临床重要性如何
	（3）因果效应在不同的研究中是否反映出一致性
	（4）结果是否符合流行病学规律（即暴露因素分布与疾病分布一致）
	（5）致病因子与疾病间是否存在剂量-反应关系
	（6）病因学的生物依据如何
	4. 研究结论是否客观

续表

研究类型	评阅论文时主要关注的内容
筛检与诊断试验	1. 是否有公认的可靠的诊断金标准方法
	2. 设计与实施中是否考虑对所有研究对象进行同期的盲法对照比较
	3. 所选择的研究对象中，其病例是否包括多种不同的临床情况，其非病例是否包含容易混淆的其他疾病
	4. 是否详细介绍研究对象的来源和选择方法
	5. 待评价试验方法的正常值（或判断界值）的确定是否合理
	6. 是否较全面地评价该试验操作方法及注意事项
	7. 是否较全面地评价该试验的真实性（灵敏度、特异度、约登指数、似然比）
	8. 是否较全面地评价该试验的重复性与精确性，以及其观察误差的大小
	9. 该试验是否经过预测值及效用等分析
	10. 如该试验是作为一组试验或作为序列试验之一，是否检验该试验在该组试验总效力中的作用
疾病预后研究	1. 采用何种研究设计方法（如描述性研究、分析性研究、实验性研究）
	2. 参照相应的研究设计类型进行评价
	3. 研究对象是否处于同一病程阶段
	4. 是否说明研究对象的来源、选取方式，代表性如何
	5. 是否随访了纳入了研究的全部疾病，或尽可能分析失访的原因
	6. 是否采用盲法判断预后结局
	7. 是否考虑或校正影响预后的其他因素
	8. 是否同时考虑研究结果的统计学意义和临床意义（或适用性）

* 刘民，胡志斌. 医学科研方法. 3 版. 北京：人民卫生出版社，2020.

（一）为什么要进行这项研究，研究的问题是什么？

论文的前言需要介绍该论文相关研究领域的背景资料，即相关研究领域内前人所作的工作和研究的概况，当前的研究热点、存在的问题及与本研究的关系等。通常需要作如下的介绍：首先介绍某研究领域的背景、发展状况、目前的水平等；其次要对相关领域的文献进行回顾和综述，包括前人的研究成果、已经解决的问题，并适当加以评价或比较；再次指出前人尚未解决的问题、留下的技术空白等，并提出新问题、解决这些新问题的新方法、新思路，从而引出自己研究课题的立题依据；最后说明自己研究课题的目的，解释为什么要进行这项研究。

（二）是何种类型的研究？

研究方法通常与研究的问题相关，由作者根据研究问题的假设，研究目的、人力物力资源等状况选择使用何种类型的研究方法。无论使用哪种研究方法，在研究设计中都应当明确。医学研究中的大多数论文都属于原始研究类型的论文，主要的研究方法有横断面研究、诊断性试验、病例对照研究、队列研究及随机对照临床试验等。横断面研究的论证强度最弱，病例对照研究次之，队列研究论证强度较强，而随机对照临床试验的论证强度最强。随机对照试验和队列研究能够明确因果的时序，论证强度高；而回顾性、横断面调查的因果效应时序难以确定，论证强度低。如果能确定危险因素暴露在先，疾病发生在后的顺序，则研究结果的真实性增强。研究结果的证据强度主要与研究方法及研究设计有关。

（三）研究设计方案是否适用于该项研究？

研究目的决定了研究方案，研究方案决定了使用何种类型的研究，从研究目的出发，研究方案应能回答所研究的问题，即研究方案要适用于该项研究。对于人群疾病率的调查、大规模人群筛查等，可采用横断面调查方法；探索疾病病因的研究，如环境危险因素与疾病发生的关系等，常采用病例对照研究和队列研究方法；预后研究设计首选队列研究；如需要证实某一新的诊断性试验是否有效时，使用诊断试验方法评价；对于治疗效果、药物疗效等问题的研究通常采用随机对照的临床试验。

在研究设计方案中需要注意到以下几点。

1. 因果关系判断 危险因素和疾病之间是否有剂量-反应关系？若致病效应与危险因素的暴露剂量具有显著的相关性，即随着危险因素暴露程度的变化，疾病在人群的发病率也随之发生改变，这称之为剂量-反应关系。当危险因素与研究结局之间呈现剂量反应关系时，其存在因果关系结论的可靠性增强。

2. 随访时间 随访时间是否足够长？由于病因导致疾病的发生往往需要足够长的时间，观察期过短易导致假阴性结果。对于前瞻性研究来说，需要有足够长的观察时间，观察期间应保持一定的随访率。

3. 临床试验 在医学研究中，证据强度最高的研究方法是随机对照临床试验（RCT）。随机对照试验是目前已知的对选择偏倚、信息偏倚、混杂偏倚等控制程度最好的方法。评阅该类论文时，应注意以下几点：纳入研究对象的方法，是随机抽样还是非随机抽样；是否采用了随机化分组？如何进行了随机化？随机分配方案是否采用隐藏措施（即在随机分组时，研究者事先不知道研究对象将被分配在试验组还是对照组）？是否对研究对象、医生和研究人员采用盲法？如何进行盲法操作？是否存在可能使盲法失效的行为？盲法在实施时涉及不同层面的理解，评阅时需要对盲法的实施过程及执行效果加以注意。

（四）样本量和样本的代表性

抽样调查必须考虑样本量和样本的代表性，在抽样时应保证随机原则和足够的样本量。病例对照研究中选择病例和对照时，需要考虑病例和对照的代表性。对于队列研究而言，需要考虑暴露组和非暴露组的代表性。对于随机对照的临床试验则要考虑病例样本的代表性。诊断试验的研究对象应纳入临床可能应用的所有患者，包括疾病的不同阶段和易混淆的其他疾病患者。受试者的入选亦最好采用在一定时间、空间范围内连续招募入组的方法，以减少数据缺失，避免选择偏倚。

上述研究时，样本若在一些重要因素方面与其所代表的人群存在差异，则其代表性差，存在选择偏倚。为使研究对象具有良好的代表性，应注意以下几点。

1. 研究者是否主观选择研究对象 即随意抽样当作随机抽样，没有按随机抽样的原则进行。

2. 是否考虑到幸存者偏倚 若只对幸存的对象进行调查分析而忽略了死亡病例，则会以偏概全，导致错误的估计。

3. 考虑应答率 若调查对象不愿意参加调查而导致应答率低于 70% 时，结果的准确性就值得怀疑。

4. 试验研究时，试验各组间基线指标是否均衡可比，是否校正了对结局产生影响的重要因素，如年龄、病情等。

5. 随机对照试验的随机化分组是否有具体的内容或方法 如缺乏具体的随机化内容介绍，则该随机化的真实性值得商榷。

此外，样本量也是一个值得注意的问题。由于设计方案种类较多，而每一种方案几乎都有各自的计算方法，同时样本量除依据一定的公式计算外，实际上还需要考虑协变量及统计学上是否使用分层方法。样本量不足时，结果没能达到所要求的检验效能，实际上可能存在的差别不能显示出来，这是样本量过少时常见的现象。

（五）研究结局的评价指标

研究结局应当在研究方案中确定，是用最佳的指标来描述研究结局。结局指标最好是客观的，有公认的标准和测量方法，最能表达研究结局。结局指标选择是否恰当，是否准确可靠体现了研究的价值。结局评价的指标可从以下几点加以评价。

1. 描述性研究指标 描述性研究常用的指标主要有发病率、患病率、死亡率、病死率等，用以从不同角度说明疾病对人群的危害程度。由于发病率的水平受很多因素的影响，比较时是否考虑年龄、性别等的构成；是否对率进行了标准化或使用发病专率；对于门诊、住院病例常使用构成比，不可与发病率、患病率相混淆；不同地区的人口死亡率进行比较时，需将死亡率进行调整（标化）后才可进行比较。不同医院的病死率比较时也因为就诊患者的病情危重程度的构成不同，不能直接进行比较。

2. 分析性研究指标　表示因果关系的指标是相对危险度（RR），队列研究可以直接计算 RR。病例对照研究由于无法计算发病率和死亡率，只能应用比值比（OR）作为关联强度的指标。通常还须计算该指标的精确度，即 RR 或 OR 的 95% 可信区间。对于临床试验研究，疗效评价指标主要有有效率、治愈率、病死率、病残率、相对危险度降低率（RRR）、绝对危险降低率（ARR）等。根据研究方法及研究结局，正确选择适当的指标。

3. 诊断试验指标　诊断试验的评价指标有敏感度、特异度、似然比、ROC 曲线下面积以及预测值等。这些指标可以反映一个诊断试验的真实性，但仍需要考虑诊断试验本身对疾病的鉴别能力。对于一些结果判断相对主观的诊断试验，应描述其观察者间及观察者内变异，以说明可重复性，以利于对试验结果的变异性进行判断。如存在一定的不良事件，应在论文中描述这些事件及其发生频率，以支持论文的真实性。

（六）统计学分析方法是否准确

论文大多涉及数据收集和统计分析，使用正确合适的统计分析方法，才可能保证科研结果的正确性。评阅时应参照毕业论文撰写时的统计学要求，对统计分析方法的选择、具体的统计参数及统计结果的描述等加以评阅，通常应注意以下几点。

1. 在统计描述中，应包括统计软件名称，资料类型及相应的统计方法，单、双侧检验及检验水准。

2. 方法描述与结果描述是否一致？准确规范的统计学描述是科学性的重要体现，模糊、不准确的表述可能使读者产生疑问或引起歧义，降低研究的科学性。

3. 统计方法应基于设计类型、数据性质和分析目的，不恰当的统计分析方法可能会产生错误的统计结果，最终得出不真实的结论。明显的统计分析错误严重影响论文的真实性，使论文丧失价值。

（七）偏倚的控制及其影响

在医学科研中，常见的偏倚主要有选择性偏倚、信息偏倚和混杂偏倚。论文中应描述偏倚对结果的影响。在病例对照及队列研究中，这 3 种偏倚都存在，但在病例对照研究中，对结果影响显著的偏倚主要是混杂偏倚、回忆偏倚及现患-新发病例偏倚。在队列研究中对结果影响显著的偏倚是失访偏倚。在论文中详细叙述该部分，如两个观察组的失访人数、失访者和未失访者结局的发生率，失访对研究结果的影响等。在临床试验研究中，患者退出或者失访，可能会导致高估其治疗效果，也可能低估其风险。在临床研究中完全没有失访是很难做到的，一般会将失访率控制在 10% 以内，若失访率超过 20%，结果的真实性会降低。通常使用敏感性分析方法来判断失访对结果的影响程度。

混杂因素在观察性研究中都存在，设计阶段应考虑可能存在的混杂因素，并采用一些控制方法，如采用纳入标准和排除标准选择研究对象、对可能的混杂因素进行配比或限制，分析时采用分层分析、多因素分析等消除或减少混杂偏倚的影响，从而得到正确的研究结果。

（八）结果与讨论

研究结果是论文的核心，是结论的依据，是形成观点与主题的基础。由结果引发推理及讨论，可反映毕业论文的学术水平及价值。结果中重点要表达新发现和新创造。流行病学调查应包括调查地点、对象的一般情况、疾病发生与暴发情况、控制措施与评价等。临床研究主要是近期疗效、远期疗效及随访结局等。实验研究主要是有关数据、统计及图片等。结果的表达需要用简洁文字描述，可附以图和表，文字、图及表三者应有机结合，符合可读性原则。

讨论是论文的重要部分，是对研究结果进行归纳、概括和总结，并提出自己见解的过程。评阅时应注意研究的重要结果和结论，并对研究的价值和局限性进行讨论，阐述与其他相关研究的关系。讨论应与研究目的相结合，研究结论要来源于研究的结果。

二、毕业论文的创新性评阅

创新是科研的生命线。缺乏创新性，就会失去科研立题的前提。若为理论课题，要求有新观点、新发现，得出新结论。若为应用课题，则要求发明新技术、新材料、新工艺、新产品，或是把原有技术应用于新领域。

选择研究课题时，可选择前人或他人尚未涉足的研究领域，但这一类创新难度都非常高，需要有雄厚的研究基础和科研才能。大多数的研究者往往选择已有人作过的研究，在已有研究的基础上，提出新问题、新依据或新理论，对该课题有新发展、补充或修正，也可以选择国外已有人作过的，但国内尚没有的研究，然后结合我国实际情况进行探索，以填补国内在此领域的空白。

创新性是科研的灵魂。衡量课题的创新性，可从以下要点考虑。

（一）优秀的创新

提出新理论或新见解，并能得到国内外学术界的肯定。发现前人未发现过的重要规律或新的重要现象，或用充分事实推翻过去已被接受的理论。技术上重大发明，或对国外先进技术有关键性改进，经实践证明达到国际先进水平（技术成果）。提出新的思想或方法使临床疗效有突破性提高，达到国际先进水平。

（二）良好的创新

对原有理论增添了新内容，但未有重大关键性突破。补充或修正前人发现的规律或现象而对发展或修改有关理论起到一定作用。技术上有所发明或引进国外先进技术或参照其原理自行设计或制造，克服了一定的困难而填补了国内空白（技术成果），提出新的指导思想及方法，使临床疗效明显提高达到国内先进水平。

（三）一般的创新

用充分可靠的资料、依据、事实等验证他人提出尚未充分证明的理论，或在不同的人群或领域验证该理论。引进国外先进的技术，填补国内空白，但无重要改进。

（四）无创新

一般的临床研究、实验研究或现场调查研究，没有发现新的规律，没有产生新见解、新理论，简单重复他人的研究课题，没有新的方法及见解。

三、毕业论文的适用性评阅

（一）描述性研究类论文

描述性研究类论文中，常使用发病率、患病率、死亡率及病死率等指标来描述疾病在人群、时间及地理上的分布情况。发病率反映了疾病在人群中的发生风险，探索危险因素、病因或建立病因假说常使用发病率指标。患病率反映了人群患有某种疾病的状况，用于估计疾病对健康的危害程度，可为医疗资源规划、卫生设施配置及人力资源分配等提供科学依据。死亡率反映了一个地区人群的死亡频率，用于估计人群健康状况和卫生保健水平，为卫生保健和卫生规划提供科学依据。死亡专率是某病在特定人群、时间或地区的死亡率，常用于病因探讨和预防措施评价。病死率常用于表达疾病的严重程度，也反映了一个地区的诊治能力和医疗水平。分析病死率对进一步改善诊治能力，提高医疗水平有一定的意义。论文中若能使用当地人群数据，并能正确使用描述指标，则论文的适用性良好。

（二）分析性研究类论文

对于分析性研究类论文，应当从研究对象的人口学、社会学特征，疾病的临床特征及致病因素的暴露情况等方面来考虑适用性，即评估论文中的研究对象和当前适用的对象在上述特征上是否有相似性，特别是研究中的暴露因素和适用对象的暴露因素是否有相似性。如果与适用对象的特征相符，并且根据研究结果可以采取公共卫生措施并切实可行的话，则论文结论的适用性良好。

（三）临床试验类论文

临床试验类型的研究结论证据强度高，但其结论是否适用于目标人群需要慎重考虑。由于试验性研究的特征，在人群中施加某干预措施需要考虑该措施的安全性。在研究某些因素与疾病的关系时，常需要大样本人群并需要长期随访观察，其研究结论是否适用于一般群体仍值得商榷。

评价其适用性通常考虑以下几点。

1. 论文中所选择的研究对象与所在地人群特征是否一致　如研究对象的纳入标准是否与拟应用地区的病例特征相符，特别是年龄、性别、疾病的临床特征以及社会经济状况等。这些特征一致性好，则适用性良好，否则适用性差。

2. 重视数据分析　如在治疗性研究中，其研究结果可能在总体上缺乏适用性，但亚组分析时却有实际实用价值，此时亚组分析就非常重要。

3. 论文中的医疗环境与拟应用地区的医疗环境是否一致　论文中研究时的医疗环境或治疗措施，可能需要在一定资质的医院或特别的医疗环境条件，如医生的技术水平、医院的设备条件、患者的意愿以及经济承受能力等。如果拟应用地区的医疗环境达不到上述医疗环境时，可能无法开展相似的工作，此时适用性不佳。

（四）诊断试验类研究论文

诊断试验类研究论文所得的结论是否适用于当地机构或临床上的具体患者，可从以下几个方面来考虑。

1. 诊断试验的具体条件、方法、仪器与试剂以及结果的评判在不同的医疗机构中存在差别，不同的医疗机构的病例特征存在差别，不同地区某种疾病患病率也存在差别。因此，在一个地区能顺利开展的诊断性试验在其他地区可能无法开展。

2. 验前概率是指医生在做某项诊断试验前对就诊者患某病的可能性给出的一个概率估计。如果验前概率的估计偏差较大，诊断试验结果的解释也可能会出现较大偏差。因此，合理地估计验前概率，是选择诊断试验、确定验后概率的一个重要条件。

3. 评估验后概率是否能改变医生的后续诊疗方案。这通常会涉及诸多决策因素，需要权衡利弊、费用及患者意愿等。

第三节　毕业论文的评价标准

针对医学毕业论文或医学学位论文的评价标准，不同的科研部门、高校或单位，由于其评价的目的不同，评价的体系或评价指标也不相同，但其评价的主要内容仍然是思想性、科学性、创新性、适用性和可读性几个方面。以下是常见的论文评价体系或指标，并非唯一的标准。此处列举，只供参考之用。

一、毕业论文一般评价标准

目前通常对毕业论文或学位论文的评价，主要是对论文的质量给予定量的测评，通常的做法是给出一系列的评价条目，让评阅人遵照评价条目，在一定的框架下完成评阅。由于不同高校对论文质量的要求不同，掌握的标准不同。对于博士、硕士或其他毕业生论文要求也各不相同。表 16-2 是常见的论文评价指标及评价条目，以评价标准仅供参考。

表 16-2 论文评价的一般标准

评价项目	评价标准
科学性	研究的过程实事求是，尊重原始资料；实验方法真实可信，经得起他人验证；数据准确可靠，统计处理正确，引文得当；论文结构严谨，层次清楚，说理透彻，逻辑性强
创新性	理论深度、学术见解达到什么水平（与国际、国内水平比较）；方法、技术或理论的创新性；对已有方法的改进或技术的改进
适用性	能促进医学科学技术的发展，具有较高的实用价值；能解决预防及治疗中的实际问题，或有良好的开发应用前景；或能解决某一方面的问题，具有一般的实用价值
可读性	文题简明、确切，语言表达准确、行文流畅、提供了准确的信息。插图、表格、内容、参考文献等符合写作规范

部分高校的学位论文或毕业论文需要经过校内外专家评阅，其评阅的形式由学校制订，根据不同学校情况，可以是盲审也可非盲审。不同高校对于博士、硕士生学位论文或其他毕业论文的评审要求及标准不尽相同。

二、教育部学位中心医学学位论文的评价标准

为提高研究生学位论文评审的科学性、公正性和工作效率，教育部学位与研究生教育发展中心（以下简称教育部学位中心）建立了专门的学位论文评审平台，并组织专家对高校研究生的学位论文进行通讯评议。就医学院校研究生而言，大多数医学类院校研究生论文需要送至该平台评审。需要说明的是，不同院校对于论文有不同的评价体系或标准，教育部学位中心的标准也仅是一家标准，由于标准可能被更新或补充，此处不对此标准的准确性负责，如若平台的评价标准有变动，以平台的标准为准。现以该平台博士学位论文评审标准为例加以说明，硕士生论文或其他毕业论文的评审标准与此类似，仅供参考。

教育部学位中心博士论文的评价分为六部分，分别是分项评价；评阅人对创新点的证实与评价；总体评价；是否同意答辩；熟悉程度；综合评价。其中，熟悉程度与该论文无关。

（一）分项评价

评价的要求及标准见表 16-3，需要按评价要素给出每个分项的分数。

表 16-3 分项评价的指标及评价要素

评价指标	评价要素	分项评分
论文选题（满分25分）	选题的前沿性和开创性；研究的理论意义、现实意义；对国内外该选题及相关领域发展现状的归纳、总结情况	
创新性及论文价值（满分25分）	对有价值现象的探索、新规律的发现、新命题新方法的提出等新的科学发现；对解决自然科学或工程技术中重要问题的作用；论文及成果对科技发展和社会进步的影响和贡献	
基础知识及科研能力（满分25分）	论文体现的学科理论基础坚实宽广程度和专门知识系统深入程度；论文研究方法的科学性，引证资料的详实性；论文所体现的作者独立从事科学研究的能力	
论文规范性（满分25分）	引文的规范性，学风的严谨性；论文结构的逻辑性；文字表述的准确性、流畅性	

（二）评阅人对创新点的证实与评价

这个评价指标和上一条的分项评价是相关的，需要评阅人对论文的创新点进行评估，分为优秀、良好、一般及较差4个等级。

（三）总体评价

总体评价即对论文整体上给出一个评价，分为优秀、良好、一般、及格及较差。这里总体评价与前面的分项评价得分相关，90～100分为优秀；80～89分为良好；70～79分为一般；60～69分为及格；60分以下为较差。

（四）是否同意答辩

对于是否同意答辩的评价指标，一共给出了4个选项，分别是：①达到博士论文要求，同意答辩；②达到博士论文要求，但须对论文内容及文字进行适当修改后进行答辩；③基本达到博士论文要求，但须对论文内容进行较大修改后进行答辩；④论文未达到博士学位水平，不同意答辩。

（五）熟悉程度

这个指标考察评阅人对论文的熟悉程度，要评阅人根据自己的情况来做选择，与论文的质量无关。一共给出了3个选项：很熟悉；熟悉；一般。

（六）综合评价

这个指标分为两个部分，一是"学术论文的学术评语"，填写的内容要求是"请对论文的学术水平、创新性做出简要评述，包括选题意义、论文创新点、学科知识的掌握、写作规范性和逻辑性等。"字数要求是"至少150字"。

二是提出"论文的不足之处及建议"，填写的内容要求是"明确指出论文中存在的问题和不足之处，并请提出修改建议"。

思　考　题

1. 论文评阅有哪些基本要求？
2. 一篇论文的科学性，主要体现在哪些方面？
3. 评价论文适用性的意义？
4. 你如何看待论文评阅的不同标准？

（许　锬）

第十七章　医学毕业论文的答辩

第一节　医学毕业论文答辩的意义

一、什么是毕业论文答辩

　　毕业论文是高等院校的应届毕业生为了完成学业，综合运用所学的基础理论、专业知识和技能，就某一领域的某一课题研究（或设计）成果加以系统表述的具有一定学术价值和应用价值的议论文体。毕业论文通过专家评审后，即可进入论文答辩阶段。毕业论文答辩是一种正规且遵循特定组织形式的毕业论文审查形式，即对毕业论文作者的学术水平以口头问答方式进行考核和评审的过程。只有通过毕业论文答辩且成绩合格，学生才会被授予相应的学位。因此，毕业论文答辩是毕业论文工作的最终环节，是审查毕业论文优劣的重要形式，也是保证学位授予质量的有效手段。毕业论文答辩不仅考查学生的基础理论、专业知识、学术水平，也考查其语言表达能力、逻辑思维能力、临场应变能力，甚至还包括个人的学术道德和人格修养。在世界上所有具有完备研究生教育系统的国家里，毕业论文答辩都是学生在获得学位前必须完成的一项重要任务。

　　毕业论文答辩通常以公开答辩会的方式举行，包含 3 个主体：答辩人、答辩委员会以及答辩人申请学位所在的学位授予单位。答辩人是毕业论文的撰写者。一般情况下，答辩人必须通过规定的课程考试且成绩合格（临床医学和口腔医学专业硕、博士学位的申请者可能还需要通过临床能力考核），方能被允许参加论文答辩。答辩人需要在答辩会上陈述自己的毕业论文内容并回答答辩委员会成员的提问。答辩委员会负责审查毕业论文、组织答辩，并对硕士及博士学位的授予与否作出决议。不同学校对答辩委员会成员组成的要求略有不同。硕士毕业论文答辩委员会至少由 3～5 名具有副高及以上专业技术职称的专家组成，其中一般应包含校外单位的专家，答辩委员会主席应由教授或相当职称的专家担任。博士毕业论文答辩委员会至少由 5～7 名具有正高专业技术职称的专家组成，其中必须包含 2～3 位校外相关学科专家，答辩委员会主席由具有教授或相当职称的专家担任，并另设秘书 1 人负责答辩会的记录等工作。答辩人申请学位所在的学位授予单位负责组织相关学科的毕业论文答辩委员会，并设立学位评定委员会以及下属的学位分委员会（按大学科性质，如文科学位分委员会、医科学位分委员会）和学位评议组（按单位和学科，如附属第一医院学位评议组、生命科学学院学位评议组），负责对答辩委员会报请授予硕士学位或博士学位的决议作出是否批准的决定。论文审阅人一般不作为答辩委员会成员参加相关论文的答辩。

　　欧美国家的答辩会与我国的情况基本类似，但也有些不同：不同的学位授予单位之间也存在一些差异，这些差异主要体现在：①论文审阅人必须作为答辩委员会成员参加答辩；②答辩人导师必须作为答辩委员会成员参加答辩；③博士毕业论文答辩委员会最少可由 3 位教授组成；④答辩环节采用闭门方式进行，不对公众开放等。例如，英国博士毕业论文答辩，除遵循博士毕业论文答辩的基本要求外，还具有以下特点：答辩前可对答辩人进行辅导，官方组织和邀请教师与同学参加答辩人的模拟答辩，答辩人需要根据答辩委员的意见逐条修改论文等。

二、医学毕业论文答辩的特点

　　毕业论文答辩不同于一般的笔试或口试。首先，最大的特点是"考生"（即答辩人）对"考试"内容的熟悉程度要大于"考官"（即答辩委员会成员）。其次，毕业论文答辩实际上是面试，答辩委员会成员与答辩人面对面，即当面考查答辩人的综合学术能力及其对论文的理解，确定选题的意义和学术价值。最后，测试方式的多样性，它可以是问答形式，也可以是辩论形式。答辩时专家对文献的研究现状的了解、方法的合理性、论文创新点和学术贡献、应用价值、工作展望及其体业务问题展开提问，答辩人必须有问必答。当答辩专家的观点与论文观点相左时，答辩人可展开有理有据的争辩。因此，要想在答辩过程中表现优异，单单具有丰富的专业知识、技能是不够的，答辩人还需要展现良好的口头表达能力、思辨能力、心理素质和沟通交流能力。

三、医学毕业论文答辩的目的与意义

（一）医学毕业论文答辩对于学生的意义

对于学生来说，首要目的就是要通过毕业论文答辩并获得相应学位。另外，答辩时的表现也会影响最终毕业论文的成绩。虽然毕业论文的内容和质量是由学生在学习阶段的工作决定的，但是在论文答辩时学生的表现也会成为影响答辩委员会成员评分的重要因素。

除此之外，毕业论文答辩还是一个增长知识、交流信息的过程。很多时候，学生们不得不承认，他们在准备毕业论文答辩时阅读的参考书和文献的数量甚至比学习阶段其他时候加起来还要多。在答辩过程中，答辩委员会成员对论文中的某些问题阐述自己的观点或提供有价值的信息，学生可以从答辩专家处获得新的知识。在这种场合下，学生通常会对这个过程留下很深的印象，所以这对于学生来说也是一个非常良好的获取知识以及交流学习的机会。

毕业论文答辩也是一个锻炼口头表达能力和临场应变能力的绝佳机会。医学专业的学生取得学位后，无论是在医疗卫生、医学教育，还是科学研究、咨询顾问等领域就职，都需要在各种场合以类似答辩的形式介绍自己的医疗经验、学术成果或者投资方案，良好的口才是获得成功的要素之一。因此，毕业论文答辩提供了全面展示自己的勇气、雄心和才能的机会。

（二）医学毕业论文答辩对答辩委员会的意义

对于答辩委员会和学位授予单位来说，答辩是检验学生的学术水平是否达到相应学位要求的重要过程，总的来说主要有以下几个目的。

1. 检验毕业论文完成的独立性和真实性　毕业论文要求在导师的指导下独立完成，但毕业论文写作不同于课程考试，在监考老师的监督下完成。研究生毕业论文写作周期较长，一般需一学年以上完成。导师虽然可以在学术和写作技巧方面指导并督促论文的写作，但是无法做到全程严格监督。所以难免有极个别医学毕业论文存在他人代写、抄袭剽窃等作弊现象，甚至伪造实验结果等严重的学术不端问题。而答辩委员会有至少3名委员，可以从多个角度鉴别论文写作的真实度，并在答辩会的即时互动过程中通过相关提问来直接检验学生是否存在作弊的现象，从而保证毕业论文的质量。

2. 考查和验证学生对其所著论文的认识程度　学生提交的毕业论文内容可以基本反映但不能全面体现出其对论文的认识程度。由于各种主观和客观的原因，学生在撰写毕业论文时可能受结构或篇幅所限，对于应该展开或详述的部分并未作相应处理，或者由于理解上的偏差忽略了本该着重强调的问题，或者不规范地使用实验结果得出主观期望的结论，甚至由于逻辑漏洞或实验结果未达到预期而有意回避了某些环节。因此，答辩委员会成员可以对学生提出针对性的问题，从而检验上述情况是否发生。

3. 考查学生对专业领域的熟悉程度　一个合格的硕士或博士应当精通本领域内的知识和技能，并具有利用它们分析问题和解决问题的能力（博士还应具备独立分析解决问题的能力）。这些方面显然无法从仅仅围绕一个或几个具体科研项目的毕业论文中得到完全体现。通过答辩会的形式，答辩委员会成员可以直接考查学生对本领域重要知识的了解情况和融会贯通的能力，并通过对毕业论文的结果和讨论部分的针对性提问，检验学生是否具有独立进行科学研究的能力。

4. 考查学生的学术潜力　毕业论文并不能完全反映出申请者的综合学术水平。有时候即使两位学生具有相近水平的学术成果，但是有的申请者在完成实验的过程中可能仅仅是执行导师或高年级学生的研究意图，自己主动思维较少，而有的申请者会在整个研究过程中进行充分的独立思考和学习。由于答辩会提问的自由性，答辩委员会成员可以通过各种发散性思维的提问，考查学生对于整个学科或研究领域的理解和关键问题的把握，还可以当场要求其设计实验解决相关的科学问题，考查学生的创造力和想象力。如此，学生的综合学术水平和学术潜力可被充分地了解和评价。

第二节　医学毕业论文答辩前准备

一、答辩资格确认和答辩前手续办理

（一）答辩资格确认

一般来说，学生必须按培养计划的要求完成各项学习任务，通过全部培养环节，参加相关考试并成绩合格，并具备相当的外语水平，方能在规定时间内取得参加毕业论文答辩的资格。此外，部分学位授予单位还会额外要求学生以规定身份在一定档次的学术期刊上发表一定数量的论文（至少已被期刊正式录用），或获得相关级别的奖项。例如浙江大学对于申请科学学位的科研型博士研究生的要求是必须具备如下条件之一：①至少有 2 篇与毕业论文有关的学术论文在 SCI 收录的刊物上发表（含录用）。②有 1 篇与毕业论文有关的学术论文在影响因子大于 3.0（含 3.0）的 SCI 收录的刊物上发表。③有 1 篇与毕业论文有关的学术论文以共同第一作者在 SCI 收录的刊物上发表，排名为第二位作者要求刊物的影响因子大于或等于 5.0，排名为第三位作者则要求刊物的影响因子大于等于 10.0。④获得国家级科研成果奖或获得署名在第 1~4 位的省部级一等科技成果奖或署名在第 1~2 位的省部级二等科技成果奖。⑤临床医学和口腔医学学位的申请者还需要在攻读学位期间获得住院医师规范化培训合格证书，并通过临床能力考核，方能参加毕业论文答辩。

美国和加拿大的情况与我国类似。学生在通过答辩前需进行考试，获得一种非官方的头衔：ABD（All But Dissertation）。换句话说，只有学生先成为 ABD，才可参加毕业论文答辩。欧洲的一些国家如德国，很多情况下科研型博士生无须参加额外的考试，但需要通过每年一次的能力评估（以答辩的方式进行），方可参加毕业论文答辩。在上述这些国家里，一般情况下，学生取得毕业论文答辩资格所需条件中并无论文发表或获奖的硬性指标，其导师将会评估其是否达到了博士学位要求的水平，并在是否给予其毕业论文答辩资格的决定中发挥重要的作用。

总之，学生应在学习初期就了解并熟悉相关学位授予单位关于毕业论文答辩资格的规定，以确保在学业即将完成时顺利获得毕业论文答辩的资格。

（二）答辩前手续办理

学生在通过考试后，首先需要将完成的毕业论文送给指导老师，由其写出评语并填入答辩申请书，经审查通过后方能提交论文并申请审阅和答辩。虽然论文审阅人的名单对学生是保密的，但是对答辩委员会成员的名单并无此要求。我国大部分学位授予单位是由院系主管领导与教研室及指导教师协商确定毕业论文答辩委员会的组成人员。

二、医学毕业论文汇报的准备

（一）论文汇报内容的熟悉

答辩会上，答辩人首先需要陈述自己的毕业论文。因此，熟悉自己毕业论文各部分的内容是最基本的要求。

1. 前言（introduction）　答辩人应熟悉前言中提到的相关背景知识。例如毕业论文的内容是关于某种疾病，那么就应当熟悉该疾病的流行病学特征、临床表现、目前已知的发病机制、治疗手段等各种背景。如果毕业论文的内容是关于某种基因在某疾病的发生发展中的作用，就应当熟

悉该基因的物理化学特性（基因的大小、在染色体上的定位等）和生物学特性（剪切位点、转录水平、在不同组织和细胞中的表达水平差异、编码蛋白的功能等），以及已知该疾病发病的分子机制和研究现状。总之，只要是毕业论文中提到的知识点，应做到烂熟于胸。

2. 材料与方法（materials and methods）　答辩人应熟知毕业论文中所用的实验方法和技术，特别是关键技术的原理和应用范围。除此之外，还应了解类似技术的原理、应用范围以及各自的特点和使用局限性。如果实验方法部分涉及临床标本的采集，则应熟知采集过程以及选取标准。

3. 结果（results）　这部分内容是毕业论文陈述的重点。由于结果部分基本是由答辩人亲手做出的，并在论文写作过程中已经经过整理，印象较深，所以这部分反而是最容易准备的部分。答辩人只要注意陈述结果时的逻辑顺序，并注意突出主要结果即可。当毕业论文的结果太多时，应根据论文内容，仅介绍与所陈述主题密切相关的决定性结果，简述或省略辅助实验的结果或前期实验的结果，并仔细组织语言，做到言简意赅。

4. 讨论（discussion）　这部分内容是毕业论文写作时的难点，同样也是答辩时非常需要注意的地方。答辩人应了解自己论文的优点和薄弱环节，在答辩时作出客观评价。答辩人还应熟悉论文中学术观点的形成过程，哪些是借鉴了他人的观点，哪些是创新的观点。此外，在讨论部分的陈述中最好不要对实验结果和实验技术的细节做过多的评论。如果答辩人认为论文有些未尽之处，也可以在讨论部分补充说明。

（二）答辩幻灯片的制作

随着办公软件应用的普及，答辩人在毕业论文陈述时经常以幻灯片（PPT）配合投影仪作为辅助。所以，答辩演示 PPT 的制作也成为毕业论文答辩的重要一环。准备 PPT 的要点如下。

1. PPT 的内容　幻灯片的第一张应明确标注毕业论文标题、答辩人姓名、所属单位、指导教师姓名。最后一张一般是致谢部分，对所有对毕业论文有贡献的人员以及协作单位表示感谢。幻灯片的主体部分，即答辩报告内容，应包括选题目的与意义、研究方案或流程图、结果、结论、对自己完成情况的评价、论文的创新之处、下一步工作的展望以及本人在学习期间发表的论文目录等。推荐在主体部分前加上一张答辩报告目录，可以使听众提前熟悉答辩人的 PPT 结构，增强陈述的效果。

2. PPT 的模板　PPT 软件提供了各种各样的应用设计模板，即幻灯片背景画面。幻灯片最重要的功能是展示答辩的主要内容提要，它只是整个答辩过程中的视觉辅助手段，不可以喧宾夺主，更不可以影响到放映效果。因此，在选择模板时，首先应注意整个 PPT 要使用统一的模板。其次，作为学术性较强的医学毕业论文的 PPT，慎用过于花哨的背景画面，这些画面可能会遮挡文字部分，使观众难以分辨清楚。答辩人应尽量使用简洁和低调的白色底色模板，这样会使整个 PPT 较为清晰。另外，很多图表的背景也是白色，搭配白底色 PPT 会更加协调。如果偏好深色背景，可选择对比度强的蓝底黄字或黑底白字。答辩人可以直接使用所属单位的统一模板，也可根据个人的偏好自己设计模板。

3. PPT 的文字　文字不能太多，切忌大段抄写。要用简练的语言概括论文的核心内容，提倡多使用关键词。应充分利用图形或表格，并熟记描述图表的文字，可以达到更好的效果。统一各级标题和正文的字体、字号和行间距，使版面内容协调且有层次感。字体大小可选 PPT 默认的，正文最好不要小于 20 号。中文字体尽量用黑体或宋体，英文字体尽量用 Arial 或 Times New Roman。慎用不常见的字体，否则很可能因 PPT 软件不同或软件的版本不同而显示异常或无法显示。如实在无法避免使用较多文字，也应行与行之间、段与段之间有合适的间距，并应保证标题间距＞段间距＞行间距。

4. PPT 的图片　首先，应保证图片在每张幻灯片中的位置统一，并且不应使用过多不同的版式，否则会显得杂乱无章。对于照片类的图像数据建议采用 jpg 或 png 等位图格式。jpg 格式的图像效果足以满足一般观看的需要。png 格式的图像未经过压缩，画质较好，大小适中。tif 格式的图像虽然具有印刷品等级的高质量，但是无法明显体现在 PPT 中，且此种格式的文件体积较大，所以 tif 格式的图像一般情况下不适用于 PPT。如果是柱形图类主要以点、线和文字组成的、对于颜色要求不高的图像数据，则建议采用 wmp 或 emf 等矢量图的格式。这些格式的图像画质好，占用磁盘空间小，缩放不会影响图像质量，而且矢量图有无色透明的背景（或者说没有背景），便于和谐地安放在各种底色的 PPT 模板上。总的来说，答辩人应保证图片大小合适，其中的文字清晰可见。如果答辩人有一定的图形软件使用技巧，可以尝试使用 Adobe Illustrator、CorelDRAW 等矢量作图软件以及 Adobe Photoshop 等专业图形处理软件制作和处理图片，以达到更好的效果。

5. 准备答辩 PPT 的其他注意事项　①多用图表，少用文字，其中图优于表，表优于文字。②展示实验结果的部分图表较多，可以归纳每张幻灯片的内容作为这张幻灯片的标题。③可以适当使用校徽或机构的标志点缀 PPT。④放在 PPT 中的所有数据、图片应是毕业论文中最核心、最无争议的部分，尽量不要放与主题关系不大或可靠性不强的结论。⑤根据规定的答辩时间，控制幻灯片的页数，大约按照每分钟 1 页来准备。每页编上编码，方便在提问答辩环节有需要时回放。⑥为了表达流畅，可以适当加入一点动画效果，但是不要使用过多种类或太复杂的动画，以免使 PPT 显得凌乱。⑦如果要加入一段视频，一定要反复检查它们在不同操作系统和不同 PPT 软件中的兼容性。⑧致谢部分列出致谢对象的名字或名称即可，尽量避免大段抒情文字。

三、回答问题的准备

为了提高回答的质量和效果，答辩人在进行毕业论文答辩前就需要思考并准备问题。首先，答辩人要熟悉毕业论文的结构和内容、亮点和薄弱点，并思考和预测答辩委员会可能会在哪些方面提出问题。其次，答辩人可以有针对性地准备一些"常规问题"的回答。这些"常规问题"包括但不限于：①对选题意义的提问；②对重要观点及概念的提问；③对论文创新点的提问；④对论文细节的提问；⑤对论文数据来源的提问；⑥对论文薄弱环节的提问；⑦对自己所做具体工作的提问；⑧对与论文相关的扩展性问题的提问。除此之外，答辩人可以提前去旁听有本人答辩委员会成员参加的其他答辩会，事先了解该委员提问题的方式和偏好。但总的来说，提问环节主要是考查答辩人的综合学术能力，而这种能力是日积月累形成的。

四、预　答　辩

为了使答辩人提前适应答辩会的气氛，并帮助他们发现并解决一些可能遇到的问题，可引入预答辩制度。预答辩是在论文评审结束、正式答辩前的一次试答辩，由答辩人所在课题组或科室组织。预答辩专家由论文涉及专业相同或相近的研究生导师组成，由专业相同或相近的研究生和本科生旁听。预答辩时主要由专家提问，听众也可提问，答辩人不清楚的问题也可向专家咨询。为了协助答辩人准备正式答辩的提问环节，预答辩的提问环节通常较为漫长，听众所提问题的类型会较为全面、深入。答辩人应当像对待正式答辩一样认真准备预答辩，并详细记录自己在预答辩中无法回答或回答不好的问题。如果答辩人所在课题组或科室没有这个惯例，可以自己向导师申请预答辩的机会，或邀请同学自己组织一个预答辩。

五、其他需要注意的问题

除以上和答辩直接相关的事项外，答辩人也可从以下几个方面加以注意。

1. 注意仪态和风度　答辩是一个正式的场合，答辩人要仪容整洁、举止大方，不宜穿得过于随便，体面的装束可以增强自信。

2. 准备好参加答辩会所需携带的资料　如毕业论文、原始记录本、重要图片、说明提要、主要参考资料等。涉及临床病人的论文，还应准备医学伦理委员会批准意见表、知情同意书，这种严格的学术规范和伦理道德约束体现了社会责任感。准备记录用稿纸，以便把答辩专家提出的问题和有价值的意见记录下来。

3. 其他答辩前注意事项　①抽时间旁听其他人的答辩，熟悉流程；②应亲临答辩地点，熟悉现场布置，测试用于答辩时的有关设备、PPT 能否正常运行；③手机关机或调成静音；④反复熟悉汇报内容，练习表达。

第三节　医学毕业论文答辩程序

一、答辩流程规定

毕业论文答辩是检验论文质量的重要环节，是我国新医科建设中的关键环节，有助于医学生树立严谨求实的科研态度，践行"健康所系，性命相托"的医学誓言，将新时代的医学生打造为优秀的医学科研工作者，同时拔尖创新型医学人才引领未来医学发展。为避免答辩中的形式主义，保障医学研究生的教育质量，各学位授予单位均对论文答辩流程制定了规范。一般来说，对博士毕业论文和硕士毕业论文在答辩流程的时间（包括报告时间、提问时间和回答时间）要求上存在细微差异，此外，总体流程大致相同。山东大学和中国疾病预防控制中心硕博研究生的毕业论文规范化答辩流程如下：① 答辩开始前由学位评定分委员会负责人或委员宣布答辩委员会主席及成员名单。学位授予单位对于答辩委员会成员的构成要求略有不同，但一般均要求申请人导师不能被聘为答辩委员会成员。②答辩委员会主席宣布答辩开始并主持论文答辩。③答辩人导师介绍答辩人的基本情况，内容包括答辩人的简历、执行培养计划、从事科学研究、论文写作等情况及论文的主要学术价值。④答辩人报告毕业论文的主要情况，重点报告论文的主要观点、创新之处和存在问题，以及其他需要补充说明的内容，博士研究生报告时间应不少于 30 分钟，硕士研究生报告时间应不少于 20 分钟。⑤答辩委员会主席宣读或简要介绍导师和评阅人对论文的评审意见。⑥答辩委员会提问，答辩人回答问题。提问后，可给答辩人一定的准备时间。答辩委员将重点考查答辩人回答所提问题的科学性、准确性。答辩委员会委员对博士研究生的提问时间应不少于 40 分钟，对硕士研究生的提问时间应不少于 30 分钟。⑦答辩委员会举行内部会议，作出答辩评价，讨论、投票表决并通过答辩决议书，对是否建议授予学位作出决议，由主席委员签字。⑧由答辩委员会主席向答辩人当面宣布表决结果，并宣读答辩委员会决议和是否建议授予硕士或博士学位的决议。⑨答辩结束后，由答辩委员会主席宣布答辩结束，答辩委员会秘书必须核对完所有申请人的资料后才可允许其离开。

欧美的一些国家，答辩流程可能与国内有所区别。例如，在英国一些大学的毕业论文答辩中，没有论文答辩这个环节，只是以口试的方式进行，即全程由答辩委员会成员提问，答辩人即时作答。而在英国有毕业论文答辩环节的学校中，博士研究生的答辩流程与国内的流程相差甚多，比如答辩委员会通常由校外评审、校内评审和主席组成，主席主要负责介绍答辩规则和记录提问内容，答辩人在几分钟内对自己毕业论文的背景、选题、意义等进行简短的陈述，之后需要接受很长一段时间的提问并作答。美国部分大学除常规的开放式毕业论文答辩外，还有一个口试环节。也有一些国家要求学生必须完成博士学位的"口头答辩"，大致形式是学生单独与少数几个考官，或在一个大的考试小组，面对面讨论自己的研究（这两种形式的答辩通常持续 1～3 小时）。

我国硕博毕业论文答辩的流程始终在不断发展创新的过程中，从引进西方学位制度到逐步中国化，再到疫情期间创新应用线上答辩，展现了我国新医科建设中以问题为导向持续改进保障体制机制的建设，为我国医疗卫生体系建设提供了强大的人才支撑，全面服务健康中国建设。

二、答辩环节

（一）答辩时的语言技巧

1. 语速语调　各高等科研院校对毕业论文的答辩时长都是有严格要求的，因此答辩人在答辩过程中首先应该保证在有限的时间内清晰地陈述论文主要内容，充分利用有限的时间让听众最大限度地理解所陈述的内容。所以这就要求答辩人要注意随时调整陈述的语速和详略安排，在不超时也不提前结束汇报的基础上，逐一对论文的要点进行清晰、流畅地阐述。其次，答辩人在整个答辩过程中应尽量保持饱满洪亮的声音和抑扬顿挫的语调，并适当加入一些停顿，清楚完整地汇报自己的科研学术成果。汇报过程中要有一定的起承转合，过于平淡的语调会使听众注意力分散而跟不上答辩人的逻辑，从而难以理解所汇报的内容。为避免上述问题，答辩人应该在正式答辩前反复训练、模拟答辩并进行预答辩，对答辩流程充分知悉，确保答辩时有底气、有自信。

2. 英文和拉丁文词汇的使用　在医学科研工作中和毕业论文答辩的过程中，不可避免地会使用一些英文（或拉丁文）的医学或生物学专业术语。有些专业术语在平时科研及临床应用中都是直接以英文（或拉丁文）表示的，如 CT、MRI、Western blot 等。也有一些术语，特别是一些疾病的名称如慢性阻塞性肺疾病（chronic obstructive pulmonary disease，COPD）、冠状动脉性心脏病（coronary heart disease，CHD）等，在专业领域中通常会使用英文进行表述，但在现场答辩委员会委员中可能会存在非本研究领域的专家，他们并不熟悉这些专业术语，因此答辩人在使用这些术语时，可以选择在论文答辩过程中第一次出现时使用两种语言并列解释，并声明在之后的答辩中用英文（或拉丁文或缩写）来表示。如此一来，既体现了答辩人专业的学术素养，又可以使自己答辩的内容简洁具体，避免引起现场观众的误解和疑惑。如果答辩人选择用英文进行论文答辩，那么首先要确保的是自己具备一定的英文听说能力，其次要准确掌握答辩中出现的复杂英文（或拉丁文）术语的正确发音，以免出现引起歧义的发音。另外，需要注意汇报幻灯片中拉丁文的书写规范，以及物种种属拉丁名称斜体。

3. 人称　答辩过程中应尽量使用第一人称，即"我"或"我们"，"我"可以表现答辩人有足够的自信心在论文中明显地强调自己的作者身份，而"我们"则在一定程度上强调了集体的力量，体现了答辩人谦虚好学的品质。毕业论文的撰写要求是答辩人自己完成的，但科研的过程离不开团队的帮助，使用第一人称可以反映答辩人良好的个人科研能力和团队协作能力，更易获得答辩委员会委员的认可并引发听众的共鸣。

（二）答辩时的节奏控制

1. 鲜明概括论文答辩的主旨　根据国内各高等科研院校对毕业论文答辩的安排，通常一场答辩会安排几个答辩人依次进行答辩，这就需要答辩委员会委员长时间集中注意力地参与答辩评审，因此答辩人（尤其是答辩次序靠后的答辩人）在答辩时要注意亮明论文答辩的主旨，从而达到给答辩委员会成员留下深刻印象的目的。答辩人在答辩时要注意语言简洁、主题突出，通过层次分明的结构围绕主题展开陈述，详略有序地安排整体布局，突出强调毕业论文研究中的难点和创新点。

2. 概述论文研究的内容　由于毕业论文的篇幅较长，需要答辩的内容也较多，为了让论文呈现的内容不冗杂而且听众又恰好可以理解其中的内容，理清文章的脉络，应在汇报一开始陈述论文的整体结构。一般情况下，学位授予单位也会明确要求答辩人使用幻灯片辅助答辩，比较理想的做法是在正式陈述论文内容之前加入目录页的幻灯片，概述接下来陈述的步骤和内容。下面将以硕士毕业论文《山东省男男性行为者对基于网络的 HIV 自检服务的接受性研究》为例，叙述论文汇报过程：

幻灯片文题：答辩内容——Content

（我将从以下三部分向各位介绍我的毕业论文"山东省男男性行为者对基于网络的 HIV 自检服务的接受性研究"——I will present my dissertation "Acceptability of Internet-based HIV Self-testing Service among Men Who Have Sex with Men in Shandong Province" to you in the following three parts.）

1. 背景介绍 Introduction

（在这个部分我会介绍艾滋病流行现况、男男性行为者规模和基于网络的 HIV 自检服务的背景以及我们关心的其他科学问题。——In this part I will introduce the background knowledge of HIV self-testing service, the epidemic of HIV/AIDS, the size of MSM population, and other scientific questions we focused on.）

2. 方法与结果 Methods and Results

（在这个部分我将向大家介绍此研究设计的流程图、MSM 对基于网络的 HIV 自检服务的接受意愿及其影响因素和 MSM 接受意愿与行为的一致性等结果。—— In this part I will introduce the flowchart of study design, the willingness to use online HIV self-testing service and associated influencing factors, and the consistency between willingness and use of online HIV self-testing service among MSM.）

3. 总结与展望 Summary and Perspectives

（最后我将对我们的研究结果进行总结，并展望我们的研究成果在今后对男男性行为者提高基于网络的 HIV 自检服务应用方面发挥作用。——Finally I will summarize our findings and discuss the perspectives in the use of online HIV self-testing service among MSM in the future.）

此后，在开始陈述每部分内容之前用一张幻灯片简要预告相应的内容。如果毕业论文涉及两个或两个以上的课题，那么答辩人务必要在正式开始答辩之前加以说明。

（三）答辩时的体态辅助

1. 适当的肢体语言 虽然答辩是以口头陈述为主，但在答辩过程中加入一定的肢体语言会更好地引导听众紧跟答辩人的思路，在一定程度上提高答辩效果，但辅助的肢体语言幅度通常不应该过大，以免分散答辩委员会委员的注意力。切记不要总是笔直地站在原地不动或长时间背对答辩委员会委员，正确的做法应该是微微欠身以示谦虚礼貌，在强调幻灯片上的相关内容时加入手或激光笔的移动，必要时也可以略微挪动步伐到展示幻灯片的大屏前用手指出当前重点强调的内容，充分展示演讲者的自信和风采。实际上，优秀的演讲者都非常善于使用肢体语言，生动合理的肢体语言和良好的精神面貌不仅可以在答辩过程中给答辩委员会委员留下良好的印象，还可以在论文陈述和接受提问的互动过程中显示答辩人的礼貌和自信。

2. 注意眼神交流 论文答辩时答辩人与现场听众的眼神交流也十分重要，一场答辩会持续的时间通常在数小时以上，答辩人应不时地将目光投向答辩委员会委员以及其他听众，提高听众对答辩内容的兴趣。答辩人在眼神交流的过程中，可以先依次注视几个答辩委员会委员，然后再将目光投射至在场的其他听众，如此循环往复，让在场的所有人都感受到一种良好的学术互动氛围，但要明白眼神交流只是论文答辩过程中的辅助手段，并不是必须要与现场的每位听众都进行眼神互动，答辩人重点关注的仍然应该是论文内容的汇报，切不可因为因过度关注辅助手段而忽略、遗忘了汇报的重要环节。

（四）答辩时的加分经验

优秀的论文答辩者不会在幻灯片上设计大篇幅的文字，也不会照着幻灯片念，而是以一种陈述故事的方式将论文的主要内容汇报给听众。自信流畅的答辩不仅说明答辩人充分消化了自己的论文内容，而且可以体现出答辩人较强的学术素养，从而获得答辩委员会委员的认可。以下整理了一些论文答辩过程中可以使答辩委员会委员眼前一亮的加分经验，仅供参考。

1. 组织夺人眼球的开场词 良好的开端是成功的一半，答辩会现场气氛较为紧张，不少答辩人会在正式开始答辩前陷入头脑空白或者一时语塞的困境，这不光会让答辩人加重自己的紧张情绪，也会使其在后续答辩的过程中心有余悸，更加会直接影响到答辩委员会对答辩人的印象评分。

因此准备一段高效的开场白预告答辩的意图和主要内容有助于应对上述突发情况，缓解答辩人的紧张，便于尽快进入答辩状态；但应避免负面的开头，因为这既不能体现对答辩委员会委员和其他听众的尊重，也暴露了答辩人的准备不充分、自信心不足，同样会使印象分大打折扣。自信流畅的开场白，能够让答辩者快速进入状态，之后的主体内容陈述自然也会顺利很多。而最快进入答辩状态的方法就是提前准备一段简单的开场白，例如：

> 各位答辩委员、老师和同学们，大家好！今天很荣幸能够在这里，向大家汇报我的硕士/博士毕业论文，题目是……。本篇论文是在我的导师×××的悉心指导下完成的，在此，我要向我的导师×××致以诚挚的敬意和衷心的感谢，同时也感谢各位老师在百忙之中抽出时间来参加此次答辩会，下面我将从这几个方面来陈述……
>
> (Dear professors and colleagues, it is my greatest honor to welcome you to the defense of my Master/Doctor dissertation, entitled..., which is completed under the supervision of ×××. I would like to express my sincere respect and heartfelt thanks to my supervisor ×××, and thank all the professors for taking time out of your busy schedule to attend this defense meeting. I will present my research work in the following parts...)

2. 适当使用问句　医学毕业论文并非单纯地介绍某种概念或现象，而是从研究一个或数个医学科学问题，到如何解释实（试）验中出现该结果的过程。因此当答辩人的论文涉及这些内容，就不妨谦虚发问。例如：

> • 之前的研究显示我国有接近 50% 的 MSM 从未参与过任何形式的 HIV 检测，那如何解释低 HIV 检测率呢？
>
> (Previews studies have shown that nearly 50% of MSM are never tested for HIV in China. How could we explain such low HIV testing rate?)
>
> • 我们已经得出了 MSM 对基于网络的 HIV 自检服务的接受程度较高，那么他们对基于网络的 HIV 自检服务接受意愿与行为的一致性又如何呢？ (We have concluded that the MSM have a high acceptance of online HIV self-testing service. Then how about the consistency of willingness and utilization to online HIV self-testing service?)
>
> 问句的合理使用有助于在汇报中建立较强的逻辑结构，引发听众的思考，比从头到尾的平铺直叙有更好的效果。

3. 应用过渡性语言提示接下来的内容　幻灯片是论文的线索，对答辩的内容起到了很好的串联作用，答辩人为展示从不同角度证实的实（试）验结果或证实的不同问题，通常会制作多张幻灯片，因此答辩人需要在上一张幻灯片的末尾设计一些承上启下的语言，自然过渡到接下来要讲的内容，以便听众厘清前后脉络。例如：

> • 研究结果已经证明了 MSM 选择不同 HIV 检测模式的人群不尽相同，接下来我们想知道哪一类人群更倾向于 HIV 自我检测。(The results have demonstrated that MSM subgroups may choose various HIV testing modes. Next, we wanted to know which subgroup of MSM were more likely to use HIV self-testing service.)
>
> • 这里我们已经验证了 MSM 对于网络的 HIV 自检服务接受意愿与行为的一致性较差，下面我们进一步探索了造成意愿与行为不符的影响因素。(Here we have demonstrated the low consistency of willingness and utilization to online HIV self-testing. In the next step we examined the influencing factors.)

4. 其他需要注意的地方　①应按照合理的逻辑顺序依次陈述实（试）验结果，语气要肯定，是即是，非即非，切忌模棱两可。②答辩要坚持实事求是，切忌浮夸虚假，避免出现日常口语，如"嗯"、"呃"，避免语速僵硬或语调平淡；在强调论文的创新性时，谨慎使用排他性的词语，如"首次"、"唯一"等；可以适当使用一些如"值得注意的"等词语来增强论文答辩的表达效果。③一般不选用过于花哨的答辩幻灯片模板，常以低调简洁为宜；幻灯片上切忌出现长篇大段的文字，结果的部分优先选择用图表呈现；答辩过程中讲解图表时，注意使用鼠标或激光笔之类的辅助工具指示正在讲解的具体部位。④答辩结束前诚恳致谢，向答辩委员会成员和其他听众示以尊重和敬意。⑤运用适当的辩术，与答辩委员会成员展开辩论要注意分寸，保持答辩礼仪。⑥若答辩会受疫情或其他客观因素的影响改为线上进行时，答辩人需要熟知所在学位授予单位的线上答辩全部流程，同时需要在正式答辩前准备备用设备以应不时之需，熟练掌握设备调试技能，反复模拟答辩，同时正式答辩应在安静的房间进行，并在最大程度上确保稳定的网速。

三、提问互动环节

（一）答辩委员会成员提问的特点和原则

1. 答辩委员会成员提问的特点

（1）提问的数量：有的学位授予单位会明确规定答辩委员会成员提问的顺序和数量，而有的单位却没有硬性规定。一般来说，各成员提问的顺序是随机的，数量则是2~3个及以上。

（2）提问的范围：答辩委员会成员提出的问题一般都在论文内容所属学术范围，通常来源于答辩人研究领域和幻灯片中展示的内容。

（3）提问的难易程度：大多是由易到难，从简单到复杂，考虑提问环节在国内大部分学位授予单位的答辩会上都重在考核答辩人的即时作答能力，因此从简单的问题切入，可以帮助答辩人缓解紧张情绪，增强自信，更好地找到应答状态，使其在后续的应答中能更好地发挥。

（4）当答辩人遇到较难的问题时：也不用过分紧张，通常答辩委员会专家会以启发式的语言加以引导，这时答辩人更要集中精力，紧跟答辩委员的思路，以期找到合适的回答；答辩人如果经过启发和引导之后仍无法作出令答辩委员满意的回答，此时答辩人可以谦虚承认自己学习上的不足，并保证答辩会结束后会查缺补漏，或在答辩时间充裕的情况下请答辩委员赐教。

在欧美部分大学中，答辩人在答辩过程中还要经过一个不对外开放的口试环节。该环节通常是少数评审专家与答辩人进行的，所以他们为了考查答辩人对本学科知识掌握是否全面，会提出一些与毕业论文无直接关联、但属于答辩人研究领域的问题，旨在进一步考查答辩人的临场作答能力，答辩人需要为此作更充分的准备工作。

2. 答辩委员会成员提问的原则和方式

（1）难易结合的原则：答辩会上，答辩委员会成员提问的难度和深度会和答辩人的论文审阅成绩、导师意见以及论文汇报情况相关，之前已经获得了导师较高评价或取得了较高论文审阅成绩的答辩人可能会被问到更有深度和广度的问题。

（2）原理和应用结合：实践是检验真理的唯一标准，医学是理论与实践结合性较强的学科，为了全面考察医学毕业论文中得出的科学理论，判断其在实践应用中的可行性，答辩委员在答辩中通常会结合医疗方法或实（试）验的原理以及论文结果在应用方面的意义来提问。

（3）提问具有连贯性：答辩委员会成员提问时习惯从前一个问题引申到下一个问题，由点及面，由浅入深。例如，答辩委员会成员首先提出较简单的问题："你的论文选题来源于什么？"。答辩人回答时如果提到了某种机制或者模型，下一个问题可能就是："既然你提到了某种机制或者模型，那么它在当前应用中有何特点？"。如果答辩人提及了该机制或者模型的一个缺点，那么下一个问题可能就是："在你的研究中，你是否采取了一定方式方法去避免或消除该缺点所带来的不良影响呢？如果有，请叙述具体操作步骤"。

（二）答辩人应答问题的注意事项

1. 答辩委员会提问　　是整个答辩过程的重要组成部分。答辩人在完成这个环节时应注意：

（1）保持自信，从容淡定：答辩时的自信源于日常点滴积累和答辩前的充分准备，自信从容的精神状态会给答辩委员会留下良好的印象，过分紧张则会严重降低答辩人的真实水平。此外，答辩人还可以通过组织预答辩，模拟答辩场景，积累答辩和演讲经验，邀请老师和同学对自己的答辩进行点评和提问，以便在正式答辩时从容应对。

（2）礼貌用词，控制情绪：答辩人在回答问题时应充分展示自己对答辩委员会的尊重，提前准备好在回应每一类提问时的礼貌用语，当委员对答辩人的答辩过程先予以表扬再提问时，答辩人首先应礼貌感谢回应，然后再回答问题；当遇到棘手问题或受到质疑时，也应保持礼貌并就自己的一些想法进行合理解释；即便是答辩结果不理想，也应该控制好情绪，礼貌退场。

（3）仔细思考，明确要点：一般来说，提问环节要求即时作答，答辩人没有太多思考时间，因此在答辩委员会委员提出问题的过程中，答辩人需要集中注意力、仔细思考后准确作答。必要时，答辩人可以事先准备纸笔来记录提问内容；如果没有听清楚问题，可以礼貌地请示答辩委员会成员能否重复一遍问题；如果认为问题比较含糊或者对问题中的某个概念不清楚，可以说出自己对问题的理解或直接询问，也可以礼貌地请提问者加以解释，切忌答非所问来掩饰自己对于提问内容的不解。

（4）言简意赅，结构清晰：答辩人在明确了答辩委员会成员所提问题的要点后，如果心中已有准确无误的答案回答，就应该流畅地将其表达出来。例如，在回答是非类的问题时，模棱两可的回答是不可取的，答辩人应首先给予肯定或否定的答复，一语中的，并借助论据展开论证。回答概念解释或过程描述类的问题时，答辩人应注意厘清层次，建立逻辑关联，总体概括，分而叙之。回答评述学术观点类的问题时，答辩人尤其要仔细审题，确保回答客观全面，切记不要在没有证据支撑的情况下妄作结论。

（5）实事求是，谦虚表态：答辩委员会成员多半会在自己擅长的学术领域提出与答辩人论文相关的内容，或者他们在心中早已有了对这个问题的答案，向答辩人提问重在考察其对有关内容的熟悉程度或验证答辩人能否给出与之相近甚至超出预期的答案。因此答辩人一定要紧扣中心作答，如果确实没有思路，也不要乱说一气，正确的做法是，实事求是地承认自己在这方面的知识还有欠缺，并向提问人谦虚请教，也可表态说答辩结束后会认真思考，弥补不足。

（6）捍卫观点，合理应辩：答辩人在回答单纯的基础知识类的问答题时，给出正确全面的答案即可，不需要进行赘述。而在涉及学术观点探讨的问题方面，答辩人的回答要尤为慎重，首先应该明确的是这类问题通常没有标准答案，言之有理即可。如果答辩委员会委员与答辩人在某些观点上持不同意见，立即随声附和是不明智的，因为这样一来，答辩人不仅否定了自己的学术研究成果，也暴露出未仔细思考就盲目跟风他人观点的缺点。在保证对委员充分尊重的前提下，与其展开合理辩论来捍卫自己的学术观点是相对较好的做法，但要注意尽量使用委婉的语言，不要轻易发出否定的言论和展现很强的攻击性；如果自己的研究数据经得起推敲，有理有据，并且是经过认真思考和多方验证的结果，那么出色的辩论既可以捍卫自己的学术观点，也能够充分展现自己的学术能力，不仅不会令答辩委员会委员感到不快，反而会增强其对答辩人学术能力的认可。

（7）总结过程，自省提高：答辩会不只是检验答辩人学术成果的过程，也是答辩人提高自身学术水平的机会。答辩会结束后，答辩人首先应该对自己没有回答出来或回答得不理想的问题进行归纳总结和进一步探讨学习，必要时可以向身边的老师同学求教。对于回答得较好的问题，也要仔细回顾，加深理解，举一反三。为了使答辩会更好地发挥学术交流的作用，答辩人还应系统总结答辩委员会成员在提问过程中讲述的知识、提出的建议，以及对答辩人的总体评价。以上总结和反思过程，可以帮助答辩人积累更多本专业方面的经验，提升自己的学术水平。

2. 一些应答技巧 在答辩过程的提问环节中，一些应答技巧的使用，可以为答辩人的答辩效果锦上添花。

（1）不卑不亢，有理有据：答辩会通常会给答辩人以严肃紧张的压迫感，答辩人在回答问题前要努力平复自己，既不要过度紧张，也不要过度亢奋，应该集中注意力保持理性思考，在想到合理应对方式之后，尽可能用简洁的语言作答，不要拖泥带水。

（2）控制节奏，赢得时间：如果答辩人遇到了较为复杂和棘手的问题，不妨先以"这是个非常好的问题……"之类的语言礼貌回应然后将自己的回答娓娓道出，既显示了对提问委员的尊重，也为自己争取了一段缓冲时间来充分思考和组织语言，同时还能够表明自己接下来的作答是经过仔细思考的。

（3）理性应对否定评价，切记不要针锋相对：如果遇到答辩委员会委员指出论文工作的不足或错误、回答问题时的不足或错误，但实际上经过答辩人验证且并不存在的错误，答辩人可以选择委婉澄清并给出依据。

第四节　医学毕业论文答辩结果及材料整理

决议适用于会议讨论通过的重大决策事项，是坚持实事求是精神的集中体现，毕业论文答辩委员会决议内容必须充分、具体，力戒空话、套话。各高等科研院校在决议篇幅上也做了不同要求，以山东大学公共卫生学院为例，博士答辩决议字数为 501~800 字，硕士答辩决议字数为 301~800 字。同时，在答辩结束后及时配合材料整理归档并上交学校，是论文出版和评奖的必经过程，既是对自己负责，也在一定程度上促进了学术交流。

一、答　辩　决　议

（一）答辩决议类型

答辩结束后答辩委员会对答辩人的答辩能力及论文写作水平以不记名投票方式进行表决，经全体成员 2/3 以上同意方为有效，将产生以下两种结果：①通过，学生会被授予相应的学位；②未通过，经答辩委员会不记名投票，全体成员过半数通过，硕士毕业论文可在一年内修改后，重新答辩一次，博士毕业论文可在两年内修改后重新答辩一次。如仍不通过，不得再次重新答辩。硕士学位申请人的论文，如已相当于博士毕业论文的学术水平，答辩委员会除作出建议授予硕士学位的决议外，还可建议申请博士学位。博士学位申请人的论文，如果未达到博士毕业论文的学术水平，但已达到硕士毕业论文的学术水平，而申请人未获得该学科硕士学位的，答辩委员会可作出授予硕士学位的决议，报请学位评定分委员会审批。

答辩委员会会根据申请者的毕业论文答辩情况给出不同评价，包括优秀、良好、及格和不合格，包括我国在内的多数国家的学位证书中通常不会注明该评价。而在部分国家如德国，会根据毕业论文答辩和审阅情况，授予申请者相应的荣誉学位并注明在学位证书中。

（二）答辩决议的形成过程

在我国大部分的研究生学位授予单位，答辩委员会采用闭门无记名投票的方式对毕业答辩情况作出决议，基本流程如下：

1. 评议毕业论文水平及答辩情况　答辩委员会会根据答辩人的选题、课题设计、研究成果和论文写作水平等对答辩情况作出综合评价。评价分为 A（优秀）、B（良好）、C（合格）、D（不合格）四个等级。

2. 是否通过　在对答辩情况充分交换意见的基础上，以无记名投票方式作出是否建议授予学位的决定。经答辩委员会全体成员 2/3 及以上同意者为通过。

3. 讨论并形成答辩决议书　答辩决议书需由答辩委员会主席、委员分别签字。答辩决议必须有对论文不足之处的评语和修改要求，否则无效。

4. 审查答辩决议书并由主席签署意见。

在答辩会上有可能出现个别答辩委员会成员因故临时缺席的情况。如此时到会委员的人数符合基本人数要求，答辩会将正常进行，但缺席的成员将失去投票权，也不得委托他人代为投票。

（三）答辩决议书的书写与示例

以山东大学为例，硕士论文答辩委员会决议的写作规范及要求如下：

1. 论文答辩委员会决议需包括的内容

（1）对论文选题的评价：选题对学科发展、经济建设、社会进步有何理论意义或实用价值；立论依据是否充分，对国内外相关文献的了解是否全面。

（2）对课题设计的评价：研究目标是否明确，研究方法是否先进、恰当，技术路线是否清晰、缜密，课题的难易程度如何。

（3）对研究成果的评价：研究内容是否完整，实验数据是否真实，结论是否正确，理论分析是否严谨；创新性何在，并对论文的创新点（一般不超过 3 点）进行等级评价。论文创新性分为 4 个评价等级：①有很强的创新性；②有较强的创新性；③有一定的创新性；④没有创新性。

（4）对答辩人业务水平及论文写作水平的评价：答辩人对本学科领域基础理论及相关知识的掌握是否扎实，是否具备独立从事科研工作的能力；论文结构是否合理，层次是否清晰，行文是否流畅，分析论证是否合乎逻辑，写作是否符合规范。

（5）对论文不足之处的评价：须明确指出论文尚有何缺点和不足，有何需改进或进一步深入研究的问题。

（6）对论文答辩情况的概述：答辩人回答问题是否完整、准确，思路是否清晰；答辩中存在什么问题和不足。

（7）对是否建议授予学位的结论性意见：①建议授予硕士学位；②建议重新答辩；③建议不授予硕士学位；④达不到硕士学位水平。

2. 结尾部分的体例应统一　答辩人对答辩委员会提出的问题做了……回答，答辩委员会表示满意（或基本满意、或不满意）。经全体答辩委员会委员评议和无记名投票表决，一致（或具体票数）通过（或不通过）该论文答辩，并建议校学位委员会授予其硕士学位（或其他结论）。

3. 硕士学位论文答辩委员会决议　决议内容必须充分、具体、力戒空话、套话，篇幅不能少于 500 字且不能多于 800 字。

4. 严格审核　学位评定分委员会需对论文答辩委员会决议作严格审核，不符合写作规范要求的决议将不予提交校学位评定委员会审议。

5. 硕士论文答辩决议书示例如下。

硕士论文答辩委员会决议

作者姓名：×××　　　专业：流行病与卫生统计学

论文题目：×××

登革热是经由伊蚊传播登革病毒引起的急性传染性疾病，具有气候敏感性的特征。随着全球变暖，登革热已成为全球分布最广泛、增长最迅速的蚊媒传染病，目前全球有 25 亿人口处于感染登革热的风险之中。该论文基于国家自然科学基金项目"×××"，在 ××× 地区开展热带气旋对登革热发病和伊蚊密度影响的研究。

该研究立项前对该领域国内外研究现状进行了较为详尽的分析，研究思路比较清晰，技术路线基本合理，在本领域内有良好的创新性，分析论证合乎逻辑。数据采集规范，统计分析方法正确，结果客观。该研究选题具有一定的应用价值以及公共卫生意义，研究结果有助于我国登革热的防治及国家传染病防控政策的制定。该生对本学科领域基础理论及相关知识的掌握坚实，工作量足够，具备独立从事科研工作的能力。论文写作概念基本正确，文字表达通顺，条理基本清楚，层次分明，论文格式符合要求。论文汇报思路清晰，简明扼要，阐述生动，重点说明了其硕士期间完成的工作和成果。

论文的不足之处为：……

答辩人对答辩委员会提出的问题作了全面、细致的回答，答辩委员会表示满意。经全体答辩委员会委员评议和无记名投票表决，一致通过该论文答辩，并建议校学位委员会授予其硕士学位。

答辩委员会主席（签字）：

二、答辩通过后的材料整理

（一）论文存档

根据我国《中华人民共和国学位条例暂行实施办法》中的规定，已经通过的硕士、博士毕业论文，应当交存学位授予单位图书馆一份；已经通过的博士毕业论文还需交存北京图书馆和有关的专业图书馆各一份。因此答辩人在通过毕业论文答辩后，需要根据学位授予单位的要求准备一定数量的纸质版毕业论文，分别提交到所在单位院系。学位授予单位将对授予硕士、博士学位的人员建立学位档案，并将包括毕业论文在内的材料整理、审核后，送校档案馆存档。以山东大学的规定为例，已通过的硕士、博士学位论文，各分委员会负责交存校图书馆一份，学位办公室负责交存国家情报信息中心一份。已通过的博士学位论文，还应交存北京图书馆一份。以中国社会科学院研究生院的规定为例，根据《中华人民共和国著作权法实施条例》和教育部《高等学校知识产权保护管理规定》，提交的博士学位论文分别保存在国家图书馆、社科院图书馆、中国社会科学院研究生院档案室和中国社会科学院研究生院图书馆。硕士学位论文保存在国家图书馆、社科院图书馆和中国社会科学院研究生院图书馆。

毕业论文存档利于其他研究者参考学习，同时反映学生在专业领域的能力，在教育评估中有举足轻重的作用。鉴于毕业论文存档的重要性，包括我国在内的大部分国家要求在通过毕业答辩后提交装订后的毕业论文。学生需要关注学位授予单位官网中对纸质版毕业论文的具体格式要求，并按时提交毕业相关的文件，以确保顺利取得学位。

（二）论文出版

为确保通过答辩的毕业论文的合法公开，除进行存档外，还需要通过其他方式进行出版，主要方式为以下4种。

1. 非纸质版出版　该方式是由学位授予单位对毕业论文的非营利性数字化出版。学生向学位授予单位提供电子版的毕业论文全文。学位授予单位图书馆数据库中将收录通过答辩者的毕业论文，他人需要时可下载阅读。

2. 非营利纸质出版　该方式是指将通过答辩的毕业论文打印装订成册若干份，或委托出版社印刷成册后交于学位授予单位的图书馆保存，后期可用于非营利性发放。若委托出版社印刷，需要注意应选择无书号出版途径，避免进入发行渠道。

3. 营利性的纸质版出版　该方式是由学生自费出版，将出版的毕业论文交于学位授予单位图书馆，同时提供具体印刷出版证明。欧洲地区学校，研究生可将在学期间发表在正规学术期刊的学术论文整合，并添加研究目的和研究结果部分作为毕业论文。

4. 其他　部分学术平台在得到授权后，会收录通过答辩者的电子版毕业论文，他人需要时可下载阅读。以中国知识基础设施工程（简称"知网"）为例，其收录硕博学位论文的步骤如下：①第一步，学校评选出优秀的硕博论文；②第二步，由学校上传电子版至中国知网上的中国优秀硕士学位论文全文数据库和中国博士学位论文全文数据库，手写签名可以单独扫描再加到文件上。

（三）论文加密

为保护国家秘密和公众安全，同时促进科学进步和学术交流，我国毕业论文根据是否涉及国家秘密事项，分为涉密论文与非涉密论文。涉密论文是指由国家立项资助，研究背景源于已确定密级的科研项目或课题，研究内容涉及国家秘密，且因客观原因无法进行脱密处理的论文。非涉密论文以公开发行或限制使用为依据，分为"公开"与"内部"。一般情况下论文根据学术研究的公开原则会予以公开。而对于研究成果不属于国家保密范围，但涉及专利申请、成果推广、技术转让以及技术或商业秘密等，在一段时间内不宜公开的论文或论文背景为企业资助的重大项目，且撰写过程确实无法回避保密数据，按资助企业要求需要保密的毕业论文，则作为"内部"毕业论文。"内部"毕业论文一般保密期限为 1~2 年，即在保密期内不得公开使用或上网公布。

需要注意的是，"内部"毕业论文应在毕业论文送交盲审和评阅前申请，且涉密和"内部"毕业论文不得参与各级各类优秀毕业论文评选。

（四）论文评奖

优秀的硕士、博士毕业论文经导师或学校推荐，可以参加各类毕业论文评奖。我国医学类毕业论文主要可以申请以下两种奖励：①省（部）市级优秀毕业论文（如浙江省优秀博士毕业论文、中国科学院优秀博士毕业论文等）；②校级或研究所优秀毕业论文（如山东大学优秀硕士、博士毕业论文等）。

以上优秀毕业论文奖励的申请时间一般是在申请者获得学位后一年后，若学位获得者有意愿参加评奖，应提前做好准备并广泛收集相关信息，及时提交评奖申请文件。

第五节　医学毕业论文的复议

我国公民权利与义务的统一体现在方方面面，医学研究生在毕业论文答辩过程中有责任履行一定的义务，同时他们也有资格行使相应的权利。前述的毕业论文送审和毕业论文答辩就是学生履行自己接受学术规范审核义务的集中体现，而他们在学位申请环节权利的行使就要通过复议来实现。研究生从毕业论文写作到答辩完成的过程，特别是在毕业论文审阅和学术不端行为检测的两个环节中，如果出现不通过的决议时可以进行复议申诉。当学生认为审阅和学术不端行为检测结果存在较大争议时，可以向学位授予单位提出申诉复议，维护自身的合法权益。若学生是由于确实存在学术能力和学术道德问题时，申请复议一般不会获得批准。复议是本着为学位授予单位和学生负责的目的而设置的规范化流程，必要但不必须。对于学位授予单位而言，复议有利于监督相应的审阅者和负责人对学生履好职尽好责，严肃学位授予的流程。对于学生而言，在对审阅结果确实存在异议以及有可支撑的证据时提出复议，是杜绝命令主义、形式主义，正确认识责任与担当的体现。但不能滥用复议，造成公共资源的浪费，应该保证行使权利与遵守纪律的辩证统一，实现对学术规范的系统保障。下面简要介绍两种复议由申请到完成的过程。

一、未通过毕业论文审阅者申请复议

毕业论文审阅是确保论文质量的关键环节，本章第四节已详细介绍，在此不再赘述。审阅结果包含总体评价和论文答辩意见，决定了申请人是否能够进行答辩和复议。不同学位授予单位的复议规则略有不同，下面以山东大学为例简要介绍毕业论文审阅后申诉的基本过程。

1. 确定是否满足申诉条件　申请者首先应根据学位授予单位规定，明确是否可以申诉。满足申诉条件的论文作者或导师，可在收到评阅意见后 5 个工作日内向所在分委员会提出书面申诉。

2. 学位授予单位分委员会组织审查　分委员会组织相关学科 3~5 名专家进行审查，专家组应由具有教授或相当专业技术职务的人员组成，至少有 1 位是所在分委员会委员。必要时可以听取当事人的陈述和申辩。专家组要对是否接受当事人的申诉给出明确意见。

3. 分委员会审批　分委员会根据专家意见进行审批，审批通过后申请人须在不修改毕业论文的情况下，由原送审单位组织评阅。

4. 评阅和答辩　重新评阅后，专家对论文无异议的，由分委员会组织答辩，申诉书与评阅书一并存档。仍有异议的，本次答辩申请无效，须对论文进行不少于 6 个月的修改，其间不接受其答辩申请。另在申诉过程中，符合申诉条件的毕业论文的作者可以参加答辩，若申诉未通过则答辩无效。

二、未通过学术不端检测者申请复议

为完善研究生学术道德建设，严肃学术纪律，促进学术诚信，营造良好的学术环境，我国现研究生毕业论文开展了学术不端行为检测。在学术论文不端行为检测中，主要检测的是论文中是否存在抄袭、伪造、篡改 3 种行为。该检测是指通过学术不端行为检测系统对论文中存在的学术不端行为进行快速检测，为学生提供修改参考。通常情况下学术不端检测系统检测内容包括判断文章的格式是否正确以及文字内容是否存在重复。如果一句话中连续存在 13 个重复字符且一个章节中的重复字符占比超过 5%，就会被认定为存在学术不端行为。学位申请人及导师若对论文检测及处理结果有异议，可在收到处理结果后提出书面申诉。学位授予单位分委员会不少于 3 名专家进行复核并作出书面意见。分会根据复核意见，提出处理建议报学位授予单位的学位办公室。

思　考　题

1. 什么是毕业论文答辩？医学毕业论文答辩的意义是什么？

2. 医学毕业论文答辩前需要做哪些方面的准备工作？

3. 在论文答辩的过程中，你认为如何能够体现自己的学术水平和毕业论文研究结果的真实性？

4. 如果答辩委员对你的实验原理或步骤提出了不合理或不可取的质疑，请试着思考如何解释回应，并举例写出回应的方式。

5. 如果在答辩过程中或者提问过程中，你发现自己的答辩内容在某处确实存在一些问题或缺漏，请思考该如何弥补？

6. 请思考，如果论文未通过毕业论文的审阅，在申请复议前你需要做什么准备工作，并举例说明如何组织语言？

（赵　琦　范文燕）

第四篇 论文撰写与发表的其他相关知识

第十八章 医学研究报告规范与注册

PPT

第一节 医学研究报告规范

医学研究报告规范是指导研究者和出版者清晰准确地报告研究设计、实施过程和所有结果的指南性文件。2008 年，来自 10 个国家不同医学研究报告指南制定小组的共 27 名代表（包括医学编辑、评审专家和研究人员等）启动和制定了加强报告质量和医学研究透明化协作网（enhancing the quality and transparency of health research，EQUATOR Network）的构架。该组织通过整合不同临床研究报告指南制定小组，促进医学研究报告规范的制定，提高报告的质量和研究的透明度。本章将对一些重要的医学研究报告规范进行简要介绍。

一、原始研究报告规范

（一）随机对照试验

随机对照试验是指研究者根据研究目的，按照预先确定的研究方案将符合条件的研究对象随机分配到试验组和对照组，进而分别接受相应的处理措施，并在一致的条件下或环境中，同步地进行研究、观测和比较组间效应，以确定试验效果的一种试验性研究。1996 年为了改善和提高随机对照试验的报告质量，一个由临床学者、统计学家、流行病学家和生物医学期刊编辑等 30 多名专家组成的国际小组制定了临床试验报告的统一标准（Consolidated Standards of Reporting Trials，CONSORT），即 CONSORT 声明。该声明包括可用于报告随机对照试验的清单和流程图。近年来，随着临床研究方法学的进展和临床研究实践经验的积累，于 2010 年，CONSORT 制定组织依据最新的关于偏倚产生的证据，对最初的 CONSORT 声明进行了第二次修订，修订后的 CONSORT 声明包括由"题目和摘要"（title and abstracts）、"介绍"（introduction）、"研究方法"（methods）、"结果"（results）、"讨论"（discussion）和"其他信息"（other information）六大部分共 25 个条目组成的一个清单。CONSORT 声明为作者撰写临床试验报告提供了必须报告的内容，用来指导作者如何提高报告质量，从而促进对随机对照试验的批判性评估和解释。此外，同行评审专家和编辑可以利用 CONSORT 清单发现难以解释或有潜在偏倚的报告。CONSORT 声明主要用于报告两组平行设计试验。此外，为了更好地适用于不同类型的随机对照试验报告规范，CONSORT 声明还制定和发表了包括组群随机试验（cluster trials）、非劣效性和等效性随机试验（non-inferiority and equivalence trials）、草药干预随机对照试验（herbal medicinal interventions）、针灸随机对照试验（acupuncture interventions）等 10 种扩展版本（表 18-1）。研究者、杂志社编辑和读者可以登录 CONSORT 网站获取更多的扩展内容和信息，CONSORT 声明可免费下载，并已被翻译为包括中文在内的多国语言版本。许多领先的医学期刊和主要的国际编辑团体已经采用了 CONSORT 声明。目前，已有超过 400 种国际期刊在其稿约中引入 CONSORT 声明，包括 *Lancet*、*British Medical Journal*、*The Journal of the American Medical Association*、*Annals of Internal Medicine* 等知名期刊。

表 18-1 随机对照试验报告规范的扩展项目（CONSORT 声明）

序号	扩展项目	官方信息来源
1	更好地报告随机试验中的危害：CONSORT 声明的扩展	CONSORT Harms
2	报告非劣效性和等效性随机试验：CONSORT 2010 声明的扩展	CONSORT Non-inferiority
3	Consort 2010 声明：对整群随机试验的扩展	CONSORT Cluster
4	报告草药干预的随机对照试验：详细的 CONSORT 声明	CONSORT Herbal
5	非药物治疗随机试验的 CONSORT 声明：2017 年更新和非药物试验摘要的 CONSORT 扩展	
6	针灸临床试验干预报告修订标准（STRICTA）：扩展 CONSORT 声明	STRICTA

注：本列表只列举了一部分扩展项目，要获取这些扩展以及与此清单相关的最新引用。

（二）非随机试验性研究

非随机对照试验（nonrandomized controlled trial）是一种传统的临床研究设计，与随机对照临床试验相似，唯一的不同在于受试对象不是随机分配的，或者由于研究数量大、范围广而实际情况不允许对研究对象实施随机分组的情况，而由患者或医生根据病情及有关因素人为地、非随机分配入组，同期进行结果观察。非随机对照试验研究报告规范（The Transparent Reporting of Evaluations with Nonrandomized Designs，TREDN）由美国疾病预防控制中心（Centers for Disease Control and Prevention，CDC）HIV/AIDS 综合防治研究小组提出和制定。该清单仅适用于非随机设计的干预性研究的评价，用于报告涉及非随机设计的行为和公共卫生干预评估的标准。包括"题目和摘要"（title and abstracts）、"引言"（introduction）、"材料与方法"（materials and methods）、"结果"（results）和"讨论"（discussion）五部分共 22 个条目，本文旨在规范非随机对照试验研究的报告内容，提高其报告质量，并帮助读者了解研究的设计和结果。这些指南强调了报告所使用的理论、干预和比较条件的描述、研究设计以及调整使用非随机设计的评估研究中可能存在的偏倚。TREDN 清单在 EQUATOR 网站可免费下载。

（三）观察性研究

观察性研究（observational studies），又称非实验性研究或对比研究，该研究的研究者不能人为设置处理因素，同时受试对象接受何种处理因素或同一个处理因素的不同水平也不是由随机化而定的。观察性流行病学研究的报告指南（Strengthening the Reporting of Observational Studies in Epidemiology，STROBE）是由流行病学家、统计学家、研究者和编辑组成的一个国际性合作小组共同起草的，主要目的是为观察性流行病学研究论文提供报告规范，从而改进这类研究报告的质量。2004 年 9 月，STROBE 工作组在英国布里斯托大学成立并发布了第 1 版观察性研究报告清单草案，随后于 2007 年进行了修订。该清单包括"题目和摘要"（title and abstracts）、"引言"（introduction）、"材料与方法"（materials and methods）、"结果"（results）、"讨论"（discussion）和"其他信息"（other information）六部分共计 22 个条目。由于观察性流行病学研究常常包含数种研究设计和诸多的主题，因此该制定小组建议把 STROBE 清单限定在 3 种研究设计（队列研究、病例对照研究和横断面研究），并制定成一种通用的格式，以便其可以进一步扩展到其他的研究设计和专门的主题领域，如遗传和分子流行病学。STROBE 声明（表 18-2）旨在为作者提供有关如何改进观察性研究报告的指导，并促进审稿人、期刊编辑和读者对研究的批判性评估和解释。STROBE 清单可以在该工作组的网站上免费下载使用。

表 18-2 观察性研究报告规范中的条目（STROBE 声明）

序号	项目	细则条目
1	题目与摘要	

序号	项目	细则条目
2	引言	背景与合理性、研究目标
3	材料与方法	研究设计、研究现场、研究对象、研究变量、数据来源与评估、偏倚、样本量、定量指标、统计学方法
4	结果	研究对象、描述性资料、结局资料、主要结果、其他分析
5	讨论	重要结果、局限性、解释、可推广性
6	其他信息	资助

（四）诊断准确性研究

诊断试验（diagnostic test）是指应用各种实验技术、医疗仪器及其他手段对患者进行检查，以对疾病作出诊断，即通过应用某一诊断方法或多种诊断方法的综合运用将就诊者区分为患某病的患者和非患者，以便对确诊的患者给予相应的处理或治疗。1999 年在循证医学 Cochrane 年会上，诊断与筛检试验工作组讨论了诊断试验评价中方法学质量低和报告不合格问题。2000 年，由荷兰阿姆斯特丹大学的 Patrick M. Bossury 牵头召开了诊断准确性研究报告标准筹委会，形成了诊断准确性研究报告规范（The Standards for Reporting of Diagnostic Accuracy，STARD）。STARD 清单旨在通过加强研究报告的透明度及完整性，提高诊断性试验的报告质量，以适用于所有类型的医学测试。STARD 小组认为，对于所有诊断准确性研究，一个独立的清单将比针对不同类型的测试（如影像学、生物化学或组织病理学）的清单更广泛地传播和更容易被作者、同行评审员和期刊编辑接受。2015 年 10 月，STARD 发布了更新版本，新的 STARD 声明在适用性和潜在偏倚新证据的基础上，对 STARD 的报告规范清单和流程图进行了修订增补。STARD 清单（2015 年版）由"题目、摘要及关键词"（title，abstracts and keywords）、"引言"（introduction）、"材料与方法"（materials and methods）、"结果"（results）、"讨论"（discussion）和"其他信息"（other information）共六部分 25 个条目和 1 个流程图组成。该清单及流程图可以在 EQUATOR 网站上免费下载，STARD 2015 诊断准确性研究报告指南的解释和阐述文件可在网站免费下载（图 18-1）。

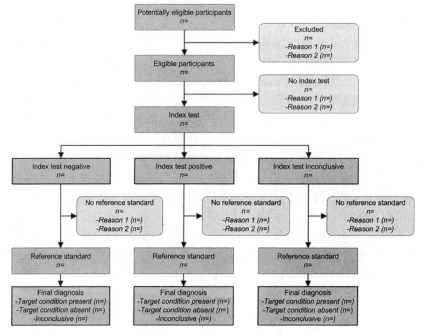

图 18-1　STARD 2015 流程图

图片来源于 STARD 2015 guidelines for reporting diagnostic accuracy studies: explanation and elaboration

（五）病例报告

病例报告（case report）是一种详细的叙述，出于医学、科学或教育目的，描述一名或多名患者所经历的医疗问题。病例报告提供了通常在医疗保健服务环境中收集的临床观察结果，有助于识别不利和有益影响、识别新疾病、常见疾病的不寻常形式和罕见疾病的表现。病例报告规范工作组（Case Report Guideline，CARE）于 2013 年正式发布病例报告规范，即 CARE 清单。该小组由来自美国、英国、加拿大和德国等国家的大学、医院、科研机构和医学期刊等多个领域的 27 位研究人员组成。CARE 清单包含"题目"（title）、"关键词"（keywords）、"摘要"（abstracts）、"简介"（introduction）、"患者信息"（patient information）、"临床发现"（clinical findings）、"时间表"（timeline）、"诊断评估"（diagnostic assessment）、"治疗干预"（therapeutic intervention）、"随访和结果"（follow-up and outcomes）、"讨论"（discussion）、"患者观点"（patient perspective）和"知情同意书"（informed consent），共十三部分。CARE 清单自发布以来在 7 种期刊同步刊发，得到了国际医学期刊编辑委员会和 EQUATOR 协作组的认可和推荐。该清单可在报告指南网站免费下载，CARE 2013 年和 2017 年的文章以及其他免费出版物可在网站下载。

由病例报告规范衍生出的手术病例报告（SCARE）指南于 2016 年首次发布，最后一次更新于 2020 年。它们提供了外科病例报告的结构，并被作者、期刊编辑和审稿人使用和认可，以提高外科病例报告的稳健性和透明度。完整的 SCARE 指南内容与 CARE 清单一致。该指南可在报告指南网免费下载。

（六）卫生经济学研究

健康干预的经济评估是对替代行动方案的成本和后果进行比较分析。它们可以为政策制定者、付款人、卫生专业人员、患者和公众提供有关影响健康和资源使用的有用信息。卫生经济学评价报告标准（Consolidated Health Economic Evaluation Reporting Standards，CHEERS）是由国际药物经济学与结果研究协会（International Society for Pharmacoeconomics and Outcome Research，ISPOR）于 2009 年开始，历时 4 年，经过系统评价和两轮德尔菲专家咨询后，最终确定形成。该清单旨在作为指导，帮助作者准确报告、比较健康干预措施的背景、评估结果，有助于读者和审稿人解释和使用研究的其他细节。CHEERS 清单最近一次更新于 2022 年，涵盖了"题目和摘要"（title and abstracts）、"引言"（introduction）、"材料与方法"（materials and methods）、"结果"（results）、"讨论"（discussion）和"其他信息"（other information）共六部分 28 个条目。该报告清单适合原始研究及卫生经济模型的报告，可在 ISPOR 网站的卫生经济学评价指南工作组网站上免费下载。

（七）动物实验

在国际实验动物 3R 中心（National Centre for the Replacement, Refinement and Reduction of Animals in Research，NC3Rs）的资助下，2010 年动物实验报告规范（Animal in Research：Reporting in Vivo Experiments，ARRIVE），即 ARRIVE 清单正式发布，旨在提高动物实验的报告标准。为确保研究人员、编辑、审稿人及其他相关期刊工作人员更好地使用动物报告指南，以提高动物研究的严谨性和可重复性，由 Nathalie Percie du Sert 等组成的新的国际工作组重新对 ARRIVE 2010 指南进行修订，最终于 2019 年在线发布，即 ARRIVE 2019。ARRIVE 2019 指南主要内容包括"题目"（title）、"摘要"（abstracts）、"引言"（introduction）、"材料与方法"（materials and methods）、"结果"（results）、和"讨论"（discussion）六部分，20 个条目 39 项细则，评估内容涉及动物的数量和特点（包括种类、品系、性别和基因）、饲养条件，实验、统计和分析方法（包括使用随机和盲法来减少偏倚）等动物实验所应报告的重要信息，并对每个条目内容进行了简要解释。目前已有 317 种期刊支持 ARRIVE 指南并将其纳入了稿约。NC3Rs 提供了较为丰富的

ARRIVE 指南信息资源,可免费下载指南全文及其相关信息,并提供了包括中文在内的多个翻译版本,以便读者使用。

(八)定性研究

定性研究(qualitative research)是研究者用来定义问题或处理问题的途径。具体目的是深入研究对象的具体特征或行为,并进一步探讨其产生的原因。定性研究统一报告标准(Consolidated Criteria for Reporting Qualitative Research,COREQ)由澳大利亚悉尼大学公共卫生学院 Alion Tong 与另外两位澳大利亚医学科研人员合作,在综合参考之前已发表的定性研究报告规范的基础上于 2014 年制定完成。COREQ 清单包括"研究团队和过程反映"(research team and reflexivity)、"研究设计"(study design)、"分析和报告"(data analysis and report)三大部分 32 个条目,用以提高定性研究报告的规范性和透明性。该清单可在 EQUATOR 网站免费下载。

(九)临床预测模型建立和验证

临床预测模型(clinical prediction models)是指利用多因素模型估算患有某种疾病的概率或者将来某结局发生的概率,主要可分为诊断模型和预后模型。2015 年 *BMJ* 杂志发表了题为 "Transparent reporting of a multivariable prediction model for individual prognosis or diagnosis (TRIPOD): the TRIPOD statement" 的论文,指出对于疾病诊断和预后的预测模型,应该有统一的报告规范,即 TRIPOD 声明。TRIPOD 清单包括"标题和摘要"(title and abstracts)、"前言"(introduction)、"方法"(method)、"结果"(results)、"讨论"(discussion)和"其他信息"(other information)六部分共计 22 个条目。

二、二次研究报告规范

(一)荟萃分析

荟萃分析(meta-analysis)是用于比较和综合针对同一科学问题研究结果的统计学方法,其结论是否有意义取决于纳入研究的质量,通常用于系统综述(又称系统评价)中的定量合并分析。与单个研究相比,通过整合所有相关研究,可更精准地估计医疗卫生保健的效果,并有利于探索各研究证据的一致性及研究间的差异性。当多个研究结果不一致或都无统计学意义时,采用 Meta 分析可以得到接近真实情况的统计分析结果。

2005 年,为将荟萃分析纳入报告规范的适用范围,David Moher、Douglas G.Altman 等成立了系统评价和荟萃分析优先报告的条目(Preferred Reporting Items for Systematic Reviews and Meta-Analyses,PRISMA)制定委员会并制定和发布了荟萃分析报告规范,即 PRISMA 清单。2009 年,为了解决系统评价中的一些概念和实践进展,对该清单进行了更新。PRISMA 的声明已经发表在多个期刊上,并附有解释和阐述论文。为了确保其时效性和相关性,2017 年,一个国际小组开始更新 PRISMA 2009 声明,该声明包含了过去十年中系统审查方法和术语的进步。PRISMA 2020 是在 PRISMA 2009 基础上经过严格的文献综述、专家咨询(德尔菲法)和共识会议等步骤修订而成的,其制定方法科学严谨,可信度高。PRISMA 2020 清单涵盖 7 个方面、27 个细则条目(表 18-3)。

表 18-3　PRISMA 2020 条目清单

序号	项目	条目清单
1	标题	
2	结构式摘要	
3	前言	理论基础、目的
4	方法	纳入标准、信息来源、检索策略、研究选择、数据收集过程、数据变量、单个研究偏倚的风险、效应指标、研究结果合成、不同研究之间的偏倚风险、其他分析

续表

序号	项目	条目清单
5	结果	研究选择、研究特征、单个研究的偏倚风险、单个研究结果、结果合成、不同研究之间的偏倚风险、其他分析
6	讨论	
7	其他信息	方案和注册、资金来源及资金支持者、声明系统评价作者的利益冲突、报告公开信息及获取途径

PRISMA 2020 清单还提供了单独的"结构式摘要"清单，以增强摘要报告信息的透明度。"结构式摘要"清单包括 12 个项目，分别为：将报告确定为系统评价、明确说明审核涉及的主要目标或问题、纳入标准和排除标准、说明用于识别研究的信息源（如数据库、注册库）以及上次检索每个研究的日期、说明用于评估纳入研究中偏倚风险的方法、说明用于显示和合成结果的方法、给出纳入的研究和受试者的总数并总结研究的相关特征、提供主要结局的结果、简要概述综述中纳入证据的局限性（如偏倚、不一致和不精确的研究风险）、提供结果和重要含义的一般解释、指定审核的主要资金来源、提供注册名称和注册号。

PRISMA 清单为研究者提供了全面而清晰的报告荟萃分析的结构式的指导，增强了报告的清晰性和条理性，避免了重要信息的遗漏。其一方面能帮助研究者充分提供研究信息；另一方面使得读者更易于理解和准确地评价该类型研究，这为期刊编辑和审稿人的评审提供了极大的便利。目前，PRISMA 清单在 60 000 多份报告中被引用，获得近 200 种期刊和系统评价组织的认可，期刊包括 *Lancet*、*Journal of the American Medical Association* 等，组织包括 Cochrane 协作组（Cochrane collaboration）、科学编辑委员会（Council of Science Editors）、世界医学编辑协会（World Association of Medical Editors）等，并在各个学科中得到广泛应用。

同时，为进一步提高荟萃分析的不同类型或方面的报告规范，众多研究者还制定了 PRISMA 扩展清单，包括 PRISMA for Abstracts（荟萃分析摘要的优先报告条目）、PRISMA for Acupuncture（针灸荟萃分析的优先报告条目）、PRISMA for Diagnostic Test Accuracy（诊断试验准确性研究荟萃分析的优先报告条目）、PRISMA for EcoEvo（生态学和进化生物学荟萃分析的优先报告条目）、PRISMA Equity（公平性荟萃分析的优先报告条目）、PRISMA Harms（伤害性结局荟萃分析的优先报告条目）、PRISMA Individual Patient Data（单病例数据荟萃分析的优先报告条目）、PRISMA for Network Meta-Analyses（网状荟萃分析的优先报告条目）、PRISMA for Protocols（荟萃分析研究方案的优先报告条目）、PRISMA for Scoping Reviews（界定审查荟萃分析的优先报告条目）、PRISMA for Searching（文献检索荟萃分析的优先报告条目）。PRISMA 清单及其扩展清单均可在 PRISMA 小组的网站上免费下载。

（二）临床实践指南

2013 年，由来自中国、美国、加拿大、英国、德国等 12 个国家的政策制定者、方法学家、流行病学家、临床医生、编辑和消费者，以及包括世界卫生组织（World Health Organization，WHO）、EQUATOR，国际指南协作网（Guideline International Network，GIN）、Cochrane 协作网（The Cochrane Collaboration，CC），推荐分级的评价、制定与评估组织（The Grading of Recommendations Assessment，Development and Evaluation，GRADE），指南研究和评价工具工作组（The Appraisal of Guidelines for Research & Evaluation Instrument，AGREE）6 个国际组织的 20 余名专家，共同成立了国际实践指南报告标准（Reporting Items for Practice Guidelines in Healthcare，RIGHT）工作组，该工作组历时 3 年，完成了 RIGHT 清单。

RIGHT 清单包含了 7 个方面、22 个条目的报告清单，RIGHT 清单是当前全球唯一适用于指导卫生政策、公共卫生和临床医学指南的报告标准，也是医学指南领域唯一由中国学者牵头制定的国际标准。2017 年 RIGHT 清单正式在《内科学年鉴》上发表，研究者可在 RIGHT 工作组的网站上免费下载（表 18-4）。

表 18-4　RIGHT 条目清单

序号	项目	条目清单
1	基本信息	标题/副标题、执行总结、术语与缩略语、通讯作者
2	背景	健康问题的简要描述、指南的目的和具体目标、目标人群、最终用户和设置、指南制定小组
3	证据	医疗保健问题、系统评价、评估证据的确定性
4	推荐意见	建议、建议的理由/解释、决策过程的证据
5	评审和质量保证	外部审查、质量保证
6	资助与利益冲突和声明管理	基金的资金来源和作用、利益申报与管理
7	其他信息	使用权、进一步研究的建议、指南的局限性

RIGHT 清单提供了德语、英语、克罗地亚语、日语、韩语以及简体中文和繁体中文版本。此外，还开发了 RIGHT 扩展清单，包括 RIGHT-P（用于指南提案），RIGHT-COI（用于利益冲突）和 RIGHT-A（用于针灸）。

RIGHT 清单可以帮助指南制定者准备指南报告，支持期刊编辑和审稿人评估指南报告，并帮助卫生专业人员理解和实施指南。该清单对于临床指南以及公共卫生和其他卫生保健领域的个人来说非常有用。它向用户和审查人员提供了关于编制指南和制定个别建议的证据所涉及的过程和程序的描述。

第二节　医学研究的注册

一、临床试验的注册平台

临床试验是进行医学研究的重要手段，目前只有部分临床试验在不同性质的注册机构进行了注册。2005 年 WHO 要求任何临床试验在开始实施前，必须在公共数据库上公开其所有设计信息，并跟踪已注册试验的结果，以促进信息的自由获取和医学研究的发展。由于未注册和未发表的临床试验不能对循证医学作出贡献，目前系统评价和 Meta 分析仅仅收录了少部分获得发表，但可能存在偏倚的临床试验，因此，开展临床试验的注册是十分必要的。

首先，通过临床试验注册，公众能够在研究起始阶段就获得试验的重要信息，而不是来自之后发表的文章。其次，研究者可以提前了解到研究内容和研究方法，避免不必要的重复研究，从而避免人力与物力的浪费。此外，临床试验注册还可以减少医学期刊的发表偏倚，防止由于未报道阴性结果或结果不明确而产生的报告不全，误导研究人员作出有偏倚的评价，从而影响医生进行临床决策。再者，注册后研究方案信息及试验结果直接向公众公布，参与者将会扩展到所有与研究相关或对研究感兴趣的人群，既可使公众对研究结果的真实性有更多的了解，增加对研究的监督力度，又能够保障公众了解自身健康相关信息的权利。

临床试验注册制度是一种透明化机制，不仅有利于增加研究信息的透明度、减少发表偏倚，更有利于保障临床研究的质量、提高研究过程的规范性和研究结果的可信度，已经成为当今临床研究发展的主流趋势。目前，注册研究已经逐渐成为共识，并出现了多种注册平台。

目前国际医学期刊编辑委员会（ICMJE）要求所有的前瞻性临床研究都要在纳入第 1 例研究对象之前进行注册。ICMJE 提出，自 2005 年 7 月 1 日起，其成员期刊只发表在公共临床试验注册机构注册的临床试验论文。2006 年 WHO 正式启动建立 WHO 临床试验注册平台，并陆续在多个国家，如美国、英国、中国、荷兰、德国、伊朗、斯里兰卡和日本等筹建了一批 WHO 临床试验注册平台的一级注册机构，正式确立临床试验注册制度，并全面要求全球临床试验进行注册，以确保其试验设计和实施全过程的透明化，来提升其研究质量。本节将对当前主要的临床试验注册平台及国内学者常用的临床试验注册中心进行介绍，旨在普及临床研究注册的相关知识，推广临床研究注册平台的使用，提高研究者对注册的意识。北美临床试验数据中心（ClinicalTrials.gov）是当前全球临床试验注册最多的机构，我国临床试验注册主要为 ClinicalTrials.gov，其次为中国临床试验注册中心（Chinese Clinical Trial Register，ChiCTR）。因此，本节主要对这两个平台进行详细介绍。

（一）ICMJE 认可的注册平台

ICMJE 将"临床试验"定义为"任何前瞻性分配人类受试者进行干预或研究医疗干预和健康结果之间因果关系的研究项目"。为避免利益冲突和提高公众信任度，临床试验注册库的创建和管理应该达到一定的要求，ICMJE 为临床试验注册平台制定了一系列标准：①免费向公众开放；②向所有注册者开放；③由非营利机构负责管理；④可实现电子信息检索；⑤包含有效资料和最少资料等。目前符合这些要求并经 ICMJE 认可的临床试验注册中心共有 18 个（表 18-5）。

表 18-5　ICMJE 认证的临床试验注册机构

ICMJE 认可的临床试验注册平台	中国累计注册数量*	已完成的注册数量
WHO 一级注册平台		
Australian New Zealand Clinical Trials Registry (ANZCTR)	590	19 378
Brazilian Clinical Trials Registry (ReBec)	/	/
Chinese Clinical Trial Register (ChiCTR)	9 354	10 295
Clinical Research Information Service (CRiS)，Republic of Korea	/	2 221
Clinical Trials Registry-India (CTRI)	/	7 954
Cuban Public Registry of Clinical Trials(RPCEC)	0	241
EU Clinical Trials Register (EU-CTR)	993[a]	29 806
German Clinical Trials Register (DRKS)	2	5 530
Iranian Registry of Clinical Trials (IRCT)	32	12 846
ISRCTN.org	259	15 499
Japan Primary Registries Network (JPRN)	/	28 254
Thai Clinical Trials Registry (TCTR)	0	1 105
The Netherlands National Trial Register (NTR)	4	5 980
Pan African Clinical Trial Registry (PACTR)	0	291
Sri Lanka Clinical Trials Registry (SLCTR)	0	213
其他机构		
ClinicalTrials.gov	9 173	237 743
UMIN Clinical Trials Registry (UMIN-CTR)	140[b]	25 885
EudraCT	/	49 722

注：以上数据统计时间截至 2017 年 2 月 25 日

* 不同网站所提供数据信息的分类不同，有些网站未查询到每个国家注册研究的数据，在此用"/"表示。

a. 非欧盟及瑞士的研究数量

b. 亚洲除了日本以外

临床试验注册包括 3 个要素：①获得国际唯一新注册号；②注册经伦理委员会或伦理审查委员会批准的原始试验方案及其后续修订；③注册实验结果。注册号是由 WHO 国际临床试验注册平台（International Clinical Trials Registry Platform，ICTRP）向全球注册者分配的唯一识别号，以辨别注册试验、方便公众检索。一些期刊明确要求作者在投稿时必须提供注册平台的名称和注册研究的注册号。

（二）WHO 临床试验注册平台（WHO ICTRP）

注册平台数量的增加，在提高临床研究质量的同时，由于相互之间所存在的不兼容性、注册标准的差异、缺乏相互协作等使一些注册问题逐渐暴露。为解决这一问题，2004 年 11 月在墨西哥城举行的全球卫生研究论坛各国部长峰会上正式决定由 WHO 牵头组织国际临床试验注册平台（WHO ICTRP）。该平台于 2005 年 8 月 1 日正式成立，旨在用于确立符合伦理和科学要求的国际临床试验注册标准与规范，保证涉及卫生保健决策的所有人员完整地查看研究情况。

WHO ICTRP 本身不提供临床试验注册服务，而是主要由注册机构协作网和一站式检索入口构成。这些入口可以检索世界各地的注册库、试验注册的标准与规范、注册所需的信息及注册责任人等。该注册平台的主要功能包括：①制定试验注册范围和注册内容的标准；②建立全球"临床试验注册中心网络"，加强全球协作；③制定试验结果报告的国际规范和标准；④帮助发展中国家开展试验注册；⑤为临床试验分配全球唯一注册号；⑥收集全球各试验注册中心的注册试验记录，并建立一站式检索入口。

临床试验注册的基本流程分为 6 步：①获取登录权限；②登录注册系统，完成注册信息表，提交数据；③提交所需文件；④完成注册；⑤同步更新试验实施信息；⑥发表实验结果。WHO ICTRP 要求进行注册时需完成 20 项必备条目（表 18-6），ICMJE 也支持该最低注册要求，并将其作为 ICMJE 对临床试验报告的要求：只有当作者在试验之初完成符合 WHO 最低要求的所有 20 条信息的注册，ICMJE 的成员期刊才会考虑发表其研究成果。

表 18-6　WHO ICTRP 注册最低要求条目及内容

序号	条目	主要内容
1	一级注册机构和唯一的试验编号	由主要的注册提供方确定唯一的试验编号
2	在一级注册机构注册的日期	由主要的注册提供方确定注册日期
3	次要识别号	可由负责人或其他相关方指定
4	资金和材料支持的来源	提供研究资金的机构名称
5	主要负责人	负责执行研究的主要机构
6	次要负责人	负责执行研究的次要机构
7	责任联系人	试验的公开联系人，有兴趣参与试验的患者可与之联系
8	研究联系人	提供试验相关专业咨询的联系人
9	公共标题	由研究组选定的简短标题
10	研究正式的科学标题	该标题必须包括干预措施、研究对象及结局
11	研究的伦理学评价	试验注册时是否获得了相应伦理委员会的批准
12	病变情况	研究的病变情况
13	干预措施	描述研究组及比较/对照组的干预措施；必须明确指出干预措施的持续时间
14	主要纳入排除标准	确定患者是否具备入选资格的重要特征
15	研究类型	数据库应提供下拉菜单，选项应包括随机或非随机、盲法类型（如双盲或单盲）、对照措施（如安慰剂或阳性药物）及分组方法（如平行、交叉或析因）
16	预期的试验开始日期	入选首位受试者的预期日期
17	目标样本量	在向新的参与者关闭试验前，研究者计划纳入的受试者总人数

续表

序号	条目	主要内容
18	患者募集情况	该信息是否可得（如是，则点击具体链接/否）
19	主要结果	研究设计需要评价的主要结果，描述内容应包括测量此结果的时间
20	关键的次要结果	方案中设定的次要结果，描述的内容应包括测量的时间

（三）中国临床试验注册中心（ChiCTR）

ChiCTR 是按照 WHO 国际临床试验注册平台和渥太华工作组（Ottawa Group）标准建立的目前中国唯一的临床试验注册中心，由四川大学华西医院和国家卫生健康委员会中国循证医学中心于 2005 年建立，2007 年 7 月 25 日正式运行，并被认证为 WHO ICTRP 的一级注册机构，是非营利的学术机构。中国临床试验注册中心接受在中国和全世界实施的临床试验注册，并将临床试验的设计方案及一些必要的研究信息向公众透明。同时，该中心将注册试验信息提交给 WHO ICTRP 供全球共享。其宗旨是"联合中国和全球的临床医师、临床流行病学家、统计学家、流行病学家和医疗卫生管理者，严格科学地管理中国临床试验信息，提高其质量，为广大医务工作者、医疗卫生服务消费者和政府卫生政策制定者提供可靠的临床试验证据，让医疗卫生资源更好地服务于中国人民和全人类的健康事业"。

根据中国临床研究文献的特点，ChiCTR 的注册范围除 WHO 指定的疗效研究项目外，还包括诊断试验和病因学研究，并将临床试验注册分为"预注册"和"后注册"两种。预注册：指 WHO ICTRP 所定义的在临床试验实施前进行注册。后注册：指任何未预先注册的已实施或正在实施的临床试验，在发表研究报告以前进行注册。对预注册，ChiCTR 提供设计指导、中心随机和设盲服务，以确保研究设计和实施的质量。对后注册，ChiCTR 将对申请项目从研究设计到实施进行严格审核，根据其实施情况进行设计分类，并根据需要指导论文写作，使其科学规范地发表。通过预注册可以保证研究的设计质量和所有研究信息的透明化，还可以鉴定未发表的结果，以避免因发表偏倚导致对干预措施效果的误判。

该平台近 96% 的注册试验均来自中国，要求凡在中国大陆和台湾实施的临床试验均需采用中、英文双语注册，未完成英文注册申请表者不算完成注册；来自中国香港特别行政区和其他国家实施的临床试验可只采用英语注册。在完成中文注册申请表后，必须在两周内完成英文注册申请表。在完成中、英文注册资料的上传后 15 天内即可获得注册号，获得注册号后一周内（特殊情况除外）可在 WHO ICTRP 检索入口检索到已注册试验。WHO 于 2015 年 8 月发布支持临床试验数据共享的声明，ICMJE 于 2016 年 1 月 20 日发布了要求在可查询的公共平台公开临床试验原始数据的政策。ChiCTR 也于 2016 年 3 月 14 日起要求在填写注册申请表时填入公开原始数据计划，鼓励研究者使用临床试验公共管理平台（Research Manager，ResMan）管理临床试验并公开试验数据，做到试验过程的透明化并提高临床试验的管理水平和质量；ResMan 也设置了原始数据库，专用于使用其他数据库管理数据的临床试验上传原始数据并共享。

（四）北美临床试验数据中心（Clinical Trials）

北美临床试验数据中心由美国国立卫生研究院（National Institutes of Health，NIH）组织其所属单位国立医学图书馆（National Library of Medicine，NLM）与美国食品药品监督管理局（Food and Drug Administration，FDA）合作开发，并于 2000 年 2 月正式运行。该站点的宗旨是及时报道 NIH、其他联邦政府机构及美国医药工业协会十九的临床试验研究信息，为患者及其家属、医疗卫生人员和社会大众提供相关信息服务。该站点与注册机构一样提供试验注册和数据检索的功能，并以其良好的质量保障措施、完善的注册制度及友好的访问界面被认为是透明化、国际化临床试验的典范。

1. 数据库特点 ①美国临床试验数据库注册较为方便，也易于管理和检索。该数据库注册不需要费用，并且注册程序较为简便；该数据库是由美国政府部门 NLM 主持运行，不存在因财务问题而停止注册的可能性；对公众免费开放，具有保证试验数据库有效性的措施。②临床试验注册不需要对数据进行准确性审核，将此项工作交由各临床试验所属的卫生机构负责，只有 NLM 收到国内国际卫生机构的试验真实性证明时，才将此项临床试验对公众进行公布。这项规定使 NLM 的工作量大为减少，并提高了该临床试验的真实性。③检索结果采用条目化的结构进行编写，层次结构严密、逻辑性强，使得内容清晰明确，便于阅读查找。④数据库每日更新，可以保证公众在浏览数据库时及时获取最新的临床试验信息。⑤检索方式较为灵活，系统可以自动对检索词的同义词进行检索，避免漏检的情况发生；此外，系统还可以自动处理检索词的拼写错误。

2. 数据库优势 "Clinical Trials. gov" 是目前最具国际影响力的临床试验注册机构之一。其注册流程简洁快速、操作界面清晰明了、信息单元设计严谨巧妙，既能使研究者在较短的时间内完成试验方案的注册及信息填写，又能通过其内在质控系统确保临床试验信息的相对真实。Clinical Trials. gov 不仅是一个临床试验注册机构，还是一个开放的临床试验资料库，公众及研究者可以在 Clinical Trials. gov 检索到其注册的临床研究的最新信息，这既有助于增加临床试验的透明度、减少临床研究中的各种偏倚，又能使研究者及时掌握相关学科临床试验的开展情况及具体信息，避免重复试验和研究资源的浪费。同时，Clinical Trials. gov 自身也在不断改进和完善中，包括加强资源共享、降低注册难度、增加网站亲和度等，旨在为研究者提供更加便捷的服务。

（五）英国国立研究注册库（Britain's National Research Registry，BNRR）

英国国立研究注册库可检索正在进行的或新近完成的临床试验，由英国国家卫生服务部（National Health Service，NHS）出资建立，共有来自英国、苏格兰和威尔士等 350 个组织对其进行赞助。BNRR 会不断增加数据并收录新注册的试验记录，每 3 个月对现有试验记录进行一次更新。BNRR 可以在线注册当前和新近完成的由英国国立卫生服务部支持的项目，列出近 50 000 项临床试验。该注册库提供免费注册服务，并提供主要研究者的联系方式以及与研究相关的问题、方法学和关键词。该库可以直接检索，并且可以同时得到其他英国数据库中的试验资料，如医学研究委员会临床试验目录（Medical Research Council's Clinical Trials Directory）、卫生经济学中心（Centre for Heath Economics）和 NHS 评价与传播中心（Centre for Reviews and Dissemination）数据库。该注册库的缺点是尚不完善，并且仅限于英国。

二、二次研究注册途径

（一）系统评价注册途径

1. Cochrane 1992 年，Cochrane 中心成立于英国牛津，作为一个独立的非营利国际组织，通过制作、保存、传播和不断更新医疗卫生各领域防治措施的系统评价，提高医疗保健干预措施的效率，为制定医疗决策提供可靠证据。Cochrane 发展迅速，从最初只有几十个志愿者的小组，发展为拥有 190 多个国家超过 50 000 名志愿者的国际性组织。Cochrane 的全球合作伙伴包括 All Trials、Campbell 协作网、国际指南网络（Guidelines International Network，GIN）、维基百科（Wikipedia）和 WHO 等。

Cochrane 系统评价（Cochrane Systematic Review，CSR）是 Cochrane 的评价员按照统一工作手册，在相应 Cochrane 评价小组（Cochrane Review Groups，CRGs）编辑部的指导和帮助下完成的系统评价，目前 CSR 及相关证据被公认为医疗卫生领域高质量、可信赖的国际金标准。CRGs 遍布全球各地，是制作和保存系统评价的基本单元，根据具体的健康相关研究主题分为艾滋病、高血压等 50 余个小组，每个小组拥有独立的编辑部，可为作者免费提供方法学支持，包括审批系统评价主题建议书、题目登记、制定系统评价方案及系统评价定期更新。

　　虽然目前系统评价/荟萃分析研究并未强制要求进行注册，但为了加强国际合作、便于检索使用、减少发表偏倚、避免重复研究、促进制作过程透明化，Cochrane 早在成立之初，就要求研究者对系统评价的题目进行注册，并提交计划方案，且这种模式一直沿用至今。完成一篇 Cochrane 注册的系统评价，受文献量和不同 Cochrane 评价小组工作效率的影响，一般需要专职工作 12～18 个月。CSR 的注册及发表的步骤为：①确定题目提起注册并联系相关 CRGs；②完成和发表计划书；③完成和发表全文；④定期更新。CSR 要求使用统一的专用软件 Review Manager（Rev Man）对计划书全文进行撰写及管理。制作完成的系统评价优先发表于 Cochrane 图书馆、在得到相关的 CRGs 批准后可发表于其他刊物，如 *Systematic Reviews* 等。Cochrane 系统评价的注册及发表可在 Cochrane 官网上进行操作。

　　2. 国际前瞻性系统评价注册库　2011 年，国际前瞻性系统评价注册库（International prospective register of systematic review，PROSPERO）正式成立并运行，旨在进一步确保非 Cochrane 系统评价的客观性和真实性，为循证决策提供更有力的证据。PROSPERO 数据库由美国国立卫生研究院资助，该数据库平均每隔 2 天会进行一次更新，主要接受关于治疗、预防、诊断、监测、危险因素和遗传相关的系统评价以及与卫生和社会保健、福利、公共卫生、教育、犯罪、司法和国际发展相关的流行病学调查，此外，方法学和动物实验的系统评价也已经纳入注册范围。该平台为用户提供了友好、方便的注册平台，对于那些在开放的电子数据库中提交和发表的系统评价的主要设计信息，申请注册者只需提供必要信息，而不需要进行质量评价和同行评审。

　　PROSPERO 建议应当在计划书完成之后、文献筛选之前进行系统评价的注册。其注册表可分为四部分：系统评价题目和时间计划；评价课题组信息；评价方法介绍；一般信息描述。其共包括 40 个条目，其中 22 条项目为必填项，其余 18 个条目为选填项。提交注册表后，评价和传播中心相关的专家及其咨询小组将对注册表进行审核（确定填写内容是否在注册范围之内、研究内容是否阐述清楚、是否与已发表或注册的系统评价存在重复）。通过审核后，可在 PROSPERO 上发表。在发表后也可对计划书进行修改，并且每一次修订的版本都会永久保存在 PROSPERO 中。为进一步规范化管理系统评价，PROSPERO 已与多个杂志进行合作，将系统评价注册作为在这些杂志发表的先决条件。

　　PROSPERO 会给每个注册完成的系统评价分配唯一的注册编码，该注册编码具有以下 3 个特点：①注册编码与系统评价永久绑定，是鉴定系统评价的一部分；②注册编码保存在系统评价的研究方案中，用于任何时候的系统评价交流；③报道系统评价和发表论文时需要将该注册编码纳入其中。研究者可登录 PROSPERO 网站按照网站指引进行系统评价的注册。

　　3. 其他系统评价的注册平台

　　（1）Campbell 协作网：2000 年 2 月，Campbell 协作网（Campbell Collaboration，C2）在美国宾西法尼亚大学正式成立，其与 Cochrane 建立了深入合作，主要为社会、教育、行为及心理等非医学领域提供科学严谨的系统评价决策依据。以上各领域系统评价均上传保存在Campbell 图书馆，方便用户检索和根据需求下载全文、计划书、摘要等进行查阅。此外，C2 还建立了社会、心理、教育与犯罪对照试验注册资料库，并对其进行了补充和发展，为该领域的干预试验提供了大量最新证据。

　　Campbell 系统评价的注册与发表需在 Campbell 协作网的组织管理下产生，经过注册题目、发表研究计划书、撰写全文 3 个基本步骤，研究者可通过该网站进行操作。①题目注册阶段：联系相关的专业组填写题目注册表；②研究计划撰写阶段：通过补充论文中的相关内容，进一步阐述注册题目，确定题目实施的具体步骤，完善研究主题和研究方法；③全文撰写阶段：按照研究计划进行纳入研究质量评价，撰写结果及讨论部分，将相关文献的结果合并，并撰写全文。

　　（2）循证卫生保健中心（Joanna Briggs Institute，JBI）：全称 JBI 循证护理与助产研究中心（Joanna Briggs Institute for Evidence Based Nursing and Midwifery，JBIEBNM），是目前全球最大的

循证护理协作网，重点关注护理、康复和精神卫生等领域的系统评价注册。2008 年，JBI 成立了 Joanna Briggs 基金，为全球的卫生保健专业人员获取更高质量的循证信息资源和全球健康提供支持，同年与 Cochrane 深入合作，成立 Cochrane 护理组并负责 Cochrane 护理领域的系统评价注册与管理工作。

JBI 系统评价的注册与发表流程与 Cochrane 系统评价相类似，首先，需要确定题目，填写注册表并通过 Email 发送至 JBI 证据合成研究中心，申请题目注册；其次，JBI 系统评价员对题目进行审核；最后是完成、发表计划书、撰写并发表全文。

（3）环境证据协作网：2007 年，环境证据协作网（collaboration for environmental evidence，CEE）成立于英国，由全球可持续环境和生物多样性保护领域中的科学家和管理者工作的开放性学术组织，主要关注环境、环境治理方法等领域。2018 年，第五版环境治理证据合成标准和指南［Guidelines and Standards for Evidence Synthesis in Environmental Management (VERSION 5.0，2018 年)］在该平台出版，包括系统评价和系统地图，并制定了环境系统证据合成报告标准。目前，已成为获取、评价和整合科学信息的公认标准，为社会各领域提供科学决策信息。

环境治理系统评价的制作分为五部分：① CEE 系统评价过程摘要、注册、发表和传播；②确定证据和系统评价需求；③设计 CEE 系统评价；④制作 CEE 系统评价；⑤ CEE 系统评价制作和结果报告。CEE 通过提供网络支持材料和培训活动等方式，帮助制作系统评价的小组以提高完成系统评价的可能性。

（4）INPLASY 注册平台：2020 年 3 月，INPLASY 注册平台正式启动，该数据库是独立的全球性数据库，不受任何大学、研究所、学术团体或政府机构的资助或支持，所有支持平台运营与发展的资金均来自作者支付的出版费用。INPLASY 最大的特点是审理方便、审理周期大幅缩短，一般情况下在方案提交后的 48 小时内公布，即可完成注册。注册完成后，每个研究计划将获得一个注册号和 doi 链接。

（二）临床实践指南注册途径

1. 国际实践指南注册与透明化平台 2015 年，国际实践指南注册与透明化平台（Practice Guideline REgistration for TransPAREncy，PREPARE）正式运行。该平台作为第一个全球综合性的医学实践指南注册平台，既为指南制定者注册指南和查询指南信息提供途径，又为临床医师、指南制定方法学家和相关人员提供交流平台，促进指南制定的科学性、真实性和透明性，同时促进指南制定者之间的合作，避免指南的重复制定。PREPARE 建立了具有丰富经验的指南方法学专家库、系统评价专家库及系统评价制定机构库，为指南制定过程和制定方法以及系统评价的制作等提供了专业的意见和帮助。

指南的注册是指在指南制定之前，通过公开的注册平台登记指南基本信息、指南制定背景、证据检索与评价、资助、指南计划书五类信息，主要包括：①标题、版本、分类、领域、国家、制定单位、开始时间、结束时间；②指南制定的目的、指南拟实施的目标人群、指南使用者；③指南是否基于系统评价证据、证据分级方法；④基金资助来源；⑤指南计划书等。截至 2022 年 2 月，已有 822 部指南在该平台完成注册，涉及专家共识、患者版本指南、快速建议指南、标准指南、中医药指南等，涵盖诊断、治疗、预防、预后等多个方面。在发表指南时，应该在 PREPARE 进行注册，并在发布和投稿时提交注册号。

2. 国际指南协作网 成立于 2002 年，是全球最早的指南注册平台，现已发展为最大的国际指南数据库。目前该指南库共包含 6400 个指南、证据报告和相关文件，在 GIN 网站上可以公开检索指南数据库，除指南注册网站或专业学会网站公开发布外，指南制定计划也可以在期刊发表。如《关节腔注射治疗膝关节骨关节炎的临床实践指南计划书》《人血白蛋白用于肝硬化治疗的快速建议指南计划书》已发表在药物流行病学杂志、中国循证医学杂志等国内重要的期刊中。

思　考　题

1. CONSORT 声明清单的内容主要包括哪些？其主要用于什么试验？
2. 请简述系统评价/荟萃分析和临床实践指南之间的异同。
3. 各个常见系统评价注册数据库的适用领域包括哪些？
4. Cochrane 系统评价注册与 PROSPERO 系统评价注册有何区别？

（陈　娟　周　莉）

第十九章　生物医学期刊及其评价系统

　　科技期刊是指具有相对固定名称、版式、报道范围、编辑出版单位以及出版周期的连续出版物，旨在以分期形式报道最新科技知识和研究成果。在众多承载着优秀科研成果的文献资源中，科技期刊作为报道学科领域动态前沿信息和开展科研学术交流的重要媒介，在科技知识传播、科研成果更新展示等方面发挥着重要作用。本章着重对医学科研论文撰写与发表中常见的生物医学期刊类型和检索评价工具作一介绍。

第一节　生物医学期刊概况

一、生物医学期刊的分类

　　生物医学期刊作为科技期刊的重要组成，数目繁多，类别各异，按照外在出版特征及内容特征，大体可分为以下类型。

　　从期刊外在出版特征角度分类：①按照载体形态差异可划分为印刷型期刊、电子型期刊、声像型期刊等。②从出版周期的角度来看，可以分为周刊、旬刊、半月刊、月刊、双月刊、季刊、年刊等。③按照出版物语种可以将期刊划分为中文、英语、德语、法语、日语、意大利语等期刊。④按照编辑出版机构的不同，可以划分为由学会、协会等学术团体出版的期刊，如中华医学系列刊物；由商业出版社出版的学术期刊；以及由政府机关、高校、医院、科研院所出版的期刊，如各类大学学报等。

　　从期刊出版内容特征角度分类：①根据收录学科可划分为综合类期刊和专业领域类期刊，如以新英格兰医学杂志（*NEJM*）、柳叶刀（*Lancet*）、美国医学会杂志（*JAMA*）、英国医学期刊（*BMJ*）等为代表的顶级医学类期刊。②按照期刊收录内容的性质可以将其划分为信息量大、价值高的学报、综述、评论、进展等学术类期刊，涵盖了医学基础与临床实践等各方面的研究与实验报告等内容，是医学期刊的核心部分。此外，还有以报道学术消息为主的快报、快讯类期刊；提供文献线索的文摘索引类期刊，以及刊登实验数据、保存统计资料或技术规范等内容的资料类期刊等。

二、生物医学期刊评价指标体系

　　期刊学术价值评测通常采用定性与定量相结合的方式，由此衍生出学科专业的核心期刊与非核心期刊的概念。所谓核心期刊，是指在某一或多个学科领域中刊载专业论文数量多、信息量大、利用率高，最能反映该学科最新研究成果并代表学科学术发展水平的权威性期刊。

　　国内常见的科技核心期刊（或来源期刊）遴选体系主要包括北京大学图书馆的"中文核心期刊"、中国科学技术信息研究所的"中国科技论文统计源期刊"（又称"中国科技核心期刊"）、中国科学院文献情报中心的"中国科学引文数据库（CSCD）来源期刊"。此外，在新医科背景下，随着医文、医工、医理等交叉学科的融通，医学研究的理念也由重治疗朝着预防、护理、康养等方向延展，突出生命全周期、健康全过程的大健康，因此，南京大学的"中文社会科学引文索引（CSSCI）来源期刊"等人文社科领域的核心期刊遴选体系也同样需要关注。各类遴选体系负责部门会定期发布相应的核心期刊或重点期刊要目。如果某本刊物同时被两种核心期刊遴选体系认定，那么该刊还会被界定为双核心期刊。

　　国际公认的核心期刊（或来源期刊）遴选方式主要来自科学引文索引（SCI）、社会科学引文索引（SSCI）、工程索引（EI）、科技会议录索引（ISTP）等几类基于科学统计与评价的科技文献检索系统。

虽然国内外核心期刊认定标准与体系类型多样，各部门认定标准不一，但常见的期刊定量评价指标主要包括以下内容。

（一）影响因子

影响因子（impact factor），简称 IF，指期刊前两年发表论文在统计当年被引用的总次数与该刊前两年发表论文总量的比值，最早由美国科学信息研究所（ISI）于 1963 年正式提出，用于测度期刊在最近两年中的篇均被引频次，反映期刊近期在科学发展和文献交流中所发挥的作用，是衡量期刊近年学术影响力的国际通用指标。

1. 影响因子的计算方法　影响因子的计算以年为单位，其比值受出版物的数量、专业领域的引用特征以及期刊类型等多项变量影响。以 2023 年 *CANCER CELL* 的影响因子测算为例，IF（2023年）=A/B，其中 A=该刊 2021～2022 年所有文章在 2023 年中的被引用总数；B=该刊 2021～2022年所有发文数量的总和（图 19-1）。

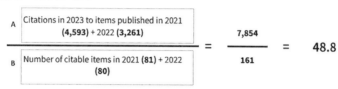

图 19-1　期刊影响因子计算方法
（说明：此公式引自 JCR 期刊引证报告）

需要说明的是影响因子计算中所统计的所有文章仅指综述文献（review）和研究论文（research article）这两种，社论、信件和新闻等文献类型未被纳入。

2. 影响因子的应用延伸　期刊影响因子概念的初衷在于定量测度某一期刊相较于其他期刊的影响力，便于 SCI 期刊的甄选。通常认为，刊物的影响因子越高，其影响力就越强，越具有权威性。行业顶尖期刊一般均具有较高的影响因子。值得注意的是，影响因子并非是一个绝对客观的评价指标，被误读误用的情况也不少见，因此应用时还需注意以下几个方面的问题。

（1）不等同于论文学术水平：影响因子客观揭示了期刊之间的引用与被引用关系，可以帮助使用者发现影响力较高、受关注度较强的热门期刊，但却并不具备对一篇学术论文或者一项研究的学术质量进行精确定量评价的功能，即影响因子值不等同于学术论文的研究水平。例如，在同一期刊发表的文章中，由于论文的学术性、新颖度和文献类型等差异，论文的受关注度可能有所不一，通常综述文献的引用频次会高于原创性研究论文。因此需要理性看待期刊影响因子与论文学术水平之间的关系。

（2）不宜跨学科领域比较：从学科角度来看，期刊影响因子的高低取决于所属学科的发展规模、速度及成熟度。不同学科期刊的引用与被引用的行为存在较大差异。例如生物化学、癌症研究等热门领域的期刊影响因子明显高于物理学、古生物学等传统学科。此外，影响因子还会受到领域内研究人员多少、学科的社会关注度、学科期刊开放存取（OA）程度等因素的影响。因此影响因子不适用于跨学科间期刊的横向比较。

（3）延伸概念：为不断修正期刊影响因子的局限性，在两年影响因子的基础上相继出现了表征期刊即时反应速率的即年指数（立即指数）、5 年影响因子、期刊影响因子百分位（IF 百分位）等期刊影响力统计指标，这为客观反映期刊平均水准和跨学科跨类别比较期刊质量提供了新的参考依据。

（二）期刊分区

期刊分区通常分为 JCR 分区和中科院分区，这些分区可用于横向对标不同学科间期刊水平。

两类分区的相同点在于均以期刊引证报告（journal citation reports）测度的期刊影响因子为基础数据，并参考了科睿唯安（Clarivate Analytics）发布的 JCR 中学科类别，区别在于学科分类设置以及分区划分标准。

1. JCR 期刊分区 JCR 期刊分区最早由汤森路透集团每年定期发布，具体分区方式是参照 Web of Science 学科分类体系，将每个学科所有期刊上一年度的影响因子由大到小降序排列，再进行四个区段等分，从而筛选出 Q1（前 25%）、Q2（26%~50%）、Q3（51%~75%）、Q4（76%~100%）四个等级以说明期刊所处的位置。JCR 期刊分区侧重刊物种数均衡，每个分区内的期刊数量基本相同。

2. 中科院期刊分区 中科院期刊分区全称为《中国科学院文献情报中心期刊分区表》，由中国科学院文献情报中心科学计量中心于 2004 年开始发布并延续至今，2019 年推出升级版，实现基础版、升级版并存过渡，从 2022 年起只发布升级版。升级版分区表设置了包括自然科学和社会科学在内的 18 个大类和 230 多个小类，按照期刊引用超越指数依次划分为：一区（前 5%）、二区（6%~20%）、三区（21%~50%）、四区（后 50%）的金字塔模式。

期刊分区旨在评估国际学术期刊的学术影响力，为学术投稿提供参考，为科研管理部门的宏观判断提供支撑，但不建议单位或个人将分区表用于微观科技评价。

（三）期刊引文指标

期刊引文指标（Journal Citation Indicator，JCI）由科睿唯安（Clarivate Analytics）于 2021 年首次发布，这是期刊近 3 年发表的所有研究论文（article）和综述论文（review）的学科规范化引文影响力的平均值。JCI 设定了一个类别的平均值为 1，以此衡量刊物的引文影响力水平。例如，2023 年 *CANCER CELL* 的 JCI 为 7.56，表明该刊物的引用影响比同类别的平均水平高出 7 倍有余。JCI 可以与其他指标一起使用，提供更好的归一化处理以实现跨学科对比，但对其解读和应用需要保持一定的判断力。

（四）其他期刊引证指标

1. h 指数（h-index） 又称 h 因子（h-factor），最早由美国加州大学圣地亚哥分校物理学家乔治·赫希（Jorge E. Hirsch）为评价科学家终身成就而提出，后被匈牙利科学计量学家博朗（T. Braun）等进一步发展并提出了期刊 h 指数的概念。期刊 h 指数是指某一期刊在一定时期内发表的 h 篇论文的被引次数不小于 h 次。例如，如果一本期刊的 h 指数为 30，则表示这本期刊中有 30 篇论文每篇至少被引用了 30 次。h 指数能够比较准确地反映出期刊上发表的大多数论文而非被引用次数较多的个别论文的影响力。

2. 特征因子（eigenfactor scores） 由美国生物学家 Carl Bergstrom 提出的一种期刊引文评价指标，指某一期刊若是多次被高影响力的期刊引用，则说明该期刊的学术影响力越高。特征因子将期刊声望及其被引用强度纳入算法中，是对影响因子的补充。

3. 被引半衰期（cited half-life） 指一种期刊在统计当年被引用的全部次数中，较新的一半被引论文发表的时间跨度。该指标可以反映某种期刊被连续利用的情况，常被用于测度期刊的老化速度。

4. 引用半衰期（citing half-life） 表示一种期刊引用论文的发表年中位数。该指标用来表征期刊参考文献的新颖程度。

第二节 生物医学期刊出版模式

期刊根据其出版运营模式可分为由用户支付出版费用的传统订阅型期刊和由作者支付或作者及用户双方都不必支付出版费用的开放获取型期刊。

一、传统订阅模式

（一）简介

订阅型期刊（subscription journal）通常指用户须通过付费订阅才能阅读和下载其信息的刊物。作为印刷时代的产物，基于纸本订阅的传统期刊因符合用户阅读习惯而成为不可或缺的传播渠道。目前我国大多数科技期刊仍然采用传统的订阅模式。

订阅模式期刊的出版运营主要依靠用户订阅和广告赞助，出版发行成本集中在审稿、组织同行评议及出版、印刷、销售渠道等环节，作者的部分版权会转让给出版机构或出版商，而用户只有使用权。出版商通常不收取作者费用，但有些出版商会额外收取一部分版面费。

传统订阅型期刊发展历史悠久，办刊实践经验丰富，形成了专业的同行评审系统以及相对完善的编辑加工、出版发行和规范化管理运营机制，在发文创新性、内容质量控制与期刊学术声誉等方面独具优势。传统订阅型期刊的不足主要表现在载文量受版面限制，稿件审稿周期较长、录用率较低、出版效率不高，受众覆盖面较窄等方面。

（二）订阅型期刊的发展

随着互联网技术的深入发展，信息获取日趋倾向于免费形式，订阅型期刊也逐步朝着网络在线出版等更加开放的模式转型。

1. 混合型期刊（hybrid journal）　指为文章提供开放获取发表方式的订阅型期刊，是一种传统出版与开放获取出版相结合的模式。混合型期刊本质上属于传统订阅期刊，作者可以在混合型期刊投稿系统中根据自身情况自由选择传统出版途径或开放获取途径发表文章，一般而言，开放获取途径的收费主要包括审稿费、彩印费、超页费、文章处理费（APC）等。目前 Springer Nature、Elsevier、Taylor & Francis 等世界知名出版商有超过半数的订阅期刊采取了混合模式，如新英格兰医学杂志（NEJM）、柳叶刀杂志（Lancet）、美国公共卫生杂志（AJPH）等均属于其中的代表。

2. 转换型期刊（transformative journal）　是一种致力于向完全开放获取过渡的订阅型或混合型期刊。作者可以根据自身偏好、资助基金或机构要求以及版面费资金可用性等因素，在投稿时自主选择订阅出版或开放获取出版的形式。转换型期刊与混合型期刊的最大区别在于其会根据一定的要求和计划逐步增加开放获取论文的比例，最终实现所有内容的免费获取。转换型期刊文章的处理费和服务透明度相对较高。美国化学学会、英国医学杂志、剑桥大学出版社及牛津大学出版社等出版机构均不同程度参与转换型期刊模式。

二、开放获取模式

（一）概述

开放获取期刊（open access journal，OAJ）又称开放存取期刊、开源期刊，指经由同行评审并允许用户或所属机构免费阅读、下载、复制、打印或检索的一类新型在线出版物。开放获取期刊于 20 世纪 90 年代末兴起，是开放获取运动发展的重要成果之一。

作为推动科研成果自由传播而发起的一种新型学术交流出版模式，它使读者可以免费获得研究信息。在 OAJ 出版模型中，开放获取期刊向作者收取文章处理费，同时接受国家公共资助机构及私人基金的赞助以维护其审稿、组织同行评议及维护网络平台等费用。

1. 开放获取期刊的特点　开放获取期刊与订阅型期刊在内容质量控制方面均采取了同行评审机制，主要区别在于期刊内容的访问权限、获取方式和作者著作权归属等方面。

开放获取期刊仅在线发表文章，在期刊访问及获取利用方面，用户除需要标明文献来源，保证文献的完整性外，没有其他任何限制。OAJ 允许任何人、任何时间、任何地点无障碍地平等、免费、自由获取和合理使用论文的全文信息，强调开放传播，不受国家和地域限制。OAJ 的网络传播模式极大地扩大了用户对科研成果和学术文献的使用范围，缩短了学术文献出版的周期，扩大了学术成果的可见性和影响力，增强了学术交流的时效性。

在著作权归属方面，开放获取出版模式充分尊重作者的个人意愿并允许作者保留原始版权，同时也会要求作者在提交论文时承诺遵守相应协议将部分版权赋予用户以实现知识共享。OA 期刊的知识产权保护建立在现行的《中华人民共和国著作权法》的法律框架中，不仅为作者提供了研究成果能获得广泛传播的机会，也为作者因及表学术成果所应取得的相应认可权（署名权、作品完整权等）提供了有力保障。

2. 开放获取期刊的出版类型　开放获取期刊稿件按照发布路径的不同可以分为金色 OA、绿色 OA 以及其他 OA 等类型。

（1）金色 OA（gold access）：又称完全开放获取，指刊载的所有文章一经发表便可立即被免费阅读和重复使用的发布方式。金色 OA 期刊的文章处理费通常由作者或其所属机构承担。金色开放获取方式清除了大多数权限障碍，同时保留了作者的版权，是实现开放获取可持续发展的最佳途径。

（2）绿色 OA（green access）：也称自我存档，指将稿件的相应版本放入存储库或机构知识库等线上平台以供用户免费自由访问的发布方式。绿色 OA 稿件的存放版本（早期手稿或出版后版本）取决于出版商或资助部门，而文章版权通常被这些机构所保留。绿色 OA 相比金色 OA 期刊的文章处理费更低甚至无须支付额外费用，但同时存在 6～12 个月的开放时滞期（embargo periods），用户访问会受到一定制约。在大多数开放获取期刊和混合期刊中作者均可选择是否使用绿色 OA 出版方式。

除以上两类常见的 OAJ 出版类型外，OA 期刊发展中还出现了出版机构或平台向作者或用户均不收取任何费用的钻石开放获取（diamond open access）以及目前在出版界尚存争议的青铜开放获取（bronze open access）和黑色开放获取（black open access）等其他开放获取类型。

3. 开放获取期刊优势与不足　相较订阅型期刊，开放获取期刊最大的优势在于加速了学术研究成果的可视性和影响力。开放获取期刊出版速度快，出版内容自由度大，允许发表较大的数据集、彩图、动画等，且形式不受篇幅限制，使得研究成果能够得到更全面、更高效、更广泛的传播。开放获取期刊降低了用户访问科研文献的门槛，使公众能够更加轻松、快捷、无障碍地获取科学知识和思想，有效缩小发达国家与发展中国家在科学研究方面的知识鸿沟，推动全球学术研究水平向前发展。开放获取期刊的高阅读量和下载量能显著提高论文的被引频次和受关注度，扩大学术资源的影响力，提高科学家和学术机构的知名度。

开放获取期刊的新型出版模式和较短发展历史也为它带来了以下不足，如期刊质量水平参差不齐，完全开放获取期刊的学术声望及影响因子相对偏低；开放获取期刊消除了用户使用学术资源的价格障碍，但在一定程度上增加了作者或所在机构的研究成本，同时也存在因发布模式差异造成的出版 APC 价格机制不合理、不规范等问题；开放获取商业模式更容易被不法出版商利用，出版如掠夺性期刊等刊物，给研究者发文投稿造成误导和损失。

（二）国外代表性开放获取期刊来源

1. BMC（BioMed Central）　是一家总部位于英国的科学开放获取出版商，成立于 2000 年，2008 年以后隶属于 Springer。BioMed Central 出版了超过 250 余种经过同行评审的科学、技术和医学期刊，涵盖了护理学、生态学、生理学、生物化学、生物学、基因组学等多种生物医学领域学科分支。Genome Biology 作为所在领域排名第一的开放获取期刊于 2000 年出版，随后 BMC 又相继推出了 BMC Medicine、BMC Biology、BMC Medical Genomics 等备受推崇的开放获取期刊。

2. PLoS（the Public Library of Science）　是美国科学公共图书馆的简称，创立于 2000 年 10 月，是一家由众多诺贝尔奖得主和慈善机构支持的非营利性开放获取出版商，旗下所有 PLoS 期刊均坚持严格的同行评审和研究伦理标准。PLoS 致力于通过引领研究传播转型，使研究人员能够加速科学和医学的进步。为了促进全球范围科技和医学领域文献成为可以免费获取的公共资源，PLoS 于 2003 年开始相继出版了 *PLoS Biology*、*PLoS Medicine*、*PLoS Computational Biology*、*PLoS Genetics*、*PLoS Pathogens*、*PLoS ONE*、*PLoS Neglected Tropical Diseases* 7 种国际知名的开放获取期刊，所有论文全文均可通过 PubMed Central 平台免费获取。

3. DOAJ（Directory of Open Access Journals）　是一款由瑞典 Lund 大学图书馆于 2003 年 5 月推出的全球开放获取期刊索引系统，收录了世界范围内 130 多个国家地区 18 000 余种经过同行评审的开放获取期刊，并提供了 13 000 余种无须作者支付文章处理费的开放获取期刊目录。DOAJ 涵盖了科学、技术、医学、社会科学、艺术和人文科学的所有领域，截至 2022 年 12 月，收录文献记录超过 850 万条。

4. HighWire Press　由美国斯坦福大学创立于 1995 年，是全球著名数字出版工具和平台解决方案提供商，涵盖出版生命周期的各个方面。作为全球领先的电子出版平台，与独立的学术出版商、社团、协会及大学出版社合作，有效地出版及数字化传播学术期刊、参考文献及书籍等。HighWire Press 于 2020 年被 MPS Limited 收购，并将托管的所有期刊文献默认自动存入 Semantic Scholar 学术搜索引擎，该平台收录的期刊覆盖了生命科学、医学、物理学、社会科学等多个学科领域，目前可提供免费阅览的文献记录已经超过 2 亿条（截至 2022 年 12 月）。

5. PMC（PubMed Central）　是美国国立卫生研究院国家医学图书馆（NIH/NLM）创建的生物医学和生命科学领域期刊全文数据库，自 2000 年以来一直在线免费向公众开放，旨在保存生命科学领域期刊中的原始研究论文。PMC 采取自愿加入的原则，一旦加入，必须承诺期刊出版后一定时期内（通常是 6～12 月）向 PMC 提交全文，并由 PMC 提供免费全文检索服务。PMC 目前收录了 3300 余种出版商提供的全文开放电子期刊，论文数量超过 870 万篇（截至 2022 年 12 月），所有内容均可不受任何限制免费阅读利用。

6. 日本科学技术信息集成系统（Japan Science and Technology Information Aggregator, Electronic, J-STAGE）　由日本科学技术振兴机构（Japan Science and Technology Agency, JST）开发，收录了日本各科技学会出版的文献（多数为英文，少数为日文）。J-STAGE 数据库学科覆盖范围广泛，涉及自然科学、人文科学、社会科学、跨学科等 25 个学科领域，其中生命科学和医疗健康领域涵盖了生物学、生命科学与基础医学、全科医学、社会医学、护理科学、临床医学、牙科、药学等研究方向的成果。截至 2022 年底，J-STAGE 数据库收录了来自日本 1800 多家出版商的 3200 余种 OA 期刊、300 余种会议论文集以及 200 余种研究报告、技术报告和其他学术出版物，文献记录约 540 万篇，其中超过 90% 的文章均可免费获取利用。

7. Free Medical Journals　即免费医学期刊网，由 Amedeo Group 创建，是为促进互联网上医学期刊免费获取而创建的一个医学期刊信息合集网站。目前收录了超过 5000 种生物医学期刊，其中 3000 余种可以免费访问全文。Free Medical Journals 将所有免费期刊按照学科分为 90 个专业，用户可以按照期刊学科专业方向、期刊影响因子、期刊全文开放获取时间范围以及期刊名称字顺等方式浏览刊物内容信息。

8. MDPI　即多学科数字出版机构（Multidisciplinary Digital Publishing Institute），是全球领先的开放获取出版机构之一，出版图书、预印本、会议论文、百科全书等多种文献类型，并提供 Scilit 科技文献数据库、JAMS 编辑管理系统、Sciforum 学术交流合作平台、Preprints 非营利多学科预印本平台等多项出版相关服务。MDPI 目前出版英文学术期刊 420 余种，其中 SCIE 收录期刊近百种，期刊领域覆盖生物学与生命科学、化学与材料科学、医学与药理学、公共卫生与医疗保健、计算机科学与数学、物理学等学科，包含众多拥有较高国际影响力的期刊如 *Molecules*、*Sensors*、*International Journal of Molecular Sciences*、*Marine Drugs*、*Energies*、*International Journal of Environmental Research and Public Health* 等。目前全球已有 550 余所科研院所加入 MDPI 的开放获取计划（IOAP），包括马普学会、剑桥大学、杜克大学等；中国的会员单位有清华大学、浙江大学、吉林大学、东南大学、武汉大学、华北电力大学、北京科技大学和中国石油大学（北京）等多家大学及科研院所。

（三）国内主要开放获取资源平台

1. 国家科技期刊开放平台　是在科技部科技创新战略委托项目《科技精品期刊发展战略研究》指导下由中国科学技术信息研究所所主建设的期刊开放平台。"开放平台"以"公益普惠、开放共享、权威精品"为定位，以开放整合国内科技期刊为途径，着力提高我国期刊论文的传播面和利用率，提升我国期刊国际影响力。截至 2022 年底，该平台汇聚国内开放获取学术期刊1300 余种（核心期刊占比超过 70%），收录论文超过 960 万篇。用户通过注册登录即可免费下载使用全文。

2. 中国科技论文在线系统　中国科技论文在线是经教育部批准，由教育部科技发展中心主办，针对科研人员普遍反映的论文发表困难，学术交流渠道窄，不利于科研成果快速、高效地转化为现实生产力而创建的集 OA 期刊检索和论文投稿于一体的科技论文网站。该网站利用现代信息技术手段，打破传统出版物的概念，免去传统的评审、修改、编辑、印刷等程序，给科研人员提供一个方便、快捷的交流平台，提供及时发表成果和新观点的有效渠道，从而使新成果得到及时推广，科研创新思想得到及时交流。根据文责自负的原则，作者所投论文遵守国家相关法律，为学术范围内的讨论，有一定学术水平，基本理论正确，且符合中国科技论文在线的基本投稿要求，一般可在 7 个工作日内发布。中国科技论文在线可为在其网站发表论文的作者提供论文发表时间的证明，并允许作者同时向其他专业学术刊物投稿，以使科研人员新颖的学术观点、创新思想和技术成果能够尽快对外发布，并保护原创作者的知识产权。

在线系统包括了目前国内唯一免费的全文期刊库，收录了近千家科技期刊逾 130 万篇各领域的科技论文全文，其中涉及医药卫生领域的免费期刊 105 种，论文数量超过 25 万篇。平台提供学科浏览、快速检索以及高级检索等功能。

3. Socolar　是由中国教育图书进出口有限公司开发的 OA 资源一站式服务平台，是国内首个综合性开放获取资源数据库，Socolar 测试版自 2007 年投入使用以来便受到了国内各大高校、研究机构科研人员及学者的青睐。该平台收录了大量 Open Access 期刊、Open Access 机构仓储等学术资源，目前覆盖了全学科多语种的 OA 期刊超过 1 万种，开放获取文献数量超过 1500 万篇。用户可通过平台页面的简单检索、高级检索、期刊浏览等多种检索途径查找期刊及论文，同时也可以进行注册登录，以获得更多个性化服务。

4. 中国预印本服务系统　预印本（preprint）是指科研工作者的研究成果还未在正式出版物上发表，而出于和同行交流目的自愿先在学术会议上或通过互联网发布的科研论文、科技报告等文献。与刊物发表的文章以及网页发布的文章相比，预印本具有交流速度快、利于学术争鸣、可靠性高等特点。

中国预印本服务系统由中国科学技术信息研究所与国家科技图书文献中心联合建设，是以提供预印本文献资源服务为主要目的的实时学术交流系统，是国家科学技术部科技条件基础平台面上项目的研究成果。系统收录的预印本内容主要是国内科研工作者自由提交的科技文章，一般只限于学术性文章，涉及的学科主要包括自然科学、医药科学、人文与社会科学、工程与技术科学及农业科学等五大类。该系统可以实现二次文献检索、浏览全文、发表评论等功能。

5. GoOA 开放获取期刊平台　是由中国科学院支持、中国科学院文献情报中心负责建设运行的全球优质开放获取论文一站式发现和获取平台，于 2014 年 11 月正式上线。该平台基于 GoOA严格的遴选标准，从上一年度全球上万种 OA 期刊中优选出两千种左右高质量的 STM 学术期刊作为 GoOA 的收录期刊，并提供全文阅读服务。截至 2022 年底，收录了 689 家出版机构的 3600余种 OA 期刊及其全文，学科涉及自然科学及部分社会科学领域。平台提供 OA 期刊和论文集成发现和免费下载、OA 期刊投稿分析、关联检索、知识图谱分析、用户分享等特色功能，最大的特色在于自 2014 年开始，每年发布《GoOA 全球 OA 期刊排行榜报告》，该榜单展示了年度全球 STM 领域高质量 OA 期刊的评价评估结果以及 18 个学科的 TOP 期刊排行榜单，目前该榜单已更新至 2022 年版。

6. 国家科技图书文献中心开放资源集成获取系统 为国家科技图书文献中心（National Science and Technology Library，NSTL）的特色资源库之一，是 NSTL 通过对开放资源的遴选、采集、加工、组织与揭示，将不同平台、不同文献类型的资源进行集成整合，构建的 OA 集成整合系统。NSTL 作为国家战略科技资源保存和服务基地，一直致力于为科研人员提供学术文献保障服务，目前，该 OA 集成整合系统包含了外文期刊约 12 000 种，期刊文献超过 700 万篇，其中医药卫生领域期刊超过 3500 种，用户可通过论文检索和分类浏览方式检索文献及查找期刊。

第三节 国际著名文献检索系统

一、Web of Science

Web of Science 是科睿唯安（Clarivate Analytics）公司的科研学术信息整合平台，该平台将 Web of Science 核心合集与多个区域性引文索引、专利数据、专业领域的索引以及研究数据引文索引连接起来，并基于引文数据开发了相关的科研和期刊评价工具，用以满足用户对所需文献的检索和相关数据分析的需求。

该平台整合了 Web of Science 核心合集（内含 SCI/SSCI/A&HCI 等库）、现刊目次快讯（Current Contents Connect，CCC）、美国生物学数据库（BIOSIS Previews，BP）、德温特专利索引（Derwent Innovations Index，DII）、MEDLINE、中国科学引文数据库（CSCD）等文摘数据库以及期刊引证报告（JCR）、基本科学指标（Essential Science Indicators，ESI）、InCites、EndNote 等分析工具和文献管理软件。

Web of Science 功能齐全，具有跨库检索（所有数据库检索）、单库检索、引文检索、化学结构检索、作者检索、期刊影响因子查询、文献管理以及个人定制化服务等功能。利用 Web of Science 平台，用户可以及时掌握课题的前沿动态；锁定相关领域高质量的学术论文和学术专著；准确查找论文的被引用情况；跟踪著作中重要理论的发展和应用；准确了解相关领域中最具影响力的研究人员和机构情况；轻松寻找合作研究或深造机会；全面了解相关领域基金资助情况；获取、引用并管理研究相关的参考文献；选择合适的学术期刊发表论文；轻松建立网络个人图书馆等。

（一）科学引文索引

科学引文索引是世界著名的网络引文检索工具，其创始人为美国情报学家和科学计量学家尤金·加菲尔德（E.Garfield）博士，受检索工具《谢泼德引文》的启发，他于 1955 年在 *Science* 上发表论文提出将引文索引作为一种新的文献检索与分类工具的设想，并于 1964 年正式出版了纸质版《科学引文索引》（*Science Citation Index*，SCI）。借助该工具，通过文献间引用与被引用的关系，可了解学术问题或者观点的起源、发展、修正以及最新的研究成果，揭示一些重要科学发现之间的内在联系，预测科学技术的发展方向。随着科学信息技术的发展，SCI 的收录范围与出版形式不断变化，逐步走向数字化和网络化，索引载体形式也由印刷版、光盘版 SCI（又称 SCI 核心版）发展为扩展版 SCI（Science Citation Index Expanded，SCIE），即 SCI 网络版。目前该库已成为当代世界最为重要的大型数据库之一，与 EI（工程索引）、ISTP（科技会议录索引）齐名，被誉为世界三大著名科技文献检索系统，该库也是国际公认的进行科学统计与科学评价的主要检索工具。

作为一个多学科综合性数据库，SCIE 涵盖了 178 个学科的 9500 多种主流科技期刊，主要涉及数学、物理、化学、生命科学与技术、医学、天文学、药理学、植物学、动植物学、计算机科学、农学、材料科学等学科领域，检索数据最早可回溯至 1900 年，目前收录了超过 5300 万条记录和

11.8亿条引用文献。SCIE引文检索的体系不仅可以从文献引证的角度评估文章的学术价值，还可以迅速方便地组建研究课题的参考文献网络，其引文记录所涉及的范围十分广泛，包括图书、期刊论文、会议论文、专利和其他各种类型的文献。

科学引文索引目前包含在Web of Science核心合集中，常规检索方式包括基本检索、被引参考文献检索、高级检索、化学结构检索、作者检索等。通过以上方式用户可以实现高质量论文检索、领域发展趋势与科研动态追踪、论文收录与引用查询以及期刊学术水平影响力评价等检索需求。

（二）社会科学引文索引

社会科学引文索引（Social Sciences Citation Index，SSCI）是由美国科学信息研究所（ISI）根据科学引文索引开发的社会科学领域引文检索工具，是SCI的姊妹索引。根据24项"质量"标准和4项"影响"标准，社会科学引文索引收录了国际上最具影响力的3400余种社会科学领域期刊以及3500余种世界领先科技期刊的精选文献，文献类型涵盖了研究论文、书评、专题讨论、社论、人物自传、书信等，内容涉及人类学、法学、经济学、卫生政策与服务、伦理学、老年医学、护理学、心理学等58个社会科学学科。SSCI引文数据覆盖的时间跨度为1900年至今，目前已有937万条记录和1.22亿条引用文献。

社会科学引文索引包含在Web of Science核心合集中，常规检索方式及功能与科学引文索引类似。

（三）会议论文引文索引

会议论文引文索引（Conference Proceedings Citation Index，CPCI），原名科技会议录索引（Index to Scientific & Technical Proceedings，ISTP），创刊于1978年，由美国科学信息研究所编辑出版，是一款汇集了世界知名会议、一般性会议、座谈会、研究会和专题讨论会的会议录资料的科技会议文献引文索引，也是国际学术领域广泛认可的综合性科技会议文献检索数据库。CPCI数据库可以分为科技版CPCI-S和社会与人文科学版CPCI-SSH。CPCI-S收录的学科涵盖了农业与环境科学、生物化学与分子生物学、生物技术、医学、工程、计算机科学、化学与物理等科学技术领域，几乎囊括了出版的重要会议录中的大部分文献。CPCI-SSH涵盖了社会科学、艺术与人文科学等领域的会议录文献，其中与生命科学领域研究相关的学科如心理学、公共卫生学、社会学等。CPCI数据库目前搭载在Web of Science核心合集中，每周更新。

（四）新兴资源引文索引

新兴资源引文索引（Emerging Sources Citation Index，ESCI）是WOS平台于2015年底上线的期刊引文索引数据库，旨在扩充收录在学术领域已经具有地区性影响力的期刊，从而扩大Web of Science期刊数据库的收录范围以支持科研评价和分析进而更早地追踪到新兴的领域和趋势。入选ESCI期刊仅需满足SCI期刊收录的第一级标准（包括同行审议、伦理标准、发行语言为英文、出版格式、出版时效性、国际编辑管理等要求），当ESCI收录期刊的影响力表现持续可观并最终满足SCI期刊的收录标准后，则会被升级纳入SCI数据库，反之，如果SCI期刊不能满足其高标准要求，仅能达到第一级标准就会被降级为ESCI期刊，因此ESCI收录的期刊也被称为副SCI期刊或备选SCI期刊。

新兴资源引文索引目前收录了所有学科的7800余种出版物，包含了2005年至今的300万条记录和7440万篇引用文献。ESCI数据库对收录的期刊2015年及之后所发表的论文进行评价，用户可通过Web of Science的核心合集查看被检索文章的被引用信息。2023年6月起，科睿唯安将期刊引证报告（JCR）的统计范围扩展到了Web of Science核心合集收录的所有期刊，自此ESCI期刊被赋予影响因子。

（五）期刊引证报告

期刊引证报告（JCR）是由美国科学信息研究所编辑出版的用于多学科期刊分析与评价的数据库平台，是唯一提供基于引文统计数据的期刊评价资源。通过对参考文献的统计汇编，JCR可以在期刊层面衡量某项研究的影响力，显示引用和被引期刊之间的相互关系。JCR可计量的统计数据为客观测定某个主题类目中大量期刊的相对重要性提供一套方法。2023年起，JCR影响因子的统计范围从先前的自然科学版（JCR-SCI版）、社会科学版（JCR-SSCI版）扩展到了艺术与人文版（JCR-AHCI版）以及新兴资源版（JCR-ESCI版）。

JCR与Web of Science核心合集的数据相互连接，采用更加清晰、准确的可视化方式来呈现数据，用户可以更加轻松地创建、存储并导出报告。数据库提供了相应期刊的期刊影响因子、5年影响因子、立即指数、半衰期、自引率、出版频率、语种等信息，使得不同类型用户都能在该工具的支持下获益。例如，师生和科研人员能够借助JCR发现与他们各自领域相关的期刊，确认刊登作者文章期刊的学术地位，选择合适的SCI期刊投稿，从而提高稿件的录用率；图书馆员和信息专家可以在该工具的帮助下科学管理和规划期刊馆藏，辅助决策期刊的存档与剔旧，为科研人员推荐优秀期刊；出版商和编辑可以利用JCR及时了解出版领域的市场变化，评价期刊的市场影响力，明确自身定位，提升期刊竞争力；信息分析师还可以利用该工具跟踪各学科期刊的发展趋势，深入研究各期刊之间的引证关系。

JCR通常于每年6月更新前一年的期刊指标数据，图书馆或研究机构需订购该工具方可登录访问。

（六）基本科学指标数据库

基本科学指标数据库（Essential Science Indicators，ESI）是由美国科学信息研究所于2001年推出的衡量科学研究绩效、跟踪科学发展趋势的基本分析评价工具。ESI数据统计基于全球所有研究机构十年来被SCI、SSCI库收录的发文（Article/Review）情况，按论文被引频次的高低确定出衡量研究绩效的阈值，分别排出居世界前1%的研究机构、科学家、高被引论文，居世界前50%的国家/地区、学术期刊以及居前1‰的热点论文。所有数据每两个月滚动更新一次。

ESI将收录期刊按照22个学科分类进行标引，包括农业科学、生物学与生物化学、临床医学、计算机科学、商业与经济、工程学、环境科学与生态学、地球科学、化学、免疫学、材料科学、数学、微生物学、分子生物与遗传学、多学科、神经科学与行为科学、药理学和毒理学、物理学、植物学与动物学、精神病学与心理学、社会科学总论、空间科学等学科领域。借助ESI数据库研究人员可以系统地、有针对性地分析22个专业领域国际科技文献，通过论文数、论文被引频次、论文篇均被引频次、高被引论文、热点论文和前沿论文等六大指标，从各个角度对国家/地区科研水平、机构学术声誉、科学家学术影响力以及期刊学术水平进行全面衡量。可实现的具体功能如下：①分析特定研究机构、国家、公司和学术期刊的研究绩效和影响力；②在22个专业领域内分别对国家、研究机构、期刊、论文、科学家进行统计分析和排序；③跟踪自然科学和社会科学领域内的研究发展趋势，给出衡量研究绩效的标尺；④评估潜在的合作者、评论家、同行和雇员；⑤测定特定研究领域的研究产出与影响；⑥及时获知各领域内高被引论文和近期最关注的话题；⑦通过共引分析方法，揭示各个学科当前的研究前沿，锁定隐含的突破性研究；⑧通过引文数据库揭示不同学科发展的趋势。

二、Engineering Index

Engineering Index（《美国工程索引》）简称EI，由美国华盛顿大学圣路易斯分校土木工程教授约翰·巴特勒·约翰逊博士（Dr. John Butler Johnson）于1884年创建，美国工程信息公司（Engineering Information Inc）编辑出版，是世界文献史上最悠久的、全球公认并享有盛誉的工程技术文献信息检索工具。1998 年，Elsevier（爱思唯尔）收购了工程信息公司并继续出版 Compendex 摘要和工程索引。随着 EI 和 Engineering Village 不断发展壮大，用于检索 EI 数据的 Engineering Village 已成为世界上最广泛、最完整的工程文献数据库平台。

EI 数据库侧重于工程技术领域的文献，涉及核技术、生物工程、交通运输、化学和工艺工程、照明和光学技术、农业工程和食品技术、计算机和数据处理、应用物理、电子和通信、控制工程、土木工程、机械工程、材料工程、石油、航空、汽车工程以及这些领域的子学科。数据库每条记录都经过精心筛选，并使用"工程索引叙词"进行标引从而确保工程领域的专业人员和学生能够顺利检索到可信赖的专业文献。

作为国际三大著名检索系统之一，EI 全面涵盖了世界工程技术领域最重要、最有影响的研究成果，这些研究成果代表着世界工程技术科学和应用科学研究的最高水平。目前，它已成为我国工程技术界评价科学研究实力、学术发展水平、学科专业建设、博士学位点申报、高级专业技术职称评定、重点实验室评估等工作的重要标准和依据之一。EI 数据库常用的检索方式包括快速检索（quick search）、专家检索（expert search）以及叙词检索等，数据每周更新。

三、PubMed

PubMed 是一个基于 Web 的生物医学信息检索系统，提供生物医学和健康科学领域的文献搜索服务。它由美国国家医学图书馆（NLM）下属的国家生物技术信息中心（NCBI）开发维护，并自 1996 年起在线向公众免费开放，是目前生物医学和生命科学领域使用最广泛的文摘型数据库。

PubMed 的核心数据为著名的美国医学文献分析和联机检索系统 MEDLINE，目前包含了来自 MEDLINE、生命科学领域期刊和在线书籍在内的 3700 多万篇生物医学文献引文记录，涵盖了生物医学和健康领域相关的生命科学、行为科学、化学、生物工程等多种学科，提供包括期刊论文、综述、系统评价、案例报告等在内的多种文献类型。PubMed 不提供期刊文章的全文，但是通常会附有指向全文的链接，如期刊出版商的网址或 PubMed Central（PMC）数据库的全文链接等，从而引导用户从其他来源途径获取全文。

PubMed 的检索方式包括基本检索、高级检索、MeSH 主题词检索、期刊检索、临床查询、单篇引文匹配等。其中，最具特色的检索技术是自动语词匹配。

四、BIOSIS Previews

美国生物学数据库（BIOSIS Previews, BP），由美国生物科学信息服务社（BIOSIS）出版，是全球最具综合性与权威性的生命科学信息来源，也是目前世界上规模较大、影响较深的著名生物学信息检索工具之一。其内容来源于生物学文摘（Biological Abstracts，BA）、生物学文摘/报告、综述、会议（Biological Abstracts/Reports，Review，Meetings）和生物研究索引（BioResearch Index），收录文献囊括了生物医学文摘、报告、述评、图书、专利、会议论文集等多种类型。

BIOSIS Previews 数据库的内容覆盖传统的生物学领域，如植物学、动物学、微生物学；还包括生物学相关领域，如生物医学、农业、药理学、生态学、遗传学、兽医学、营养学和公共卫生学；以及跨学科领域，如生物化学、生物物理学、生物工程学和生物工艺学等。内容涵盖临床前和实验室研究、仪器和方法、动物学研究等，可以使研究人员对生命科学和生物医学领域进行更深入的调研。此外，BIOSIS Previews 拥有深度的专业索引与强大的检索工具，可以使研究人员通过分类表、增强的 MeSH 词表、CAS 登记号、主要概念、概念代码等标引项进行检索，快速锁定高质量的文献。

五、Scopus

Scopus 由荷兰 Elsevier（爱思唯尔）出版集团于 2004 年 11 月推出，提供科学、技术、医药、社会科学、艺术和人文领域的世界科研成果全面概览，并支持用户追踪、分析和可视化研究成果。该数据库是目前全球规模最大的摘要和引文数据库。

Scopus 涵盖了世界上最广泛的科技和医学文献的文摘、参考文献及索引，收录了来自 Elsevier、Springer、Wiley-Blackwell、Taylor & Francis 等在内的 5000 多家出版机构的 2.3 万余种经同行评议的出版物，数据记录已经超过 7700 万条。该库涵盖了医学、农业与生物科学、物理、工程学、社会学、经济、商业与管理、生命科学、化学、数学、地球与环境科学、材料、计算机、工程技术、心理学、艺术与人文学等多个领域的期刊、会议论文、丛书、专利等文献类型，数据最早可追溯至 1788 年。

除可实现文献检索功能外，Scopus 数据库还提供了引用指数（CiteScore）、科学杂志排名（SCImago Journal Rank，SJR）、篇均来源期刊标准影响指标（Source Normalized Impact per Paper，SNIP）、领域权重引用影响力指数（Field-Weighted Citation Impact，FWCI）、作者指数（H-index）等不同类型的多元评价指标，可供使用者从研究文献、期刊、研究者等不同角度评估学术研究产出的影响力。

Scopus 数据库支持布尔逻辑运算符（AND OR NOT）、位置运算符（W/n PRE/n）、短语搜索等检索规则，常用检索方式包括基本检索、高级检索和组合检索等。

六、Embase

Embase 是荷兰医学文摘数据库的简称，由 Elsevier（爱思唯尔）于 1974 年创建，是全球最大最具权威性的生物医学和药理学网络文摘数据库。Embase 收录了来自超过 95 个国家的 8000 多种生物医学期刊，文献总量超过 3500 万篇。该数据库最大的特色在于不仅包括了基础医学和临床医学领域的相关研究，还纳入了药物研究、药理学、药剂学、毒理学、保健策略管理、药物经济学等领域的文献，覆盖各种疾病、药物及医疗设备数据信息，尤其涵盖了大量欧洲和亚洲医学刊物。

Embase 所有文章均已通过爱思唯尔生命科学索引与 Emtree 建立了深度索引关联，可广泛检索到有关药物不良事件、药物疗效研究、医疗器械和与疾病相关的生物医学信息。Embase 还被中国国家药品监督管理局、欧洲药品管理局（EMA）、欧洲委员会等众多国际性监管机构推荐为必检数据库之一，主要用于确保全面掌握疾病、药物和临床安全的证据，建立全面的系统评价，进行循证医学决策。

Embase 网络数据库提供跨库检索功能，可同步检索 Embase 和 MEDLINE 数据库，并且有较成熟的主题词表。常用检索方式包括快速检索、高级检索、主题词检索、药物检索、疾病检索及文章检索等。

七、Cochrane Library

循证医学图书馆（The Cochrane Library）是 the Cochrane Collaboration 的主要产品，由 Wiley 出版集团发行，是一个包含了不同类型高质量独立证据的数据库集合。该库基于循证医学系统评价（cochrane systematic reviews）的基础建立，汇集了有关医疗保健、治疗和有效性干预的研究，可提供有关最新医疗的最直观信息，帮助参与卫生保健决策的人员及时了解所有最新证据，为他们提供有关现有治疗方法和新治疗方法的最高品质信息，是循证医学实践的可靠证据来源之一，也是循证医学的黄金标准。

The Cochrane Library 主要包括了 Cochrane 系统评价数据库（Cochrane Database of Systematic

Reviews，CDSR）、Cochrane 临床对照试验中心注册数据库（Cochrane Central Register of Controlled Trials，CENTRAL）、Cochrane Clinical Answers（CCAs）、Systematic Reviews from Epistemonikos（Other Reviews）等核心数据库，其中 CDSR 收录了 Cochrane 协作网超过 10 000 篇系统评价、计划书、社论及增刊等，几乎涵盖临床医学各专业，为临床实践及医疗决策提供了可靠依据和最新咨讯。

Cochrane Library 常用的检索方式包括简单检索（simple search）、高级检索（advanced search）和主题词检索（mesh search）等。

八、SciFinder

SciFinder 即化学及药物信息数据库，由美国化学学会（ACS）旗下的化学文摘服务社（CAS）自主研发，是世界上最重要的化学信息检索平台之一。SciFinder 其前身是 CAS 创建于 1907 年的世界著名检索工具《化学文摘》（简称 CA），1995 年 CAS 推出了 SciFinder 联机检索数据库，2009 年推出了基于网页形式的一站式搜索平台 SciFinder Web。经过多年的发展与整合，SciFinder 目前综合了全球 200 多个国家和地区的 60 多种语言的 1 万多种期刊，专利、会议论文、学位论文、图书、技术报告、评论、预印本和网络资源等。

SciFinder 由 7 个子库组成，除包括 CAplus、MEDLINE 等文献数据库外，同时还具有 CAS REGISTRY、CHEMLIST、MARPAT、CHEMCATS、CASREACT 等物质与化学反应数据库，覆盖了包括生物化学、物理化学、有机化学、无机化学、分析化学、应用化学、化学工程、高分子等多学科及跨学科领域的科技信息，是全世界的科学家进行化学课题研究、成果查阅、学术期刊浏览及把握科技发展前沿的最得力工具。

SciFinder 要求用户通过注册建立自己的 SciFinder 账户方可正常登录访问，支持按照主题、分子式、结构式和反应式等多种方式检索信息。

第四节　国内常用期刊评价与检索工具

一、中文核心期刊要目总览

中文核心期刊要目总览（Guide to Core Journals of China，GCJC）也称北大中文核心期刊目录，是由北京大学图书馆及北京十几所高校图书馆众多期刊工作者及相关单位专家参与的中文核心期刊评价研究项目成果，自 1992 年至今已经推出了 10 版，最新版是 2024 年 4 月对外发布的 2023 第十版（2024～2026 适用），旨在为图书情报部门对中文学术期刊的评估与订购以及为读者导读提供参考依据。

中文核心期刊要目总览在 2008 年之前每 4 年更新出版一次，2008 年之后，改为每 3 年更新出版，每版都会根据当时的实际情况在研制方法上不断调整和完善，以求研究成果能更科学合理地反映客观实际。研究方法采用定量和定性相结合的分学科评价方法，核心期刊定量评价采用被摘量（全文、摘要）、被摘率（全文、摘要）、被引量、他引量（期刊、博士论文）、影响因子、他引影响因子、5 年影响因子、5 年他引影响因子、特征因子、论文影响分值、论文被引指数、互引指数、获奖或被重要检索工具收录比、基金论文比（国家级、省部级）、Web 下载量、Web 下载率等评价指标；在定量评价的基础上，再进行专家定性评审。经过定量筛选和专家定性评审，从我国正式出版的中文期刊中评选出核心期刊。

二、中国科学引文数据库

中国科学引文数据库（Chinese Science Citation Database，CSCD），由中国科学院国家科学图

书馆创建于 1989 年，是国内首个引文数据库。目前收录我国数学、物理、化学、天文学、地学、生物学、农林科学、医药卫生、工程技术、环境科学和管理科学等领域出版的中英文科技核心期刊和优秀期刊 1200 余种，已积累从 1989 年到现在的论文记录超过 600 万篇，引文记录超过 9500 万条。

中国科学引文数据库内容丰富、结构科学、数据准确。系统除具备一般的检索功能外，还提供新型的索引关系——引文索引，使用该功能，用户可迅速从数百万条引文中查询到某篇科技文献被引用的详细情况，还可以从一篇早期的重要文献或著者姓名入手，检索到一批近期发表的相关文献，对交叉学科和新学科的发展研究具有十分重要的参考价值。

2007 年中国科学引文数据库与科睿唯安合作，将 CSCD 数据库嵌入到 Web of Science 平台中，让全世界更多的科研人员了解中国的科研发展动态。Web of Science 平台以中英文双语对照的方式显示 CSCD 的内容，其中大多数文献题录信息（题名、作者和来源出版物）均以中英文双语的形式提供。

基于 Web of Science 平台的中国科学引文数据库，用户可以跟踪最新研究进展，通过跨库检索同时访问基于 Web of Science 平台的其他数据库产品和免费学术资源；完整地了解某学科领域/课题在国内和全世界的研究现状和最新进展；了解中国学术研究的发展趋势、杰出的研究人员、研究机构、以及学术期刊等信息；把握中国研究基金的导向和学术期刊的发展态势；寻找潜在的合作研究伙伴、相关学术期刊的作者、审稿人、编辑等；保存检索式，提供定题跟踪服务；管理参考文献并提高写作效率。与此同时，作为权威文献检索工具，CSCD 数据库在我国科研院所和高等院校的课题查新、基金资助、成果申报、项目评估、人才选拔及文献计量评价等方面也得到了广泛应用。

三、中国科技论文与引文数据库

中国科技论文与引文数据库（CSTPCD）是由中国科技信息研究所（国家科委信息中心）在历年开展科技论文统计分析工作的基础上委托北京万方数据股份有限公司开发的一个具有特殊功能的数据库，用于开展学科分析研究和评估、单位和个人科研绩效评价、期刊影响分析以及企业寻找新产品开发合作伙伴等。

自 1987 年起，中国科技信息研究所基于中国科技论文统计与分析项目开展中国科技论文与引文数据库（CSTPCD）研制工作，收录中国各个学科最重要的学术类和技术类期刊上发表的论文，被中国科技论文与引文数据库收录的来源期刊又被称为统计源期刊。CSTPCD 综合了来源期刊的影响因子、即年指数、被引频次、基金论文比例、论文作者地区分布数等评价指标对期刊进行跟踪评测，并按照不同学科对期刊的影响力表现进行排序，每年以发布会形式向社会公布中国科技论文统计结果——《中国科技论文统计与分析（年度研究报告）》和《中国科技期刊引证报告》（CSTJCR）系列研究报告，基于 CSTPCD 实现的中国科技核心期刊研究与评价工作具有广泛的社会影响力。

四、中文社会科学引文索引

中文社会科学引文索引（Chinese Social Sciences Citation Index，CSSCI）是由南京大学中国社会科学研究评价中心研制开发的人文社会科学引文索引数据库，用以检索中文人文社会科学领域核心期刊发表的文献及引文信息，旨在为人文社会科学领域的知识创新、前沿研判、综合评价提供服务，提升中文研究成果的学术影响力。该数据库是对中文人文社会科学领域以期刊/集刊为载体的成果产出状况和学术引用情况的真实记录，可以为研究机构、学术期刊和研究人员提供可用于分析、研究、批评和评价的原始数据及统计结果。

CSSCI 遵循文献计量学规律，采用定量与定性评价相结合的方法，从国内外公开出版的中文人文社会科学学术期刊以及中国大陆公开出版的学术集刊中遴选出学术性强、编辑规范的期刊作为来源。CSSCI 每两年更新调整一次来源期刊目录，目前最新版为2024年1月对外发布的《CSSCI来源期刊目录（2023～2024）》，收录了包括法学、管理学、经济学、历史学、政治学等在内的25个大类的600余种学术期刊，利用 CSSCI 可以检索到所有 CSSCI 来源期刊的收录（来源文献）和被引用情况。

五、中国引文数据库

中国引文数据库（Chinese Citation Database，CCD）是基于 CNKI 所有源数据库产品的数据集合而成的一个规范的引文数据库。学术资源类型包括期刊、博硕士学位论文、国内/国际会议论文、图书、中国专利、中国标准、年鉴、报纸以及外文题录库。引文数据全面准确，是目前国内最大最全面的引文数据库。

数据库提供快速检索、高级检索、专业检索等多种检索模式，包括了引文检索、检索结果分析、作者引证报告、文献导出、数据分析器及高被引排序等特色功能。高被引排序，包括"高被引作者、高被引期刊、高被引院校、高被引医院、高被引文献、高被引学科"六个高被引排序表，可以全面有效地助力学术科研。

六、中国生物医学文献服务系统

中国生物医学文献服务系统简称 SinoMed，由中国医学科学院医学信息研究所/图书馆开发研制，于2008年首次上线服务，涵盖了中国生物医学文献数据库（CBM）、中国生物医学引文数据库（CBMCI）、西文生物医学文献数据库（WBM）、北京协和医学院博硕学位论文库（PUMCD）、中国医学科普文献数据库等多种资源，是集文献检索、引文检索、开放获取、原文传递及个性化服务于一体的生物医学中外文整合文献服务系统。

SinoMed 检索功能强大、方便易用，数据深度揭示、准确规范，提供检索策略定制、检索结果保存和订阅、检索内容主动推送等个性化服务。全文服务方式多样、快捷高效。

平台按检索资源不同，可分为多资源的跨库检索和仅在某一资源（中文文献、西文文献、博硕论文或科普文献）的单库检索，支持快速检索、高级检索、主题检索和分类检索等检索方式。

七、中国生物医学期刊引文数据库

中国生物医学期刊引文数据库（Chinese Medical Citation Index，CMCI），由中国人民解放军医学图书馆于1994年创建，收录中文生物医学期刊1800余种，累积期刊文献700余万篇，是国家和军队卫生部门认可的重要检索工具之一。学科内容涉及基础医学、临床医学、预防医学、药学、生物学、中医学、医院管理及医学情报等多个方面。2014年最新推出的《中国生物医学期刊引文数据库》CMCI 机构知识版，采用机构 IP 授权、远程 Web 访问方式，实现即时更新。除具备CMCI 整合版的功能外，强化了文献计量可视化分析功能，机构可管理本单位发表文献，可以自定义科室部门名称，并对文献进行归类，以便获得精准的统计结果。

思 考 题

1. 任选国内外1～2个核心期刊认定标准或体系，简述其特征及对应的检索系统。
2. 谈谈你对期刊评价指标影响因子的理解及应用。
3. 如何比较两本不同学科期刊的质量水平？
4. 选刊投稿时你更倾向于传统出版刊物还是开放获取刊物，说明理由。

5. 查找 1~2 种掠夺性期刊的名称，谈谈如何避免被该类刊物误导。

6. 如何利用 JCR 筛选出本专业领域内分布在 Q1 区的 SCI 期刊？

7. 撰写 meta-Analysis 类文章应选择哪些数据库或系统检索文献？

（宋 蕊 杨 筠）

第二十章　论文撰写与发表中的学术规范

第一节　科研诚信

一、科研诚信概述

（一）科研诚信的概念

关于科研诚信的相关概念，有"研究伦理"、"研究诚信"、"科研诚信"、"负责任的科研行为"等不同提法。一般认为科研诚信是科学界和社会各界共同的责任。根据科学技术部、教育部、财政部、人力资源和社会保障部、卫生部（现卫生健康委员会）、解放军总装备部、中国科学院、中国工程院、国家自然科学基金委员会和中国科学技术协会 10 个部门和单位 2009 年出台的《关于加强我国科研诚信建设的意见》，科研诚信是指科技人员在科技活动中应当弘扬以追求真理、实事求是、崇尚创新、开放协作为核心的科学精神，遵守相关的法律法规，恪守科学道德准则，并遵循科学共同体公认的行为规范。

随着时代的变迁以及科研事业的发展，科研诚信问题日趋突出，日益受到人们的重视。为了有效应对和解决科研诚信问题，世界各国采取了多种多样的方式，甚至采取了一定形式的国际联合行动。例如，美国成立研究诚信办公室（Office of Research Integrity，ORI）来处理科研诚信问题，通过立法活动制定相关国家政策、程序，明确负责任科研行为的训练要求。加拿大成立了 3 个专门机构，制定一系列政策来处理科研诚信问题。欧盟成立了处理科研诚信问题的专门机构——欧盟科研诚信办公室协作网络（European Network of Research Integrity Offices，ENRIO），同时欧盟各个国家也建立了相对成熟的制度。我国相关政府部门、大学、科研机构等也制定了许多不同层次的标准和指南来规范科研行为。科技部、教育部均成立了相关部门，旨在倡导良好的学术风气，加强学术道德建设，促进学术活动的健康发展。

（二）学术不端行为的认定

实际上，科研诚信行为并没有一个确切的认定标准，对其认定更多的是通过明确其相反的行为，即学术不端来完成的。学术不端行为是指违反学术规范、学术道德的行为，国际上一般指捏造数据（fabrication）、篡改数据（falsification）和剽窃（plagiarism）三种行为。此外，一稿多投、重复发表、侵占他人学术成果、伪造学术履历等行为也属于学术不端行为的范畴。

2007 年，中国科学院发布《中国科学院关于加强科研行为规范建设的意见》明确将不端行为分为以下几类：①在研究和学术领域内有意作出虚假的陈述，包括编造数据；篡改数据原始文字记录和图片；在项目申请、成果申报，以及职位申请中作虚假的陈述。②损害他人著作权，包括侵犯他人的署名权，如将做出创造性贡献的人排除在作者名单之外，未经本人同意将其列入作者名单，将不应享有署名权的人列入作者名单，无理要求著者或合著者身份或排名，或未经原作者允许用其他手段取得他人作品的著者或合著者身份。剽窃他人的学术成果，如将他人材料上的文字或概念作为自己的发表，故意省略引用他人成果的事实，使人产生为其新发现、新发明的印象，或引用时故意篡改内容、断章取义。③违反职业道德利用他人重要的学术认识、假设、学说或者研究计划，包括未经许可利用同行评议或其他方式获得的上述信息；未经授权就将上述信息发表或者透露给第三者；窃取他人的研究计划和学术思想据为己有。④研究成果发表或出版中的科学不端行为，包括将同一研究成果提交给多个出版机构出版或提交给多个出版物发表；将本质上相同的研究成果改头换面发表；将基于同样的数据集或数据子集的研究成果以多篇作品出版或发表，除非各作品间有密切的承继关系。⑤故意干扰或妨碍他人的研究活动，包括故意损坏、强占或扣押他人研究活动中必需的仪器设备、文献资料、数据、软件或其他与科研有关的物品。

2019年5月29日，国家新闻出版署正式发布了我国首个针对学术不端行为的行业标准——《学术出版规范——期刊学术不端行为界定（CY/T 174—2019）》（以下简称《标准》），该标准于2019年7月1日正式实施。《标准》首次明确了学术期刊论文作者、审稿专家、编辑者三方可能涉及的学术不端行为，《标准》将论文作者学术不端行为划分为8种类型，即剽窃（7种）、伪造（6种）、篡改（5种）、不当署名（5种）、一稿多投（6种）、重复发表（6种）、违背研究伦理（5种）及12种其他学术不端行为（包括在参考文献中加入实际未参考过的文献等），并对剽窃、伪造、篡改、不当署名、一稿多投、重复发表等术语进行了具体定义。

二、负责任科研行为的要求

学术研究像人类的其他行为一样会出现种种错误。这些错误大体上可以分为三类：一类是限于客观条件而发生的错误。这类错误难以避免，也难以觉察，随着科学的进步才被揭示出来，犯错误的科研人员没有责任，不该受到谴责。一类是由于马虎、疏忽而造成的失误。这类错误本来可以避免，是不应该发生的，但是犯错者并无恶意，是无心造成的，因此属于"诚实的失误"。犯错者应该为其失误受到批评、承担责任，但其行为属于工作态度问题，并未违背学术道德。最后一类是学术不端行为。这类错误本来也可以避免，但是研究者有意让它发生，存在主观恶意，违背了学术道德，应该受到舆论谴责和行政处罚，甚至被追究法律责任。负责任的科研行为对研究者在数据处理、论文撰写、论文署名、论文发表、学术履历等多个方面均提出了具体要求。

（一）数据处理

研究结果应该建立在确凿的实验、试验、观察或调查数据的基础上。因此论文中的数据必须是真实可靠的，不能有丝毫的虚假。研究人员应该忠实地记录和保存原始数据，不能捏造和篡改，虽然在论文中由于篇幅限制、写作格式等原因，无法全面展示原始数据，但是一旦有其他研究人员对论文中的数据提出疑问，或希望作进一步了解，论文作者应该能够向质疑者、询问者提供原始数据。因此，在论文发表之后，有关的实验记录、原始数据仍然必须继续保留一段时间，一般至少保存5年。一旦论文结果受到了质疑，就应该无限期地保存原始数据以便接受审核。

如果研究人员没有作过某个实验、试验、观察或调查，却谎称作过，无中生有地编造数据，这就构成了最严重的学术不端行为——捏造数据。如果确实作过某个实验、试验、观察或调查，也获得了一些数据，但是对数据进行了篡改或故意误报，这同样是一种学术不端行为。常见的篡改数据行为包括：去掉不利的数据，只保留有利的数据；添加有利的数据；夸大实验重复次数；夸大实验动物或试验患者的数量；对照片记录进行修饰等。对于论文插图，当代研究人员已习惯用软件对图像数据进行处理绘制，从而出现了篡改数据的新形式。实践中，如果没有篡改原始数据，只是通过调节对比度等方式让图像更清晰，一般不被认定为篡改数据，但是如果添加或删减像素，则往往会被认定为学术不端行为。

（二）论文撰写

在撰写论文时，要避免剽窃和抄袭。剽窃的形式包括观点剽窃、数据剽窃、图片和音视频剽窃、研究（实验）方法剽窃、文字表述剽窃以及整体剽窃，这些剽窃的对象既包括他人已经发表的成果，也包括他人未发表成果。

在剽窃问题上，存在两种认识误区，一是认为只有剽窃他人的观点（包括实验数据、结果）才算剽窃，而照抄别人的语句则不算剽窃。二是只要注明了文献出处，就可以直接照抄他人的语句。在论文的引言或综述文章中介绍他人的成果时，不能照抄他人论文或综述中的表述，而必须用自己的语言进行复述。如果是照抄他人的表述，则必须用引号把照抄的部分引起来，以表示是直接引用。否则的话，即使注明了出处，也会构成文字上的剽窃。

在剽窃认定的问题上存在 3 种特殊情况。一是必须对别人的观点注明出处，一般是指那些比较新颖、比较前沿的观点，如果不作说明就有可能被误会为是论文作者的原创。对于已经成为学术界的常识，即使不作说明也不会对提出者的归属产生误会的观点，则可以不注明出处。例如，在提及自然选择学说时，没有必要特地注明出自达尔文的《物种起源》。二是有可能构成语句方面的剽窃的是那些有特异性、有一定的长度的语句，由不同的人来书写会有不同的表述，不可能独立地写出雷同的句子。如果语句太短，太常见或者表述非常格式化，而且不同的人书写的结果都差不多，那么就不存在剽窃的问题，例如对实验材料和方法的描述。三是科普文章和学术论文的标准不完全相同。因为科普文章一般是在介绍他人的成果，即使未作明确说明也不会被读者误会为是作者自己的成果，因此没有必要一一注明观点的出处。科普文章必须着重防止的是表述方面的剽窃，必须用自己的语言进行介绍。

在论文中引用他人已经正式发表的成果，无须获得原作者的同意。但是如果要引用他人未正式发表的成果（如通过私人通信或学术会议的交流而获悉的成果），那么应当征得原作者的书面许可。

（三）论文署名

只有对论文作出了实质贡献的人才能够作为论文的作者。论文的第一作者是指对该论文的工作作出了最直接的、最主要的贡献的研究者，一般是指承担了论文中的大部分或全部实验的人。论文的通讯作者是负责就该论文与期刊和外界联系的人。通讯作者一般是课题的负责人，为论文工作确定了总的研究方向，并且在研究过程中从理论上或技术上对其他作者进行了具体指导。当第一作者是研究生或博士后人员时，通讯作者可以是第一作者的导师或指导教师。此外，第一作者本人也可以担任通讯作者。论文的其他作者应该是对论文工作作出了一部分实质贡献的人，比如参与了部分实验工作。

在确定论文的署名时，注意不要遗漏了对论文工作作出实质贡献的人，否则就有侵吞他人学术成果的嫌疑。同时，禁止无实质性贡献的人员参与署名。第一作者的导师、领导或赞助者并不等于天然就是论文的通讯作者，如果他们没有对论文工作进行过具体指导，也不宜担任论文的通讯作者或其他作者。论文的合作者应该是对论文工作作出了实质贡献的人，如果只是曾经对论文工作提出过某些非实质性的建议，或者只是在某方面提供过帮助，如提供某种实验试剂、允许使用实验仪器或帮助润色论文的语言，那么也不宜在论文中挂名，而应该在论文的致谢中表示谢意。目前，很多国际学术期刊开始要求投稿者在论文中具体说明各位作者对论文所作的贡献。

论文一般由第一作者或通讯作者撰写初稿，然后向共同作者征求意见。论文的任何结论都必须是所有作者一致同意的，如果某个作者有不同意见，他有权利退出署名，撤下与其有关的那部分结果。在论文投稿之前，所有作者都应该知情并签名表示同意。不应在某个人不知情的情况下就将其列为共同作者。一篇论文一般只有一名第一作者和一名通讯作者。如果有两个人的贡献确实难以分出主次，可以采取注明两人的贡献相等的方式表明该论文有两名第一作者，或者注明共同通讯作者。

论文的署名既是一种荣耀，也是一种责任。如果在论文发表后被发现存在造假、剽窃等学术不端问题，共同作者也要承担相应的责任，不应该以不知情作为借口，试图推卸责任。第一作者和通讯作者固然要承担最主要的责任，但是共同作者也要承担连带责任，甚至列入所投期刊或出版社的"黑名单"。因此，不要轻易在自己不了解的论文上署名。

（四）论文发表

在有同行评议的学术期刊上发表论文，是发表学术成果的正常渠道。重要的学术成果应该在国际学术期刊上发表，接受国际同行的评议。一篇论文一次只能投给一家期刊，严禁同时投往多个期刊，只有在确认被退稿后，才能改投其他期刊。许多学术期刊都明文禁止一稿多投或重复发表。一稿多投浪费了编辑和审稿人的时间，重复发表则占用了期刊宝贵的版面，并且有可能出现知识产权的纠纷。如果一组数据已经在某篇论文中发表过，就不宜在新的论文中继续作为新数据来使用，否则也会被视为重复发表。如果在新论文中需要使用已发表论文的数据，应该采用引用的方式，并注明文献出处。研究者对未发表的成果拥有特权，有权不让他人了解、使用该成果。期刊编辑、审稿人不能利用职务之便向他人透露或自己使用受审论文提供的新信息。但是研究成果一旦写成论文发表，就失去了特权，他人有权作恰当的引用和进一步了解该成果的细节。

（五）学术履历

学术履历的目的是让他人能够客观准确地了解、评价作者的受教育经历和学术成就，因此应该只陈述事实，不要自己作主观评价，更不要捏造甚至拔高学历和成果。在论文表中列举自己作为共同作者的论文时应该保留论文原有的排名顺序，而不应该为了突出自己而改变论文排名顺序。如果一篇论文的共同作者人数较多，不能全部列出，那么应该在列出的最后一名作者后面注明"etc."，让读者清楚地知道后面还有其他作者未列出来。在履历中应该只包括发表在经同行评议的学术期刊上的论文，不宜把发表在增刊上的会议摘要（Poster，Meeting Abstract）也列进去充当期刊论文；确有必要列明的，应该单独列出或者清楚注明属于会议摘要。在列出发表的学术专著时，应该清楚地写明自己的贡献。如果自己只是专著的主编，应该注明"编"或"Ed."，不要让读者误以为自己是专著的作者。如果自己只是参与写作专著中的某个章节，也应该注明该章节的作者，而不要让读者误以为是整本书的作者。

第二节　医学科学研究中的伦理规范

一、医学科学研究伦理概述

医学的进步发展离不开医学研究，而医学研究并非无止境、无边界。除所要达到的科学价值和社会价值之外，更为重要的是要在人类文明的共同底线内，以医学为目的，遵照一定的原则和规范合理合法地进行。2022年3月，中共中央办公厅、国务院办公厅印发的《关于加强科技伦理治理的意见》，明确提出伦理先行、依法依规、敏捷治理、立足国情、开放合作的治理要求。这既体现了医学的本质目的，也为推动医学的进步发展提供了依据，最终实现了为患者谋福利的终极目标。在此过程中，对每个个体而言，应摒弃急功近利的心态，脚踏实地，诚实守信，用最有说服力的科研成果获得专业上的以及公众的信任。

医学科学研究必须在医学的目的范围内进行。因此，相关的研究除必须符合技术规定性之外，还应符合相应的道德规定性，以确保所进行的医学科学研究具有科学的可靠性，而且是构建在已有充分的知识基础之上的，对整个人群具有价值和意义。医学科学研究的道德规定性强调了医学研究首先是负责任的研究，并具备了道德层面的善，意味着这些研究一旦突破了道德上的底线便会受到道德的批判和质疑，甚至不被允许开展。在现实生活中，医学研究的道德规定通常以相应的道德原则为参照。

（一）保障利益原则

在医学科学研究中，利益原则包含不同的维度。①在涉及人的医学研究中，应维护研究参与者的利益，尤其强调研究参与者在相应的医学研究中不可受到伤害。因此，需要接受过系统科研训练、能胜任此工作的人来指导进行。对于那些可能会给研究参与者带来伤害的研究，研究者需要进行周密严谨的研究设计，尽量避免或减弱伤害。②一项医学科学研究的开展必须是对社会有益的。如果只是为了验证某项假说或满足研究者的好奇心，而对于公众的生命健康并无太多的贡献，也无长远的社会价值，则不适宜进行。例如，某些"种子试验（seeding trials）"，如果它的目的仅是要求参与研究的临床医生在开处方时使用新的治疗药物，而不是获取关于这些干预措施优点的知识，那么该研究在道德层面不建议开展。③医学科学研究过程中风险/受益比要合理。

在当前的医学科学研究中，大多数方法、方案都面临着风险和负担。在进行研究计划时，研究者应权衡该研究可能会带来的风险与利益，包括评估研究参与者会承受的风险和所获得的好处，并将该结果告知研究参与者。

（二）维护尊严原则

首先，对于涉及人的医学科学研究，维护尊严指的是该研究应充分尊重人的尊严、人权和基本自由。具体而言，应强调人的自主权利和知情的权利。自主说明了研究参与者拥有自主的权利决定是否参与研究，并具有免于伤害的权利，也包含了研究参与者在任何时间退出研究或拒绝回答研究问题以及要求研究者澄清有关研究的目的与了解研究过程的权利；知情的权利是指研究者应该就研究目的、研究性质、研究过程、参与者可拒绝参与研究的权利、研究者的职责以及研究参与者可能遭受的风险、利益等情况作一个完整而清楚的声明。其次，实验动物的尊严、权利也应受到相应的保护。对于一些受动物权利保护的个人或组织而言，动物具备同人一样的权利。比如，在涉及动物作为研究对象的医学科学研究中，应充分考虑动物的饲养、居住条件，实验的方式和手段是否符合人道主义原则等情况。

（三）秉持公正原则

公正原则通常被应用于涉及人的医学科学研究中。强调人人平等，确保所有人得到公正与公平的对待以及将利益与风险作出公平的分配。研究参与者有权利在参与研究的同时以及研究前后享受同样的待遇。研究参与者以公平的机会进入研究情境，对于中途退出的研究参与者给予同样的待遇，尊重研究者与研究参与者之间的协议。

（四）坚守人类文明底线原则

这一原则强调所有的医学科学研究都要遵守全人类共同坚守和追求的道德文明要求，不能因技术的优越性而忽视道德的至善性。研究的目的、方法、内容、流程都要在合乎伦理道德的框架内进行。坚决反对和抵制在医学的名义下以非人道或反人类的方法进行所谓的研究，例如，二战时期纳粹医生进行的惨绝人寰的人体试验。人类文明的底线不容挑战。

二、涉及人的医学科学研究的伦理要求

开展涉及人的医学科学研究是医学存在和发展的必要条件，特别是在近代实验医学产生以后，以科学的人体试验为代表的医学科学研究成为医学科研的核心和医学发展的关键。为了提高疾病预防、诊断、治疗水平，以达到了解疾病的病因与发病机制，从而更好地维护和增进人类健康、促进医学发展等目的，科学、合乎规范地开展涉及人的医学科学研究，不仅是必然、必要的，而且应该得到伦理的论证和支持。

（一）涉及人的医学科学研究及其在医学科学研究中的价值

1. 涉及人的医学科学研究　是指以人或人体组织为对象，用人为的研究手段，有控制地对研究参与者进行科学考察和研究的活动过程。涉及人的医学科学研究是医学科学研究的特殊表现形式，而医学科学研究又是生命科学研究中与人类关系最直接、最密切的研究领域。因此，涉及人的医学科学研究可以说是生命科学研究中的皇冠明珠和伦理聚焦点。涉及人的生物医学研究和相关技术的应用，其伦理聚焦应为保护人的生命和健康、维护人的尊严、尊重和保护人类受试者的合法权益。

2. 涉及人的医学科学研究的价值　涉及人的医学科学研究包括 3 种类型，一是采用现代物理学、化学、生物学、中医药学和心理学等方法对人的生理、心理行为、病理现象、疾病病因和发病机制，以及疾病的预防、诊断、治疗和康复进行研究的活动；二是医学新技术或者医疗新产品在人体上进行试验研究的活动；三是采用流行病学、社会学、心理学等方法收集、记录、使用、报告或者储存有关人的样本、医疗记录、行为等科学研究资料的活动。

这些研究活动是医学实验不可或缺的必要环节。由于人与动物存在种属差异，动物实验所获得的研究成果必须经过人体的验证，才能最终确定其在临床中的应用价值。更为重要的是，人类具有不同于动物的心理活动和社会特征，人类的某些特有的疾病无法用动物模型复制，这类研究就更离不开涉及人的医学科学研究。

综上，以促进疾病诊断、治疗和预防，以达到了解疾病的病因与发病机制，从而更好地维护与增进人类健康、促进医学发展为目的的、科学的、合乎规范的涉及人的医学科学研究，不仅是必然的、必要的，而且应该得到伦理的论证和支持。

（二）涉及人的医学科学研究中的伦理要求

1. 研究的目的正当　目的在行为中至关重要；目的不仅是行为主体的主观诉求，而且可由客观行为及其过程实现、验证。涉及人的医学科学研究必须确立合理、明确的目的。而只有符合医学科学目的的涉及人的研究才是正当的。《赫尔辛基宣言》前言中的第 6 条，具体规定了人体试验的正当目的："涉及人体受试者医学研究的首要目的，是了解疾病的起因、发展和影响，并改进预防、诊断和治疗干预措施（方法、操作程序和治疗）。即使是已被证实的最佳干预措施，也必须通过对其安全性、有效性、效能、可及性和质量进行研究，以持续地评估。"由国际医学组织理事会与 WHO 于 1992 年合作完成的《涉及人的健康相关研究国际伦理准则》，在其"前言"中指出：无论是临床研究还是非临床研究，只有符合下列目的才是正当的：①对健康研究参与者或患者的生理、生化或病理过程的研究，以及对某物理、化学或心理干预措施反应的研究。②对较大人群的诊断、预防或治疗措施的对照性研究。研究设计的目的，在于承认每个人生物学差异的情况下，显示出对上述诊断、预防或治疗措施的某些普遍性的反应。③确定某些预防或治疗措施对个体或社区人群所产生的影响的研究。④在多种环境条件下，与人类健康有关的行为方面的研究。某些特殊的人体试验，例如获外来资助的人体试验研究，其正当目的除必须符合上述要求外，还要求必须与东道国的健康需要和工作重点相吻合，尤其是提供资助者的商业目的不能损害东道国及其受试者的正当权益。

研究目的必须公开，使其具有相当的透明度。《涉及人的健康相关研究国际伦理准则》明确规定，研究者必须向伦理审查委员会报告的第一类信息是"在当前知识允许的情况下清楚说明研究的目标以及进行人体试验研究的理由"。

2. 研究参与者选择公平　选择研究参与者时，现在国际上通行的准则是公平分配负担与收益，即公平准则。《赫尔辛基宣言》在其第 16、17、18、19、29 共五个条款中作了具体且明确的规定。作为接受人体试验的人，研究参与者处于极其特殊的地位。在选择研究参与者时，如何给其定位和筛选更合适的受试对象，是试验当事人双方以及社会都非常关注的问题。研究参与者只想作为目的承载者，享有试验利益，研究者只想让研究参与者作为手段、承受试验负担；让某一研究参与者（个体或群体）承受过分负担，而把由此换来的收益让另外的人（个体或群体）享有。这些做法显然是不合理的。

选择弱势群体中的研究参与者，公平准则需要有强调的或补充的要求。因为弱势群体研究参与者的权益易于被忽视甚至损害，既要保护他们不受伤害，又要保障他们享有因参加人体试验可能得到的机会、好处，所以，公平分配其参与研究的负担与收益的难度很大。弱势群体通常是指缺乏自主行为能力或者自由选择受限制的人群，主要包括儿童、智力或行为能力存在严重障碍的人、欧美国家甚至把试验研究者的下级、下属、疗养院的患者、失业者、贫困者、流浪者、难民、急救室病人、不治之症患者、HIV（获得性免疫缺陷综合征）感染人群或可能会感染 HIV 的人群、妇女以及犯人都列入其中。在这样的群体中选择研究参与者时，确实需要特别强调所作选择必须具有特殊理由，并且选择一旦确定，就需要特别要求研究者必须具备严格保障研究参与者权益的特殊措施。为此，选择弱势群体研究参与者必须满足如下条件：①弱势群体研究参与者越少，研究开展越困难；②研究目的是获得新知识，以提高诊断、预防或治疗某些疾病或解决某些弱势群体特有的健康问题的水平；③研究参与者及其群体的其他成员都有权合理地享有任何由研究所带来的用于诊断、预防或治疗的产品；④研究者给研究参与者带来的风险是最小的，除非伦理审查委员会允许风险稍微高于最小风险；⑤当研究参与者无能力或明显无法给出知情同意时，他们的同意决定将被委托给其法定监护人或其他适当的权威代表人物代理表达。

选择更为特殊的研究参与者，还必须遵循更为特殊的伦理规则。例如，孕妇或哺乳期妇女绝对不能被选择作为非临床研究的研究参与者，除非这项研究的目的是获取关于妊娠或哺乳的知识，而又无法用未孕或非哺乳期女性作为合适的研究参与者，并且该项研究对胚胎或婴儿的影响极小。如此进行的选择，才是合乎伦理的。

3. 合理保护研究参与者权益　人体生物医学研究和试验离不开研究参与者的参与，从某种程度上讲，研究参与者促进了医学科研的发展，他们的奉献精神值得尊敬。由于在试验过程中患者或研究参与者处于弱势地位，其生命、健康、身体、隐私、尊严等人身利益有可能在研究中受到侵犯，特别在面对高风险性、不确定性试验研究时，可能随时面临生命的危险，因此国际规范以及各国通行惯例中都强调，在人体生物医学研究领域中，研究参与者的上述权益应当受到尊重和合理保护。这也构成了人体试验中伦理考量的最为重要的方面。

所谓合理保护就是给人体研究参与者以必要的、负责任的、全方位保护的承诺和措施。"必要"是指保护研究参与者是必然要求，是研究参与者享有应该得到保护的权利的客观要求；"负责任"是指保护研究参与者是出自试验者真诚的主观动机和责任感；"全方位"是指保护要全面着眼于研究参与者的生理、心理、社会适应性各层面的利益及研究所涉及的各个环节。

合理保护研究参与者与人体试验所涉及的一切问题都密切相关。因此，《赫尔辛基宣言》及其他关于人体试验的著名伦理文献所阐释、强调的首要伦理准则，就是保护研究参与者。《赫尔辛基宣言》在"前言"的第5条明确提出：在人体试验研究中，"应该将人类研究参与者的健康和利益作为首要考虑，其次才是科学和社会的利益"。《赫尔辛基宣言》整个文献都体现了这一根本理念。通行于欧美的人体试验四大准则，即自主、不伤害、仁慈、公正，也可以说是合理保护研究参与者这一伦理精神的具体体现。

合理保护研究参与者的主要要求是：研究者必须是胜任的；试验设计科学，目的正确，风险合理、明确、可控；研究参与者选择时的公平，对弱势研究参与者有特殊保护措施；研究参与者知情同意得到充分保障；研究参与者隐私权和保密权得到充分保障；试验全过程必须由伦理审查委员会审批、监控。另外，研究参与者在相关规定的药物、医疗器械（仪器）的临床试验时享有相应免费权；研究参与者因参加研究受到与实验直接相关的损伤时得到及时免费治疗，如果伤害严重，应当得到国家法律规定的相应赔偿；研究参与者因受到意外伤害而享有的索偿权也应得到保障，即研究参与者如在实验过程中受到意外伤害，则有权要求索取经济或其他赔偿；如果研究参与者死亡，其家属享有索偿权；但是，研究参与者因接受实验性治疗或其他疾病诊断和治疗而仅出现事先已预见并经其知情同意的不良反应，不可要求赔偿。

4. 研究者的伦理责任　研究者是涉及人医学科学研究的策划者或实施者，是各参与方中居主导地位的关键人物。研究者享有开展医学科学研究的特权，这决定了他必须具备特殊的资格，承担并履行特殊的伦理义务和遵守医学伦理学基本原则。因此，人体试验研究的关系一旦确立，研究者必须在实施前向研究参与者明确自己的身份，即告知自己是纯粹的实验研究者，还是兼有实验研究者与临床医师的双重身份。如果研究者兼具双重身份，那么在实施过程中，研究者必须尽到双重责任，即除研究中的义务外，还必须承担起相应的医疗保健义务，如研究参与者因故撤出研究而要求提供应有的医疗保健时。如果属于纯粹研究者，那么必须建议研究参与者到研究之外去寻求必要的医疗保健。在这些方面，都需要向伦理审查委员会报告，并接受审查和监控。

5. 外来资助研究的伦理要求　人体试验获得的资助一般有四类：国家研究基金资助、国内商业资助、国外商业资助、国际组织研究基金资助。这些资助为医学科学研究提供了物质保障和必要支持，但同时也带来一些伦理问题，如非科学意志的干预、商业目的的定位、研究资源的保护、文化观念的碰撞等，其中核心问题是资助者权利与义务的合理确认。《涉及人的健康相关研究国际伦理准则》就针对"获外来赞助的研究"提出了两条准则：一是外来赞助商应按照其所在国的标准将研究方案提交以供伦理和科学审查，所运用的伦理标准应该和赞助商所在国的研究标准一样严格；二是在赞助商所在国认可研究的科学性和伦理合理性后，东道国的伦理审查部门应当审查该研究是否符合本国的伦理要求。该文件还明确规定了外来赞助商的义务：帮助东道国发展独立进行类似研究（包括伦理审查）的能力；为研究参与者所在人群提供必要的医疗保健服务；保证每一位因参加研究而被伤害的研究参与者可获得免费医疗服务，并给在研究中因伤害致残、致死的研究参与者以合理赔偿；保证研究参与者及其所在社区的情况不会因进行该研究而病情恶化，合理风险除外；保证将研究中所发现的涉及东道国或社区健康的信息及时报告给他们。

（三）涉及人的医学科学研究的知情同意与保密

医学科学研究者的根本责任是保护研究参与者以及推进医学事业发展，而知情同意只是其实现的必要手段；虽然知情同意在客观上也可以起到保护研究参与者正当权益的作用，但是这种作用是有限的、有条件的，它不能影响和排斥其保护研究参与者的首要功能，研究者更不可放大以此进行自我保护的主观期待。与知情同意一样，对研究参与者保密也是保护其合法权益的重要组成部分及其必要的手段。

1. 涉及人的医学科学研究的知情同意　在生物医学研究中，尊重人的核心问题就是尊重研究参与者的自主权，即知情同意权。知情同意权，是指有行为能力的研究参与者在充分知晓与研究有关的信息并充分理解这些信息后，在没有任何外力胁迫或诱导下，自由自愿地作出参与或不参与研究的决定的权利。知情同意权是人体试验研究参与者自主权的集中体现和主要内容。因为涉及人的医学科学研究各个环节都直接关系着研究参与者健康乃至生命安全，所以他有权获悉与研究相关的一切必要信息，并根据自己的利益和判断自主做出选择。尊重研究参与者知情同意权，为解决双方复杂的权利义务关系问题提供了前提和保证，有利于双方进行真诚的交流与合作，有利于人体试验纠纷的防范与处理，有利于医学科学研究价值的选择与优化。

研究参与者行使知情同意权的前提是实验方满足受试方知情同意三要素，即研究参与者具备行使自主权的能力、信息的充分告知与理解、研究参与者的自由意志与自愿。信息、理解和自愿是知情同意三要素，也是知情同意必须达到的伦理标准。

为满足研究参与者的知情需求，研究者应当提供 10 条基本信息，包括：①研究参与者被邀请参加研究，需要告知其研究目的和方法；②研究参与者参加研究的时间；③合理地预期研究最终将会给研究参与者和其他人带来哪些收益；④参加研究会给研究参与者带来哪些可预见的风险和不适；⑤对研究参与者可能给予的有益的替换治疗方法；⑥对能够识别出研究参与者的资料的保密程度；⑦研究者为研究参与者提供医疗服务责任的大小；⑧对因研究而导致的某些伤害所提供的免费治疗；⑨对因研究而导致的残疾或死亡，是否为研究参与者本人、研究参与者家庭或其亲属提供赔偿；⑩研究参与者有权自由拒绝参加研究，可以在不受惩罚、不失去应得利益的情况下，随时退出研究。以上是最低要求，还应视具体情况向研究参与者告知：选择他作为研究参与者的特殊理由，研究设计的某些特征（如双盲法、对照组、随机抽样）等。

此外，《涉及人的健康相关研究国际伦理准则》做出了 6 条规定：①为受试者真正做到知情同意而与研究参与者保持联系；②给研究参与者以足够的机会，鼓励他们提出问题；③避免欺骗、不正当影响及恐吓受试者等现象出现；④只有在研究参与者充分地了解研究的具体内容、参与研究的后果以及有充分的时间考虑是否参加研究之后，方可征求研究参与者是否参加研究的意见；⑤作为一般规则，研究参与者须在知情同意书上签字，作为同意参加研究的证据；⑥如果研究条件以及步骤有了实质性的改变，每位研究参与者的知情同意书也需重新修改。

2. 涉及人的医学科学研究的保密 《希波克拉底誓言》指出，"我在职业中或私下看到或听到的一切都不应该泄露，我会保守秘密而不告诉任何人"。我国《涉及人的生物医学研究伦理审查办法》第十八条规定要"切实保护受试者的隐私，如实将受试者个人信息的储存、使用及保密措施情况告知受试者，未经授权不得将受试者的个人信息向第三方透露"。《赫尔辛基宣言》规定，"应采取各种预防措施，尊重研究参与者的隐私权，做好患者资料保密，并将研究对受试者身体、精神完整性及对其人格的影响降至最低"。《CIOMS/WHO 国际伦理准则》规定，"研究者必须建立对受试者研究数据保密的可靠保护措施"。

尊重研究参与者的隐私是尊重人的一个重要方面，也是医生/研究者的基本职业道德和义务。个人或群体研究涉及信息的收集和储存，患者/研究参与者有权期望医生/研究者对他们的信息严格保密，只能披露给需要或有法律权利得到这些信息的人，因为这些信息一旦泄露给第三方，可能引起伤害或痛苦。研究者必须承诺保密并建立对受试者的研究数据保密的可靠保护措施。

三、实验动物相关研究的伦理审查

动物实验伦理（ethics of animal research）是指在生物医学实验中使用动物产生的伦理问题的理念、规范和准则。动物实验伦理关注受试动物的福利，要求研究者积极改善动物实验的研究方案，并以更加人道的方式对待实验中的动物，尤其是那些能够体验到痛苦的动物。

（一）动物实验伦理的形成与发展

利用动物进行生理学研究，进而获得对机体功能和疾病机制的科学认识，是近代实验医学发展的重要条件。由于早期动物实验的残酷性，在动物实验随着实验医学发展大幅增加的同时，对动物实验研究伦理问题的争论也从未消失，并受到一些社会团体的持续关注。19 世纪初开始，一些有识之士开始倡导对动物的保护，并且向英国议会提出了禁止虐待动物的提案。此后，麻醉术等在动物实验中的运用缓解了人们的部分顾虑。然而，随着个体权利意识的扩展、自然科学知识的发展以及社会生活方式的转变，尤其是宠物的增多，一场要求人类仁慈对待动物的动物权利解放运动开始兴起，以 Peter Singer 于 1975 年出版的《动物解放》为标志，动物实验的伦理学争论再度升温，伦理上和法律上对研究者使用动物的限制也开始增加。在美国，国立卫生研究院于1963 年出版了第一版自愿遵守的《实验动物照护与使用指南》，1966 年，国会通过《实验动物福利法》，要求研究机构和犬商在农业部注册，并强制要求人道地照护和对待猫、犬、兔子、仓鼠、豚鼠和非人灵长类动物。1985 年，国会通过《健康研究延伸法》，要求国家卫生研究院制定在生物医学和行为科学研究中使用动物的政策；1986 年，《公共卫生局实验动物人道照护与使用政策》（以下简称《政策》）出版，美国公共卫生局下属的实验室和任何获得了公共卫生局研究经费资助的非政府研究机构都必须承诺遵循该《政策》和前述指南。在英国，Russell 和 Burch 于 1959 年提出了动物实验中人道的使用动物的"3Rs"原则，即减少（reduction）、替代（replacement）和优化（refinement），并于 1969 年建立了医学动物实验替代物基金会。在中国，经国务院批准，国家科学技术委员会于 1988 年颁布《实验动物管理条例》，建立了以许可证为核心的动物管理制度。2001 年，科技部颁布《关于善待实验动物的指导性意见》，这是中国第一份关于实验动物福利和动物实验伦理的法律文件；2006 年，《国家科技计划实施中科研不端行为处理办法试行》将"违反实验动物保护规范"列为六种不端行为之一。此外，在一些地方性立法中也有关于动物实验伦理的规定，其中北京市还专门制定了《实验动物福利伦理审查指南》。在国际上，国际医学科学组织理事会（CIOMS）和 WHO 于 1984 年制定了《涉及动物的生物医学研究的国际伦理准则》，要求动物实验与保护人类和动物的健康之间必须具有相关性，在实验中应当使受试动物数量最小化，并尽量避免痛苦或者使痛苦最小化。

（二）动物实验伦理的基本内容

在现代科学发展的初期，哲学家勒内·笛卡儿认为动物没有灵魂，因而没有自我意识和疼痛体验，在这种机械论的科学观之下，动物只是一些更精致的实验仪器，人类对动物不负有任何伦理上的义务。但到今日，基于人和动物的同源性及神经系统上的相似性，大多数人都会承认，至少一些动物能够感受到痛苦，一些哲学家提出了"动物权利"的命题，认为人对动物负有直接的道德义务。

虽然人们在动物实验伦理的理论依据方面存有争议，但在动物实验伦理的操作实践中，人们却仍要确立一些相对统一的标准。其中最具代表性的包括：①英国动物学家 Russell 和微生物学家 Burch 提出的"3Rs"原则，至今仍是指导动物实验伦理的基本标准，中国科技部在 2006 年《关于善待实验动物的指导性意见》中也明确倡导"3Rs"原则。其中"减少"是指如果某一研究方案中必须使用实验动物，同时又没有可行的替代方法，则应把使用动物的数量降低到实现科研目的所需的最小量；"替代"是指使用低等级动物代替高等级动物，或不使用活着的脊椎动物进行实验，而采用其他方法达到与动物实验相同的目的；"优化"是指通过改善动物设施、饲养管理和实验条件，精选实验动物、技术路线和实验手段，优化实验操作技术，尽量减少实验过程对动物机体的损伤，减轻动物遭受的痛苦和应激反应，使动物实验取得科学的结果。②动物实验伦理审查委员会负责审查和监督。美国《动物福利法》和公共卫生局都要求研究机构设立机构动物照护与使用委员会（Institutional Animal Care and Use Committee，IACUC），并要求这些委员会在人员组成上吸纳一些与机构没有利益关系的人士或者公众成员。在涉及动物实验的生物医学研究项目开始实施之前，应由伦理审查委员会确认该研究方案在科学上和伦理上的合理性。我国 2006 年《关于善待实验动物的指导性意见》也明确要求各实验动物生产单位及使用单位设立实验动物管理委员会（或实验动物道德委员会、实验动物伦理委员会等），以保证本单位的动物实验满足伦理上的要求。

（三）动物福利

动物福利（animal welfare）是动物保护主义的理论基础之一。这种理论认为人类在饲养管理和使用实验动物的过程中，应当关注动物的生存状态，并提供适当的生存条件，使实验动物免遭不必要的伤害、饥渴、不适、惊恐、折磨、疾病和疼痛等，尽可能保证那些为人类健康作出贡献的动物得到良好的管理与照料。作为一种相对温和的动物保护主义主张，动物福利与动物权利相对应，认为人们之所以要保护动物福利，并不是因为动物本身具有内在价值因而有权要求人们保护它，而是因为如果不保护动物福利，其他人或者社会整体的利益将受到不利的影响。因此，拥护动物福利的人通常并不反对人类对动物的广泛利用，而只是要求这种利用以人道的方式进行，将实验动物所受的痛苦和伤害减少到最低。

在具体内容上，受试动物应有的"福利"主要包括以下几个方面：①生理福利。给予受试动物足够的饲料和清洁的饮水，使其免于饥渴；对受试动物饮食、饮水进行限制时，必须有充分的实验和工作理由并报实验动物伦理委员会批准。②环境福利。为受试动物提供清洁、舒适、安全的生活环境。③卫生福利。通过预防或及时的诊断治疗，受试动物免于痛苦、疾病或伤害。④行为福利。为实验动物提供足够的空间、合适的设施和同类的陪伴，保证动物表达天性的自由，比如应保证笼具内的每只动物都能实现转身、站立、伸腿、躺卧、舔梳等自然行为。⑤心理福利。在实验动物的应用过程中应该将动物的惊恐和疼痛减少到最低程度。在保定实验动物时，应当遵循"温和保定，善良抚慰，减少痛苦和应激反应"的原则；在对实验动物进行手术、解剖或器官摘取时，必须进行有效麻醉；在实验结束或者受试动物不可能恢复时，应当按照人道主义原则实施安乐死术或者选择"仁慈终点"，避免延长动物承受痛苦的时间。在符合科学原则的条件下，研究者应当积极开展实验动物替代方法的研究与应用。而在实施方式上，对动物福利的保护通常不仅限于伦理上对善待实验动物的要求，还应当为实验中的动物提供更加充分的保护。

第三节 人类遗传资源保护

一、人类遗传资源概述

(一) 人类遗传资源的概念

人类遗传资源的研究和利用已成为当前认识生命和控制生命的关键途径。根据《中华人民共和国人类遗传资源管理条例》的规定,人类遗传资源包括人类遗传资源材料和人类遗传资源信息。人类遗传资源材料是指含有人体基因组、基因等遗传物质的器官、组织、细胞等遗传材料。人类遗传资源信息是指利用人类遗传资源材料产生的数据等信息资料。为临床诊疗、采供血服务、查处违法犯罪、兴奋剂检测和殡葬等活动需要,采集、保藏器官、组织、细胞等人体物质及开展相关活动,并不属于人类遗传资源管理的范围。

(二) 人类遗传资源保护现状

近年来,随着基因测序技术及信息技术的快速发展,人类遗传资源的非法采集、收集和攫取方式已由传统人体组织、细胞等实体样本转向人类基因序列等遗传信息,非法出境途径也由携带基因样本出境转变为通过互联网将基因数据发往国外。国外各主要发达国家早已关注到人类遗传资源的重要性,在人类遗传资源领域已经普遍建立起了较完善的管理体系。基于我国多民族、多人口的特征,我国具有独特的人类遗传资源优势,为阻断人类遗传资源的流失,我国陆续出台了相关法律法规以加强对人类遗传资源的保护,促进其合理利用。目前,全球至少 60 个国家和地区已经通过立法或制定指导原则对人类遗传资源活动进行了规范管理。各主要发达国家已经普遍建立起了较完善的人类遗传资源管理体系,相较于发展中国家的人类遗传资源保护管理,发达国家更注重人类遗传资源的利用管理。

人类资源管理经典模式涉及的主要管理策略是制定人类遗传资源相关法律法规和指导原则,同时设立人类遗传资源管理机构,从国家战略层面加强对人类遗传资源采集、保藏、利用、信息对外提供活动的监管。例如,美国通过联邦政府出台了《健康保险便利和责任法案》、《反基因歧视法》和《胚胎组织移植研究公法》等法律法规,对基因专利、人类遗传资源的隐私安全和研究管理等作了相关规定,同时卫生与人类服务部(Health and Human Services,HHS)、美国食品药品监督管理局和美国国立卫生研究院分别是人类遗传资源活动的宏观管理机构、重要监管机构和研究利用机构。

近年来,涉及人类遗传资源的生物技术研究活动出现了一系列新情况、新问题,这使我国的人类遗传资源管理面临更高要求。1998 年科技部、卫生部联合制定的《人类遗传资源管理暂行办法》虽然填补了我国人类遗传资源管理的空白,但是仍存在立法位阶和效力等级不高、法律责任不健全、处罚条款不明确等问题。为解决上述突出问题,国务院于 2019 年 5 月出台了《中华人民共和国人类遗传资源管理条例》(以下简称《条例》),并于 2019 年 7 月 1 日开始施行。这一行政法规的出台为我国人类遗传资源管理提供了新的法制遵循。继《条例》正式施行以后,2020 年 10 月 17 日颁布的《中华人民共和国生物安全法》(以下简称《生物安全法》)规定了保障人类遗传资源和生物资源安全方面的内容,尤其是对中国人类遗传资源的国际合作临床试验备案相关规定再次进行了明晰。《生物安全法》于 2021 年 4 月 15 日开始施行,自此,相关配套法规及监管政策将进一步完善。《中华人民共和国数据安全法》于 2021 年 6 月出台,自 2021 年 9 月 1 日起施行。该法的实施对涉及人类遗传资源相关活动又有了进一步的规范,使人类遗传资源信息在《条例》和《生物安全法》的基础上多了一层管束。2023 年 5 月 11 日,科学技术部第 3 次部务会审议通过了《人类遗传资源管理条例实施细则》,并于 2023 年 7 月 1 日起施行。该《细则》细化了人类遗传资源管理的相关措施,强调了信息的安全管理,为保护和合理利用人类遗传资源提供了坚实的法律保障。

二、人类遗传资源的采集与保藏

（一）人类遗传资源的采集

采集我国重要遗传家系、特定地区人类遗传资源，或者采集国务院科学技术行政部门规定种类、数量的人类遗传资源的，应当经国务院科学技术行政部门批准，并符合下列条件：①具有法人资格；②采集目的明确、合法；③采集方案合理；④通过伦理审查；⑤具备负责人类遗传资源管理的部门和管理制度；⑥具备与采集活动相适应的场所、设施、设备和人员。采集我国人类遗传资源，应当事先告知人类遗传资源提供者采集目的、采集用途、对健康可能产生的影响、个人隐私保护措施及其享有的自愿参与和随时无条件退出的权利，并征得人类遗传资源提供者书面同意。在告知人类遗传资源提供者前款规定的信息时，必须全面、完整、真实、准确，不得隐瞒、误导、欺骗。

（二）人类遗传资源的保藏

国家加强人类遗传资源保藏工作，加快标准化、规范化的人类遗传资源保藏基础平台和人类遗传资源大数据建设，为开展相关研究开发活动提供支撑。国家鼓励科研机构、高等学校、医疗机构、企业根据自身条件和相关研究开发活动需要开展人类遗传资源保藏工作，并为其他单位开展相关研究开发活动提供便利。保藏我国人类遗传资源、为科学研究提供基础平台的，应当经国务院科学技术行政部门批准并符合下列条件：①具有法人资格；②保藏目的明确、合法；③保藏方案合理；④拟保藏的人类遗传资源来源合法；⑤通过伦理审查；⑥具有负责人类遗传资源管理的部门和保藏管理制度；⑦具备符合国家人类遗传资源保藏技术规范和要求的场所、设施、设备和人员。

人类遗传资源保藏单位应当对所保藏的人类遗传资源加强管理和监测，采取安全措施，制定应急预案，确保保藏、使用安全；同时，应当完整记录人类遗传资源保藏情况，妥善保存人类遗传资源的来源信息和使用信息，确保人类遗传资源的合法使用；应当就本单位保藏人类遗传资源情况向国务院科学技术行政部门提交年度报告。国家人类遗传资源保藏基础平台和数据库应当依照国家有关规定向有关科研机构、高等学校、医疗机构、企业开放。国家可以基于公众健康、国家安全和社会公共利益的需要，依法使用保藏单位保藏的人类遗传资源。

三、人类遗传资源的使用

根据《条例》规定，国务院科学技术行政部门和省、自治区、直辖市人民政府科学技术行政部门应当会同本级人民政府有关部门对利用人类遗传资源开展科学研究、发展生物医药产业统筹规划，合理布局，加强创新体系建设，促进生物科技和产业创新协调发展。科研机构、高等学校、医疗机构、企业利用人类遗传资源开展研究开发活动，应当遵守法律、行政法规和国家有关规定，支持其研究开发活动以及成果的产业化。国家鼓励科研机构、高等学校、医疗机构、企业根据自身条件和相关研究开发活动需要，利用我国人类遗传资源开展国际合作科学研究，提高相关研究的开发能力和水平。

如果外方单位需要利用我国人类遗传资源开展科学研究活动，应当遵守我国法律、行政法规和国家有关规定，并采取与我国科研机构、高等学校、医疗机构、企业等中方单位合作的方式进行。外方单位包括外国组织及外国组织、个人设立或者实际控制的机构。利用我国人类遗传资源开展国际合作科学研究的，应当由合作双方共同提出申请，经国务院科学技术行政部门批准。同时，合作还应当作到：①对我国公众健康、国家安全和社会公共利益没有危害；②合作双方为具有法人资格的中方单位、外方单位，并具有开展相关工作的基础和能力；③合作研究目的和内容明确、合法，期限合理；④合作研究方案合理；⑤拟使用的人类遗传资源来源合法，种类、数量与研究内容相符；⑥通过合作双方各自所在国（地区）的伦理审查；⑦研究成果归属明确，并有合理明确的利益分配方案。此外，在利用我国人类遗传资源开展国际合作科学研究过程中，如果合作方、研究目的、研究内容、合作期限等重大事项发生变更，应当办理变更审批手续；应当保证中方单位及其研究人员在合作期间全程、实质性地参与研究，研究过程中的所有记录以及数据信息等完全向中方单位开放并向中方单位提供备份；产生的成果申请专利的，应当由合作双方共同提出申请，专利权归合作双方共有。利用我国人类遗传资源开展国际合作科学研究，合作双方应当在国际合作活动结束后 6 个月内共同向国务院科学技术行政部门提交合作研究情况报告。

利用我国人类遗传资源开展国际合作科学研究，或者因其他特殊情况确需将我国人类遗传资源材料运送、邮寄、携带出境的，应当取得国务院科学技术行政部门出具的人类遗传资源材料出境证明，并凭人类遗传资源材料出境证明办理海关手续。申请人类遗传资源材料出境的应当满足以下条件：①对我国公众健康、国家安全和社会公共利益没有危害；②具有法人资格；③有明确的境外合作方和合理的出境用途；④人类遗传资源材料采集合法或者来自合法的保藏单位；⑤通过伦理审查。

将人类遗传资源信息向外国组织、个人及其设立或者实际控制的机构提供或者开放使用，不得危害我国公众健康、国家安全和社会公共利益；可能影响我国公众健康、国家安全和社会公共利益的，应当经过国务院科学技术行政部门组织的安全审查。如果将人类遗传资源信息向外国组织、个人及其设立或者实际控制的机构提供或者开放使用的，应当向国务院科学技术行政部门备案并提交信息备份。利用我国人类遗传资源开展国际合作科学研究产生的人类遗传资源信息，合作双方可以共享。

思 考 题

1. 学术不端行为的认定标准有哪些？
2. 负责任的科研行为有哪些具体要求？
3. 人体试验有哪些具体伦理要求？
4. 人体试验的知情同意需要遵守哪些规范？
5. 动物实验有哪些基本伦理要求？
6. 人类遗传资源的采集与保藏需要遵循哪些规范？

（吴雪松）

参 考 文 献

北京大学研究生院, 2014. 北京大学研究生学位论文写作指南 [M]. 北京: 北京大学: 1-24.

北京大学研究生院医学部分院, 2017. 北京大学医学部研究生学位论文写作指南 [M]. 北京: 北京大学: 1-22.

北京林业大学研究生院, 2021. 北京林业大学研究生学位论文写作指南 [M]. 北京: 北京林业大学: 1-30.

彼得·辛格, 2009. 动物权利与人类义务 [M]. 曾建平, 代峰, 张驰校译. 北京: 北京大学出版社.

毕玉侠, 2019. 药学信息检索与利用 [M]. 4 版. 北京: 中国医药科技出版社.

卜小乐, 2009. 医学学术传播与隐私侵权探讨 [J]. 当代医学, 15(22): 19-20.

蔡基刚, 2022. 科研论文写作中的课程思政: 责任、敬业、诚信与友善 [J]. 江西师范大学学报 (哲学社会科学版), 55(1): 138-144.

陈浩元, 2015. GB/T 7714 新标准对旧标准的主要修改及实施要点提示 [J]. 编辑学报, 27(4): 339-343.

陈可冀, 郭艳, 2019. 医学科研设计与 SCI 论文写作 [M]. 北京: 科学出版社.

陈燕, 2012. 研究生学位论文答辩要领 [J]. 科技信息, (8): 109-110.

陈泽鑫, 刘慧, 潘益峰, 等, 2011. 试验性和观察性研究相关医学文献质量评价方法 [J]. 中国循证医学杂志, 11(11): 1229-1236.

陈战, 2020. 英文医学论文写作教程 [M]. 北京: 人民卫生出版社.

大卫·罗森瓦塞尔, 吉尔·史蒂芬, 2008. 分析性写作: 英语写作原版影印系列丛书·分析性写作 [M]. 北京: 北京大学出版社.

方程, 邓巍, 樊景春, 等, 2019. 系统评价与 Meta 分析的注册平台简介 [J]. 同济大学学报 (医学版), 40(3): 380-387.

冯杰雄, 邱银荣, 2009. 医学论文写作及注意事项之三 医学论文材料的收集与整理 [J]. 中华小儿外科杂志, (10): 738-740.

高俊宽, 2015. 网络信息检索 [M]. 合肥: 合肥工业大学出版社.

高亚, 刘明, 杨珂璐, 等, 2021. 系统评价报告规范: PRISMA 2020 与 PRISMA 2009 的对比分析与实例解读 [J]. 中国循证医学杂志, 21(5): 606-616.

巩鹏, 李晓枫, 高晓虹, 2018. 实用临床流行病学与循证医学 [M]. 沈阳: 辽宁科学技术出版社.

郭继军, 2013. 医学文献检索与论文写作 [M]. 4 版. 北京: 人民卫生出版社.

郭艺芳, 2019. 审稿时经常见到的 "低级错误" [J]. 中国心血管杂志, 24(3): 263.

《国际药学研究杂志》编辑部, 2018.《国际药学研究杂志》图表的制作要求 [J]. 国际药学研究杂志, 45(1): 75.

国际医学科学组织理事会, 世界卫生组织, 2019. 涉及人的健康相关研究国际伦理准则: 2016 年版 [M]. 上海: 上海交通大学出版社.

国家标准局, 1988. 科学技术报告、学位论文和学术论文的编写格式 (GB 7713—1987)[S]. 北京: 中国标准出版社.

国家新闻出版署, 2020. 学术出版规范——期刊学术不端行为界定 (CY/T 174—2019)[S]. 北京: 中国标准出版社.

国家质量监督检验检疫总局, 中国国家标准化管理委员会, 2011. 出版物上数字用法 GB/T 15835—2011[S]. 北京: 中国标准出版社.

国家质量监督检验检疫总局, 中国国家标准化管理委员会, 2012. 标点符号用法 GB/T 15834—2011[S]. 北京: 中国标准出版社.

国家质量监督检验检疫总局, 中国国家标准化管理委员会, 2015. 信息与文献 参考文献著录规则 GB/T 7714—2015[S]. 北京: 中国标准出版社.

国务院学位委员会第六届学科评议组, 2014. 一级学科博士、硕士学位基本要求 [M]. 北京: 高等教育出版社.

金星, 王瑞龙, 2012. 我国著作权转让制度的完善研究 [D]. 武汉: 中南民族大学.

科学技术部科研诚信建设办公室, 2009. 科研活动诚信指南 [M]. 北京: 科学技术文献出版社.

科学技术部科研诚信建设办公室, 2017. 科研诚信建设相关法律法规和文件汇编 [M]. 北京: 高等教育出版社.

李景隆, 任鹰, 1992. 应用写作 [M]. 北京: 北京大学出版社.

李鹏, 魏杰, 闫娟, 2012. 医学科技期刊几种同行评议模式的利弊分析 [J]. 出版与印刷, (4): 9-12.

李勇, 田芳, 2017. 医学伦理学 [M]. 3 版. 北京: 科学出版社.

林玉玺, 2021. 山东省男男性行为者对基于网络的 HIV 自检服务的接受性研究 [D]. 济南: 山东大学.

刘民, 胡志斌, 2020. 医学科研方法 [M]. 3 版. 北京: 人民卫生出版社.

刘续宝, 孙业桓, 2018. 临床流行病学与循证医学 (第 5 版/本科临床/配增值)[M]. 北京: 人民卫生出版社.

刘莹, 喻荣彬, 陈峰, 等, 2020. 健康中国战略下新医科的建设任务与发展路径思考 [J]. 中华医学教育杂志, 40(9): 657-661.

罗爱静, 于双成, 2015. 医学文献信息检索 [M]. 7 版. 北京: 人民卫生出版社.

米子硕, 高锦, 李昊洋, 等, 2022. 临床实践指南与系统评价/Meta 分析注册平台的比较与应用 [J]. 医学新知, 32(2): 90-98.

秦旭平, 2013. 医学科研论文写作与投稿的几个注意点 [J]. 中南医学科学杂志, 41(4): 320.

单广良, 2022. 流行病学与应用多元统计分析 [M]. 北京: 中国协和医科大学出版社.

孙凤, 2015. 医学研究报告规范解读 [M]. 北京: 北京大学医学出版社.

孙慕义, 2015. 医学伦理学 [M]. 3 版. 北京: 高等教育出版社.

田翠华, 陈炜明, 2006. 医学论文写作与发表 [M]. 北京: 人民军医出版社.

王禾, 武国军, 2016. 医学论文写作指南 [M]. 2 版. 北京: 人民卫生出版社.

王家良, 2015. 循证医学 [M]. 3 版. 北京: 人民卫生出版社.

王潇, 牛婧雯, 沙龙泽, 等, 2021. 以颅内痛为首发表现的查雅病一例 [J]. 中华神经科杂志, 54(11): 1181-1186.

王明旭, 赵明杰, 2018. 医学伦理学 [M]. 5 版. 北京: 人民卫生出版社.

王小兵, 2017. 论文投稿究竟要注意什么? [J]. 现代矿业, 33(11): 260.

王艳芳, 高庆飞, 徐平, 2021. 突发疫情下博士研究生在线答辩模式的探索与实践研究 [J]. 中国多媒体与网络教学学报 (上旬刊), (3): 4-6.

王燕, 刘艳, 2020. 生物医学期刊英文论文写作教程 [M]. 重庆: 重庆大学出版社.

吴泰相, 卞兆祥, 李幼平, 等, 2018. 临床试验原始数据透明化与共享: 关于医学研究伦理的哲学命题及其对临床试验的意义 [J]. 中国循证医学杂志, 18(6): 538-542.

吴泰相, 李幼平, 李静, 等, 2007. 临床试验的里程碑事件: 全球临床试验注册制度建成运行 [J]. 中国循证医学杂志, 7(7): 479-480.

吴忠均, 2021. 医学科研论文撰写与发表 [M]. 3 版. 北京: 人民卫生出版社.

武小琳, 2009. 医学论文写作及注意事项 [J]. 中华小儿外科杂志, 30(6): 418-420.

向艳平, 刘琼, 2021. 编辑初审及修回稿再审研究 [J]. 黄冈师范学院学报, 41(6): 244-246.

肖东发, 李武, 2009. 学位论文写作与学术规范 [M]. 北京: 北京大学出版社.

新闻出版总署, 2002. 科技文献的章节编号方法: CY/T 35—2001[S]. 北京: 中国标准出版社.

徐蕾, 胡雁, 王静, 等, 2022. 现实主义整合的 RAMESES 报告规范简介及解读 [J]. 护士进修杂志, 37(5): 385-389.

徐天和, 石德文, 2007. 医学论文写作 [M]. 济南: 山东科学技术出版社.

薛晶, 张广, 孙宏巍, 等, 2021. 以细菌性脑膜炎为病因的合并脑小血管病影像表现的颅内深静脉血栓形成 1 例 [J]. 中国卒中杂志, 16(12): 1273-1277.

姚仁斌, 2019. 医学论文写作 [M]. 2 版. 合肥: 安徽大学出版社.

叶冬青, 2010. 医学科研方法 [M]. 合肥: 安徽大学出版社.

佚名. 2016. 涉及人的生物医学研究伦理审查办法 [J]. 中华人民共和国国家卫生和计划生育委员会公报, (10): 1-7.

佚名. 2021. 医学论文的特点 [J]. 泌尿外科杂志 (电子版), 13(4): 107.

佚名. 2021. 医学论文科学性的标准 [J]. 中国现代医药杂志, 23(10): 43.

殷国荣, 2002. 医学科研方法与论文写作 [M]. 北京: 科学出版社.

殷国荣, 杨建一, 2009. 医学科研方法与论文写作 [M]. 2 版. 北京: 科学出版社.

殷国荣, 郑金平, 2015. 医学科研方法与论文写作 [M]. 3 版. 北京: 科学出版社.

曾庆馀, 李德锐, 2008. 论文答辩是研究生培养的重要环节 [J]. 汕头大学学报 (人文社会科学版), 24(2): 68-70, 95.

詹思延, 2015. 临床流行病学 [M]. 2 版. 北京: 人民卫生出版社.

詹思延, 2017. 流行病学 [M]. 8 版. 北京: 人民卫生出版社.

张京娜, 2021. 科技期刊的初审和外审工作要点分析和探讨 [J]. 传媒论坛, 4(17): 101-102.

张学军, 2014. 医学科研论文撰写与发表 [M]. 2 版. 北京: 人民卫生出版社.

张学军, 2021. 医学科研论文撰写与发表 [M]. 3 版. 北京: 人民卫生出版社.

浙江大学研究生院, 2014. 浙江大学研究生学位论文编写规则 [M]. 杭州: 浙江大学: 1-15.

郑明华, 2010. 赢在论文: 术篇 [M]. 北京: 中国协和医科大学出版社.

中国科学院, 2007. 中国科学院关于科学理念的宣言 关于加强科研行为规范建设的意见 [M]. 北京: 科学出版社.

中国科学院, 2013. 科学与诚信: 发人深省的科研不端行为案例 [M]. 北京: 科学出版社.

中国科学院文献情报中心, 2017. 中国科学院大学研究生学位论文撰写规范指导意见 [J]. 北京: 中国科学院: 1-38.

中国社会科学院研究生院, 2006. 中国社会科学院研究生院关于收集、保存和使用学位论文的暂行管理办法 [Z]. 中国社会科学院.

中华人民共和国国家质量监督检验检疫总局, 中国国家标准化管理委员会, 2007. 学位论文编写规则 GB/T 7713. 1—2006[S]. 北京: 中国标准出版社.

中华人民共和国国家质量监督检验检疫总局, 中国国家标准化管理委员会, 2012. 中国人名汉语拼音字母拼写规则 GB/T 28039—2011[S]. 北京: 中国标准出版社.

中山大学研究生院, 2012. 中山大学研究生学位论文格式要求 [M]. 广州: 中山大学: 1-9.

周川, 钟秉林, 2021. 英国博士学位论文答辩及其特点 [J]. 高教发展与评估, 37(6): 92-98, 123.

周利, 姚云, 2020. 美国博士学位论文答辩的基本规程及其价值 [J]. 内蒙古师范大学学报 (教育科学版), 33(5): 21-24, 150.

周一方, 段淑荣, 2018. 线粒体脑肌病 (附 1 例报告及文献复习)[J]. 中国临床神经科学, 26(4): 439-442.

周毅, 2009. 研究生学位论文选题原则及方法 [J]. 学位与研究生教育, (10): 34-41.

朱大明, 2016. 阅读型参考文献与引文参考文献的概念及特征 [J]. 编辑学报, 28(4): 324-326.

邹强, 盛晓阳, 曹立明, 2014. 医学论文写作时应注意的伦理道德问题 [J]. 中华医学科研管理杂志, 27(2): 143-146, 175.

Chen T H, Brenner H, Fallah M, et al., 2018. Response: Methods for second primary cancers evaluation have to be standardized[J]. International Journal of Cancer, 142(6): 1286-1287.

Chen T H, Shu X C, Liu H, et al., 2020. Editorial: cancer epidemiology in China: what we have learnt so far?[J]. Frontiers in Oncology, 10: 106.

Chen T H, Sun X M, Wu L C, 2019. High time for complete ban on asbestos use in developing countries[J]. JAMA Oncology, 5(6): 779-780.

Crocetti E, Buzzoni C, Giuliani O, 2018. Methods for second primary cancer evaluation have to be standardized[J]. International Journal of Cancer, 142(6): 1285.

Das A, Singh I, 2021. How to write a case report?[J]. Indian Dermatol Online J, 12(5): 683-686.

Francis J E, 2021. Abducens palsy and anosmia associated with COVID-19: a case report[J]. British and Irish Orthoptic Journal, 17(1): 8-12.

Gagnier JJ, Kienle G, Altman DG, et al., 2013. The CARE guidelines: consensus-based clinical case reporting guideline development [J]. BMJ Case Rep, bcr2013201554.

Gao H, Wang T, Zhang P, et al., 2020. Linc-ROR regulates apoptosis in esophageal squamous cell carcinoma *via* modulation of p53 ubiquitination by targeting miR-204-5p/MDM2[J]. Journal of Cellular Physiology, 235(3): 2325-2335.

Gao Z K, Liu H, Shi Y J, et al., 2019. Identification of cancer stem cell molecular markers and effects of hsa-miR-21-3p on stemness in esophageal squamous cell carcinoma[J]. Cancers, 11(4): 518.

He C M, Sun Y Y, Yan B, et al., 2019. Successful intravenous Alteplase for a centenarian woman with acute ischaemic stroke[J]. Clinical and Experimental Pharmacology & Physiology, 46(5): 423-426.

Hemminki K, 2020. Determining the appropriate risk-adapted screening age for familial breast cancer[J]. JAMA Oncology, 6(6): 933-934.

Hillard T, Baber R, 2021. Peer review: the cornerstone of scientific publishing integrity[J]. Climacteric, 24(2): 107-108.

Husereau D, Drummond M, Augustovski F, et al., 2022. Consolidated Health Economic Evaluation Reporting Standards 2022 (CHEERS 2022) statement: updated reporting guidance for health economic evaluations[J]. Health Policy OPEN.

Janiaud P, Axfors C, Schmitt A M, et al., 2021. Association of convalescent plasma treatment with clinical outcomes in patients with COVID-19: a systematic review and meta-analysis[J]. JAMA, 325(12): 1185-1195.

Jiang Y, Liu L S, Shen L P, et al., 2019. Traditional Chinese medicine treatment as adjuvant therapy in completely resected stage IB-IIIA non-small-cell lung cancer: study protocol for a multicenter, double-blind, randomized, placebo-controlled trial[J]. Clinical Lung Cancer, 20(5): e541-e547.

Ladanyi M, Sanchez Vega F, Zauderer M, 2019. Loss of BAP1 as a candidate predictive biomarker for immunotherapy of mesothelioma[J]. Genome Medicine, 11(1): 18.

Li H, Zhang Y X, Liu Y L, et al., 2022. Long noncoding RNA MALAT1 and colorectal cancer: a propensity score analysis of two prospective cohorts [J]. Front Oncol, 12: 824767.

Li J K, Li J, Wang H, et al., 2019. Tyrosine and glutamine-leucine are metabolic markers of early-stage colorectal cancers[J]. Gastroenterology, 157(1): 257-259. e5.

Lovet JM, Brú C, Bruix J, 1999. Prognosis of hepatocellular carcinoma: the BCLC staging classification. Semin Liver Dis, 19(3): 329-338.

Lu H S, Li L, Cheng Y R, et al., 2022. Timely estimates of 5-year relative survival for patients with cervical cancer: a period analysis using cancer registry data from Taizhou, Eastern China[J]. Frontiers in Public Health, 10: 926058.

Macrina F L, 2011. 科研诚信: 负责任的科研行为教程与案例 [M]. 何鸣鸿, 等译, 北京: 高等教育出版社.

None. 2013. World medical association declaration of Helsinki[J]. JAMA, 310(20): 2191.

Parrish E, 2021. Peer review process[J]. Perspect Psychiatr Care, 57(1): 7-8.

Rong F, Jia B, Huang P X, et al., 2015. Safety of the direct-acting anticoagulants in patients with atrial fibrillation: a meta-analysis[J]. Thrombosis Research, 135(6): 1117-1123.

Schwartzstein R M, Roberts D H, 2017. Saying goodbye to lectures in medical school—paradigm shift or passing fad?[J]. New England Journal of Medicine, 377(7): 605-607.

Shen W T, Tang D R, Wan P, et al., 2022. Identification of tissue-specific microbial profile of esophageal squamous cell carcinoma by full-length 16S rDNA sequencing[J]. Applied Microbiology and Biotechnology, 106(8): 3215-3229.

Song J, Yang P Y, Li X W, et al., 2021. Esophageal cancer-derived extracellular vesicle miR-21-5p contributes to EMT of ESCC cells by disorganizing macrophage polarization[J]. Cancers, 13(16): 4122.

Vandenbroucke J P, von Elm E, Altman D G, et al., 2014. Strengthening the Reporting of Observational Studies in Epidemiology (STROBE): explanation and elaboration[J]. International Journal of Surgery, 12(12): 1500-1524.

Venketasubramanian N, Hennerici M G, 2013. How to handle a rejection. Teaching course presentation at the 21st European Stroke Conference, Lisboa, May 2012[J]. Cerebrovascular Diseases, 35(3): 209-212.

Viglianti E M, Admon A J, Carlton E F, et al., 2019. Publishing a clinical research manuscript: guidance for early-career researchers with a focus on pulmonary and critical care medicine[J]. Chest, 156(6): 1054-1061.

Wang T, Lv Z Q, Wen Y, et al., 2022. Associations of plasma multiple metals with risk of hyperuricemia: a cross-sectional study in a mid-aged and older population of China[J]. Chemosphere, 287: 132305.

Yang H, Ren S L, Yu S Y, et al., 2020. Methods favoring homology-directed repair choice in response to CRISPR/Cas9 induced-double strand breaks[J]. International Journal of Molecular Sciences, 21(18): 6461.

Yin J C, Hong X, Ma L Y, et al., 2020. Non-targeted metabolomic profiling of atrazine in *Caenorhabditis elegans* using UHPLC-QE Orbitrap/MS[J]. Ecotoxicology and Environmental Safety, 206: 111170.

Zhai Z, Ruan J, Zheng Y, et al., 2021. Assessment of global trends in the diagnosis of mesothelioma from 1990 to 2017[J]. JAMA Network Open, 4(8): e2120360.

Zhao C, Zhang H, Zhou J J, et al., 2022. Metabolomics-based molecular signatures reveal the toxic effect of co-exposure to nitrosamines in drinking water[J]. Environ Res, 204(Pt B): 111997.

Zhao C N, Xu Z W, Wu G C, et al., 2019. Emerging role of air pollution in autoimmune diseases[J]. Autoimmunity Reviews, 18(6): 607-614.

附录1　　　附录2